W0268265

Anleitung
zur
Gesundheitspflege
auf Kauffahrteischiffen.

Auf Veranlassung des Staatssekretärs des Innern

bearbeitet im

Kaiserlichen Gesundheitsamte.

Fünfte, abgeänderte Ausgabe.

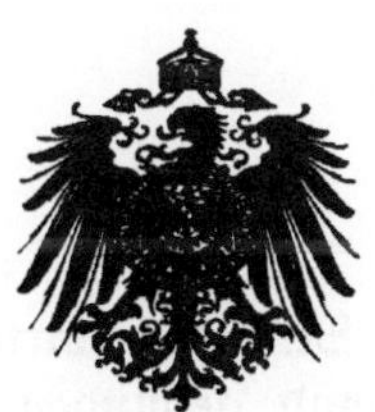

Springer-Verlag Berlin Heidelberg GmbH

1913.

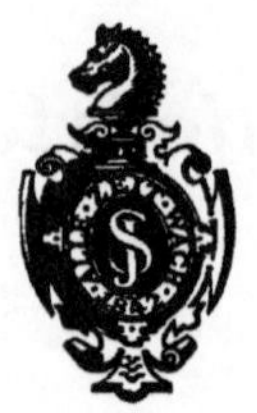

ISBN 978-3-662-24550-7   ISBN 978-3-662-26697-7 (eBook)
DOI 10.1007/978-3-662-26697-7

Softcover reprint of the hardcover 5th edition 1913

Vorwort.

Die „Anleitung zur Gesundheitspflege auf Kauffahrteischiffen"
ist dazu bestimmt, einerseits in den Navigationsschulen beim Unterricht als Leitfaden zu dienen, andererseits den Kapitän und die
Schiffsoffiziere an Bord zu befähigen, auf Grund der bei diesem
Unterricht erworbenen Kenntnisse die zur Verhütung von Erkrankungen der Schiffsbesatzung und die bei eingetretenen Verletzungen
und Krankheitsfällen erforderlichen Maßnahmen, soweit dies beim
Fehlen ärztlicher Hilfe möglich ist, zu treffen und folgenschwere
Mißgriffe zu vermeiden.

Die vorliegende neue Ausgabe schließt sich in der Gliederung
des behandelten Stoffes im wesentlichen den früheren Ausgaben
an. Bei der Durchsicht erwies es sich an manchen Stellen als
erforderlich, die Angaben über die Krankheiten und ihre Behandlung, entsprechend den gelegentlich von Seeamtsverhandlungen u. dgl. hervorgetretenen praktischen Bedürfnissen, zu ändern
und zu ergänzen sowie mit den neueren wissenschaftlichen
Forschungen in Einklang zu bringen (z. B. hinsichtlich der Segelschiffsberiberi und der Wundbehandlung). Ferner sind entsprechend
den Wünschen ärztlicher Lehrer an den Navigationsschulen Beschreibungen einiger in der letzten Ausgabe nicht berücksichtigter
Krankheiten, deren nicht seltenes Vorkommen an Bord gleichwohl eine Berücksichtigung erfordert, neu aufgenommen worden,
z. B. Influenza, chronischer Gelenkrheumatismus, Gicht, Magengeschwür u. a. Die Angaben über das Denguefieber sind fortgefallen, da diese an Bord kaum vorkommende Krankheit für den
Seemann von untergeordneter Bedeutung ist. Auch sonst sind
verschiedentliche, in dankenswerter Weise von ärztlichen Lehrern
ergangene Anregungen und Abänderungsvorschläge nach Möglichkeit verwertet worden. Die Neubearbeitung ist durch das Mitglied des Kaiserlichen Gesundheitsamts Regierungsrat Dr. Buchholz ausgeführt worden.

———

Inhaltsverzeichnis.

Anhang.

Gesetzliche Vorschriften und amtliche Vereinbarungen.

Erster Abschnitt.

Gesundheitspflege.

Vorbemerkung.

Die Sterblichkeit der Seeleute auf den Kauffahrteischiffen übertrifft die der gleichalterigen männlichen Bevölkerung an Land. Besonders zahlreich sind die Todesfälle durch Ertrinken infolge Unterganges des Schiffes oder Überbordfallens sowie durch sonstige Unglücksfälle während des Dienstes an Bord. Nach den Verwaltungsberichten der Seeberufsgenossenschaft zu Hamburg sind in dem zehnjährigen Zeitraum von 1902 bis einschl. 1911 unter der unfallversicherungspflichtigen Besatzung der deutschen Kauffahrteischiffe und verwandter Betriebe einschl. der Hochseefischereifahrzeuge 34 302 Unfälle mit 3753 Todesfällen vorgekommen. Berechnet man die Zahl der Besatzungsmannschaften im zehnjährigen Durchschnitt auf rund 63 000, so ergibt sich für diese eine durchschnittliche jährliche Zahl von 3430 Unfällen mit 375 Todesfällen. Es verlief also im Durchschnitt rund jeder 9. Unfall töblich, was einer Unfallsterblichkeit von 6,0⁰/₀₀ der Besatzung gleichkommen würde. Für die gesamte männliche Bevölkerung des Deutschen Reichs im Alter von 15 bis 30 und von 30 bis 60 Jahren, also in dem für die seefahrende Bevölkerung fast ausschließlich in Betracht kommenden Lebensalter, betrug in den Jahren 1908 und 1909 die Sterblichkeit an gewaltsamen Todesarten (Unfällen, Verunglückungen usw. außer Selbstmord) 0,61 bzw. 0,54⁰/₀₀ (für das Alter von 15 bis 30) und 0,81 bzw. 0,76⁰/₀₀ (für das Alter von 30 bis 60), also im Durchschnitt 0,71 bzw. 0,65⁰/₀₀ für das

Alter von 15 bis 60 Jahren (vgl. Med.-stat. Mitteil. a. d. Kaiserl. Gesundheitsamte Bd. 14 und 15). Für die gleichen Jahre berechnete sich die Unfallsterblichkeit der Seeleute (einschl. der Hochseefischer) auf 4,8 bzw. 3,8⁰/₀₀. Sie war also fast sechs- bis siebenmal so hoch wie die der gleichalterigen männlichen Gesamtbevölkerung im Deutschen Reiche in den beiden Jahren 1908 und 1909.

Neben dieser hohen Unfallsterblichkeit der Seeleute tritt die Sterblichkeit an inneren Krankheiten zurück. Doch gefährden gewisse Krankheiten, wie die Tuberkulose, das Wechselfieber und die eigentlichen Tropenkrankheiten, Gesundheit und Leben der seemännischen Bevölkerung besonders stark.

Von den verschiedenen Berufsarten weist das untere Maschinenpersonal (Heizer und Kohlenzieher) die größte Sterblichkeit auf; es leidet viel an den Folgen übergroßer Hitze in den Heizräumen (Heizerkrämpfe, Hitzschlag) und an Herzkrankheiten; ferner wird es, wie auch das Aufwartepersonal, besonders von der Tuberkulose heimgesucht. Viele von diesen Krankheits- und Todesfällen lassen sich verhindern. Ebenso können durch eine sachgemäße erste Hilfeleistung und Behandlung an Bord üble Folgen der zahlreich vorkommenden Verletzungen (Knochenbrüche, Wunden usw.) verhütet werden. Von dem obenerwähnten zehnjährigen Durchschnitt der Unfälle (3430) entfielen auf nicht tödlich verlaufene Verletzungen jährlich durchschnittlich 3055, d. h. von je 1000 Mann der Besatzung deutscher Seeschiffe erlitten in dem zehnjährigen Zeitraum von 1902 bis 1911 durchschnittlich 48 jährlich Verletzungen, die nach den Vorschriften der Unfallversicherung als Unfall anzusehen waren, d. h. eine mindestens 3tägige völlige oder teilweise Arbeitsunfähigkeit zur Folge hatten. Ein großer Teil dieser Unfälle und Verletzungen ereignet sich auf See, fern von ärztlicher Hilfe.

Der Seemann ist an Bord in allen Lebensverhältnissen von dem Schiffe und seinem Führer abhängig. Es ist daher die Pflicht des Kapitäns, für die Gesundheit der ihm anvertrauten Leute zu sorgen. Täglich und stündlich hat er mit allen ihm zu Gebote stehenden

Mitteln und Kenntnissen, mit Umsicht und Sorgfalt auf die Erhaltung eines guten Gesundheitszustandes und die Verhütung von Krankheiten auf seinem Schiffe Bedacht zu nehmen. Dies wird ihm durch die in Ausführung der Seemannsordnung erlassenen Vorschriften erleichtert, in welchen über die Untersuchung der Schiffsleute auf Tauglichkeit zum Schiffsdienst, über die Größe und Einrichtung der Logisräume, die Einrichtung der Wasch= und Baderäume und der Aborte für die Schiffsmannschaft und über die Krankenfürsorge eingehende Bestimmungen getroffen sind.*)

I. Von dem Baue und den Verrichtungen des menschlichen Körpers.

§ 1.

Allgemeines.

Der äußeren Form nach kann man am menschlichen Körper Kopf, Rumpf und Gliedmaßen unterscheiden. Sie werden überzogen von der Haut, die in wechselndem Grade mit Haaren besetzt und an den Fingern und Zehen mit den aus einer hornartigen Masse bestehenden Nägeln bekleidet ist. An den ins Innere führenden Körperöffnungen (Mund, Nase usw.) geht die Haut in die Schleimhaut über, die ihren Namen von dem Schleimüberzuge trägt, der von den in der Schleimhaut liegenden Schleimdrüsen beständig abgesondert wird und der Schleimhaut dadurch stets eine feuchte Beschaffenheit und ein glänzendes Aussehen verleiht. Unter der Haut liegen außer einer mehr oder weniger dünnen Fettschicht die Muskeln, die man gewöhnlich als das „Fleisch" bezeichnet. Sie können sich zusammenziehen und wieder ausdehnen und dienen daher zur Bewegung der einzelnen Körperteile und des ganzen Körpers. Ihre Stütze erhalten sie durch das Knochengerüst, mit dem sie sich meist durch die Sehnen verbinden.

---

*) Diese Vorschriften, welche durch die Bekanntmachungen vom 1., 2. und 3. Juli 1905 (Reichs-Gesetzbl. S. 561), ferner vom 7. April 1911 (Reichs-Gesetzbl. S. 171) erlassen sind, sind im Anhang (S. 269 ff.) abgedruckt.

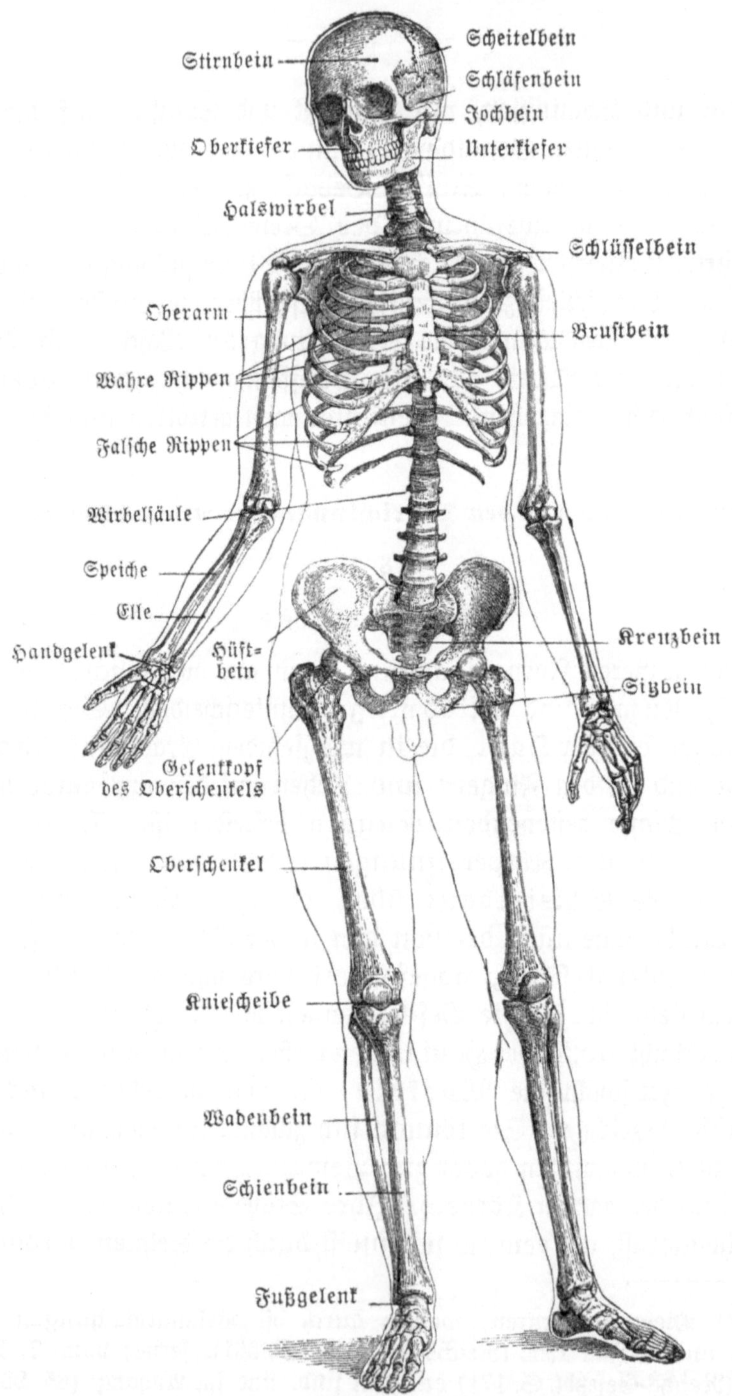

Abbildung 1. Skelett von vorn gesehen.

§ 2.
Die Knochen.

Die Knochen, von denen manche im Innern das Knochen-
mark enthalten, sind außen mit einem feinen, festen Überzuge,

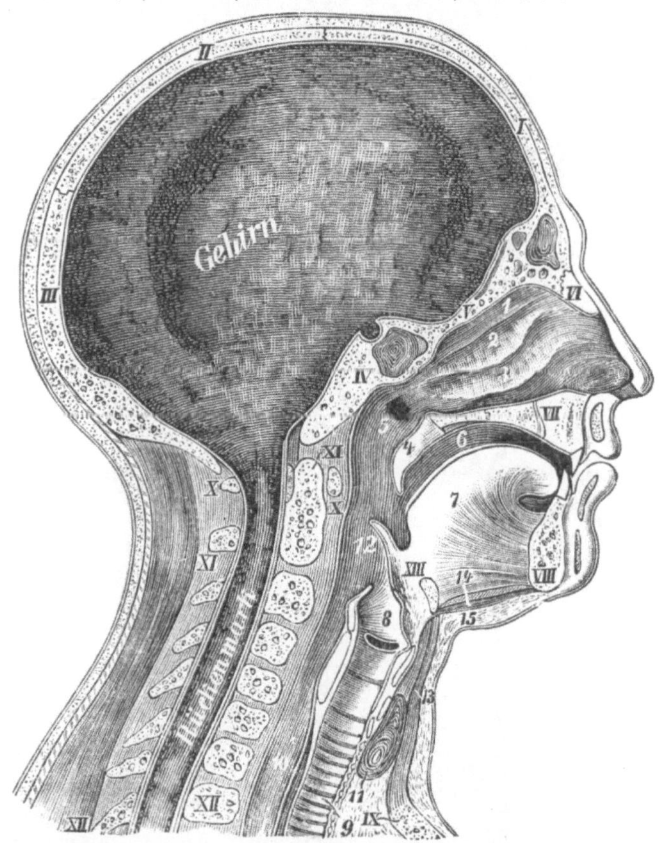

Abbildung 2. Kopf und Hals im senkrechten Durchschnitte.
I—V Schädelknochen (I Stirnbein, II Scheitelbein, III Hinterhauptbein, IV Keilbein,
V Siebbein), VI Nasenbein, VII Oberkiefer, VIII Unterkiefer, IX Brustbein, X bis
XII Wirbel, XIII Zungenbein, 1—3 Nasenmuscheln, 4 Weicher Gaumen mit Zäpfchen,
5 Mündung der Ohrtrompete, 6 Mundhöhle, 7 Zunge, 8 Kehlkopf, 9 Luftröhre, 10 Speise-
röhre, 11 Schilddrüse, 12 Kehldeckel, 13, 14 Halsmuskel, 15 Haut.

der Knochenhaut, versehen. Die Knochen des Kopfes umschließen schalenförmig das Gehirn und die wichtigsten Sinnes-
werkzeuge. Dem Kopfe fügen sich die Wirbelknochen an, welche
die Wirbelsäule zusammensetzen. In dieser verläuft das Rücken-

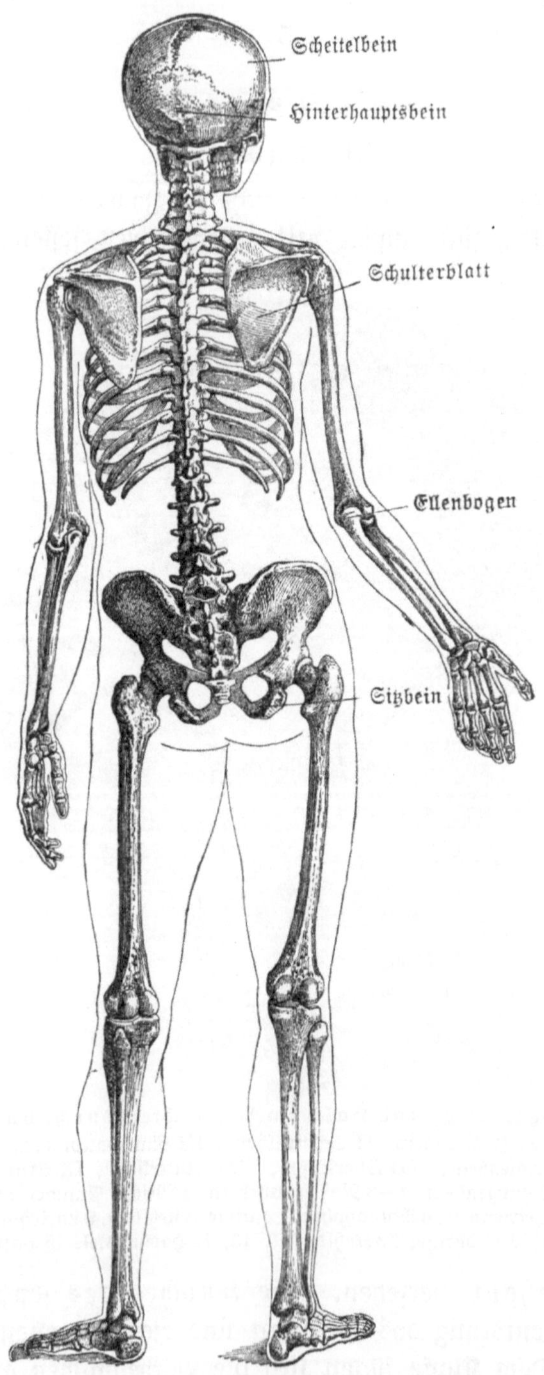

Abbildung 3.   Skelett von hinten gesehen.

mark als Fortsetzung des Gehirns. Von den Brustwirbelknochen gehen die Rippen ab, die mit Hilfe des Brustbeins den Brustkorb bilden. Am Rücken liegen ihnen die Schulterblätter, vorn die Schlüsselbeine auf. Diesen ist seitlich der Oberarmknochen angefügt, an welchen 2 Unterarmknochen und die Hand- und Fingerknochen sich anschließen. Unten ruht die Wirbelsäule auf den Beckenknochen, die mit den unteren Rippen und den umgebenden Muskeln die Bauchhöhle umschließen. Dem Becken fügt sich jederseits ein Oberschenkelknochen an, diesem wieder je zwei Unterschenkelknochen; ihrer Verbindungsstelle ist die knöcherne Kniescheibe vorgelagert. Den Unterschenkelknochen folgen die Fuß- und Zehenknochen. Die meisten Knochen sind in sogenannten Gelenken beweglich und an diesen Stellen von der aus sehnenartigen Bandmassen bestehenden Gelenkkapsel umhüllt. An den Gelenkenden sind viele Knochen mit einem Knorpelüberzuge versehen.

§ 3.

Nerven. Blutgefäße.

Neben gewissen Muskeln verlaufen, gewöhnlich gemeinsam, die größeren Nerven und Blutgefäße, während ihre feineren Verzweigungen den ganzen Körper durchsetzen. Die Nerven haben ihren Ausgangspunkt im Gehirn und Rückenmarke; sie dienen der Empfindung und vermitteln außerdem die Bewegung. Bei den Blutgefäßen unterscheidet man die Schlagadern (Pulsadern), in denen das Blut vom Herzen fort nach den verschiedenen Körpergegenden fließt, und die Blutadern, die das Blut von dort nach dem Herzen zurückleiten. Die Verbindung zwischen den Schlag- und Blutadern wird durch ein überall sich ausbreitendes Netz feinster Blutgefäße, sogenannter Haargefäße, bewirkt.

Die wichtigsten Blutgefäße sind die unmittelbar vom Herzen ausgehende Hauptschlagader und ihre Verzweigungen, die größeren Schlagadern. Zu diesen gehören die Halsschlagader (an jeder Seite des Halses neben dem Kehlkopf gelegen), die Schlüsselbeinschlagader (hinter jedem Schlüsselbeine), die nach

dem Arme hinüberlaufend die Achselschlagader in der Achselhöhle und die Oberarmschlagader an der Innenseite des Oberarms bildet. In der Ellenbogengegend teilt sich die Oberarmschlagader in 2 Schlagadern, die an der Kleinfinger- und der
Daumenseite des Unterarms bis zur Hand hinführen. Die an der
Daumenseite laufende Schlagader wird in der Nähe des Hand-
gelenkes gewöhnlich zum Fühlen des Pulses benutzt.

Vom absteigenden Teile der Hauptschlagader geht nach unten
jederseits die Oberschenkelschlagader ab, die aus dem Becken
etwa in der Mitte der Schenkelbeuge heraustritt und an der Innenseite des Oberschenkels zwischen den Muskeln nach hinten zur Kniekehle verläuft, um sich dann in die Unterschenkelschlagadern zu
teilen.

§ 4.

Herz. Blutkreislauf.

Die Blutbewegung kommt dadurch zustande, daß das Herz
durch seine pumpenartige Tätigkeit das Blut in die Adern hinein-
preßt. Das Herz, das im mittleren und unteren Teile der Brusthöhle, etwas nach links geneigt, vorn zwischen den Lungen liegt,
ist ein kegelförmiger Hohlmuskel von der Größe der Faust des
Menschen. Es wird vom Herzbeutel umgeben. Durch eine
Scheidewand wird die rechte von der linken Herzhälfte geschieden.
Jede Herzhälfte wird durch eine Querwand in einen unteren Abschnitt, Herzkammer, und einen oberen, Vorkammer, getrennt.
Diese beiden Abschnitte stehen durch eine mit Klappen versehene
Öffnung der Querwand miteinander in Verbindung.

Das aus den Blutadern in der Hauptblutader sich sammelnde,
dem Herzen zufließende Blut, das sich bei seinem Laufe durch den
Körper in seiner Zusammensetzung und Färbung geändert hat und
dunkelrot aussieht, ergießt sich in die rechte Vorkammer und von
dort in die rechte Herzkammer. Aus dieser wird es den Lungen
zugeführt und kommt in diesen mit der eingeatmeten Luft in Berührung. Hierbei erhält es eine Auffrischung, die sich auch durch
die nunmehr hellrote Farbe verrät. Dieses frische Blut sammelt

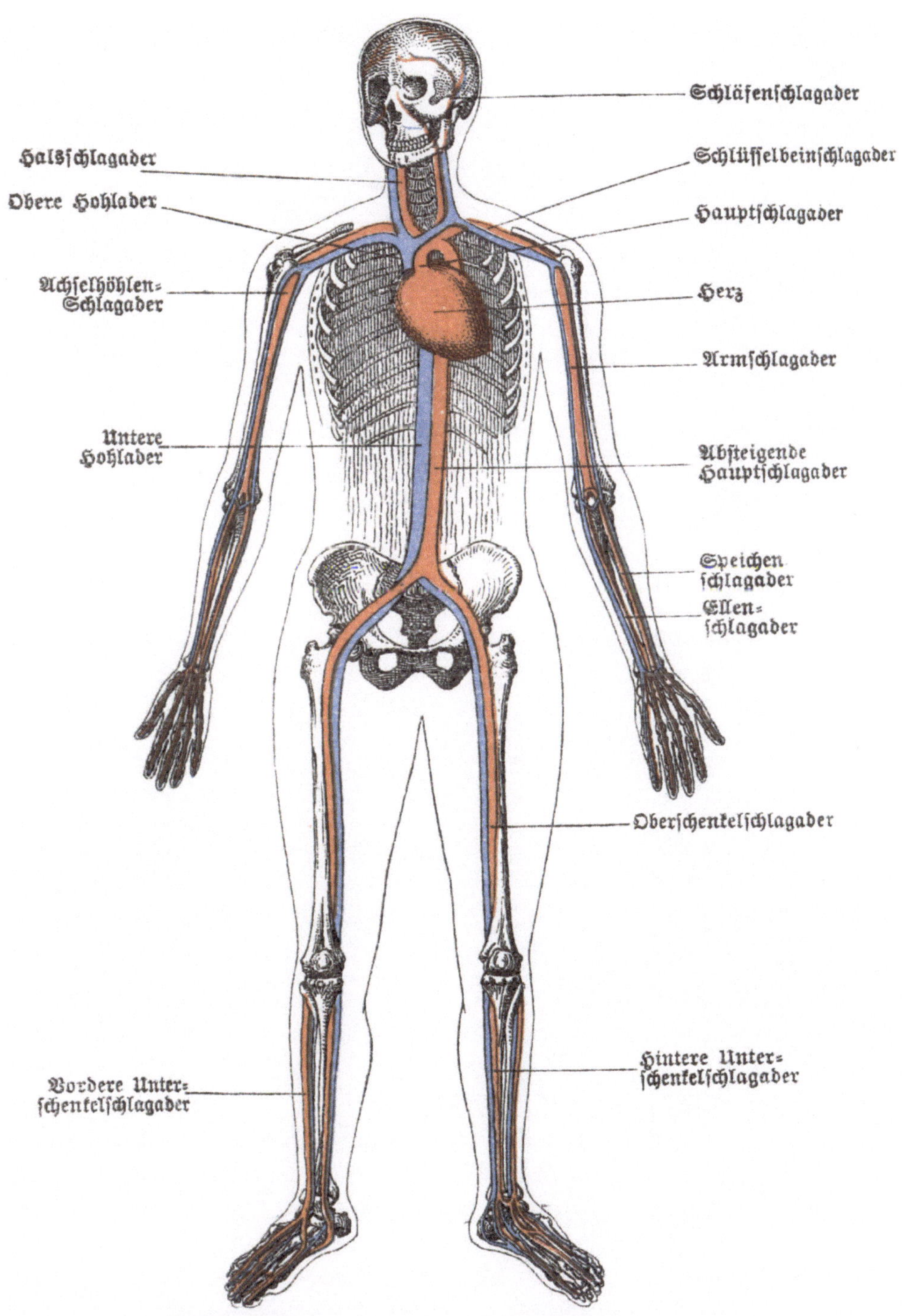

adern (Benen).
Am Skelette des Brustkorbes sind die vorderen Teile der Schlüssel=
beine und der Rippen nebst dem Brustbein herausgeschnitten.

sich aus den Lungen wieder, um in die linke Vorkammer und von
dort in die linke Herzkammer zu fließen. Aus dieser wird es durch

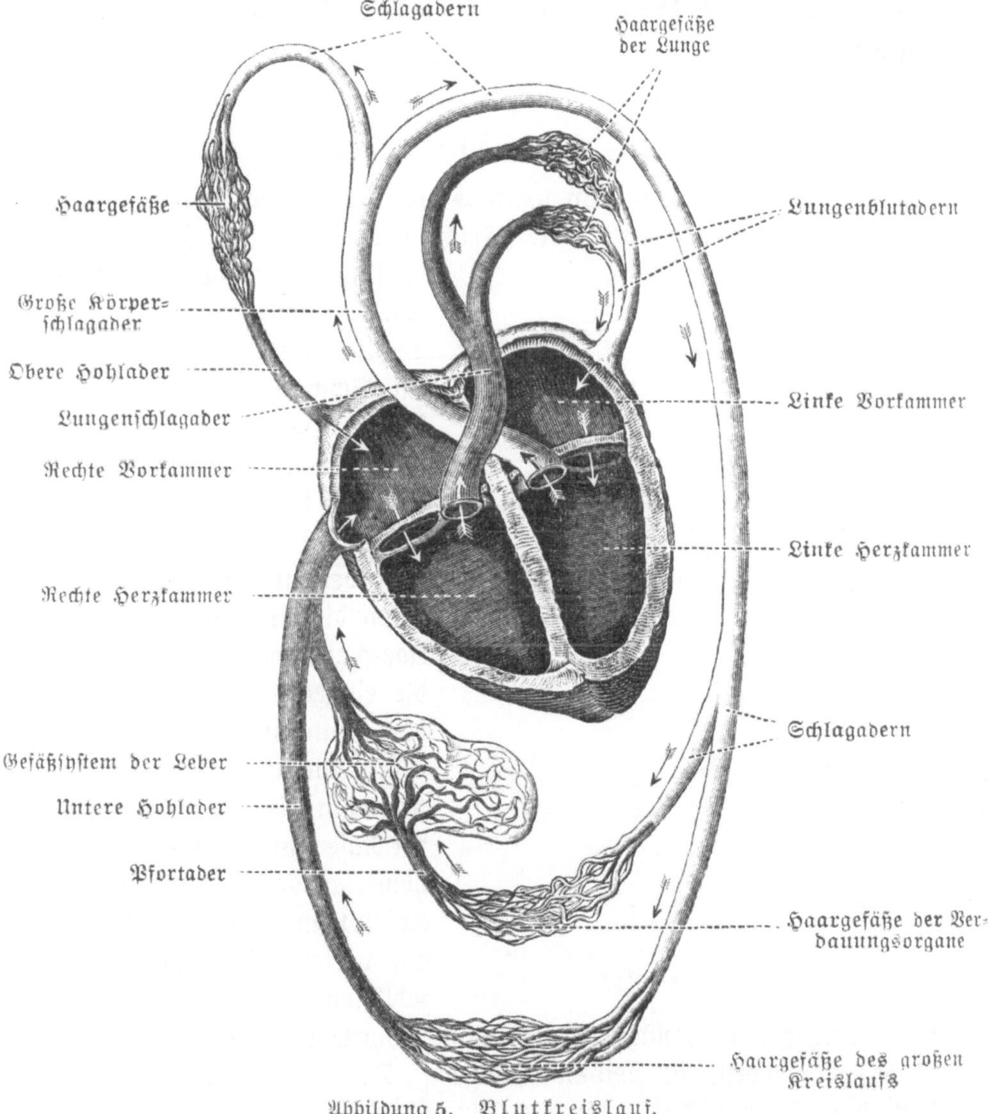

Abbildung 5. Blutkreislauf.

die regelmäßigen Zusammenziehungen des Herzens in die Schlagadern gepreßt und durchläuft den ganzen Körper, um sich schließlich
wieder in den Blutadern zu sammeln und zum Herzen zurückzu-

fließen. Von dort aus wird es zur Auffrischung dann wieder in die Lungen gepumpt und beginnt so den Kreislauf von neuem. Die Tätigkeiten des Herzens und der Lungen stehen also in innigem Zusammenhange.

§ 5.

Lungen, Luftwege. Atmung.

Die Lungen nehmen den weitaus größten Teil der Brusthöhle ein; sie werden von einer zarten Haut, dem Brustfell, das auch die innere Wand der Brusthöhle auskleidet, überzogen. Die Lungen enthalten, wie ein Schwamm, zahlreiche kleinste Hohlräume (Lungenbläschen), in welche die Luft bei der Atmung einströmt. Die Lungenbläschen werden vom Blute in einem dichten Netze feinster Äderchen umflossen, so daß die eingeatmete Luft mit dem Blute in enge Berührung kommt. Die Luft tritt vom Munde oder von der Nase aus in die Rachenhöhle, alsdann durch den Kehlkopf in die Luftröhre. Sie verteilt sich durch die zahllosen Verzweigungen

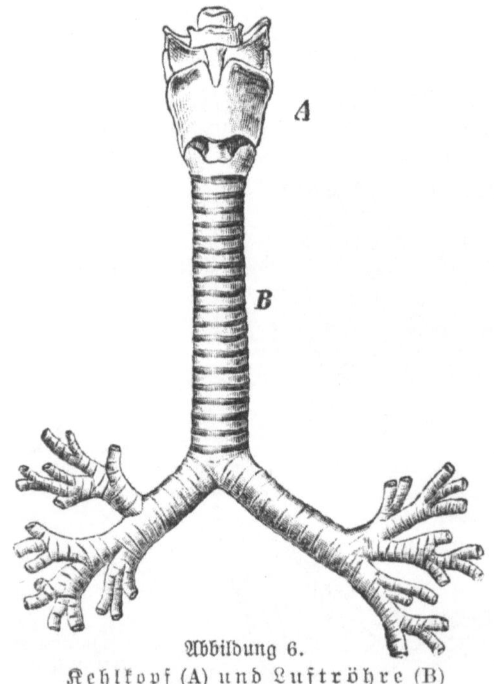

Abbildung 6.
Kehlkopf (A) und Luftröhre (B)
mit Verästelungen.

der Luftröhre, die schließlich als feinste Röhrchen in den Lungenbläschen endigen, in beiden Lungen. Der Kehlkopf ist der Sitz der Stimmbildung für die Sprache und den Gesang. Die Einatmung der Luft geschieht besser durch die Nase als durch den Mund, weil die Luft beim Durchgang durch die Nase vorgewärmt nud von Staub befreit wird.

Ein- und Ausatmung werden durch die Erweiterung und Zusammenziehung des Brustkorbes bewirkt, die durch die Tätigkeit verschiedener am Brustkorb und zwischen den Rippen liegender Muskeln erfolgen. Bei der Erweiterung des Brustkorbes strömt Luft in die Lungenbläschen, und die Lungen blähen sich auf (Einatmung). Bei der die Ausatmung begleitenden Verengerung des Brustkorbes sinken die Lungen wieder zusammen, und die Luft entweicht aus ihnen. Dieser Wechsel erfolgt, erkennbar an der Zahl der Atemzüge, gewöhnlich 16 bis 18mal in der Minute; bei Anstrengungen und in manchen Krankheiten, namentlich bei fieberhaften, häufiger.

<h2 style="text-align:center">§ 6.</h2>

<h3 style="text-align:center">Speiseröhre. Magen. Leber. Milz. Darm.</h3>

Hinter dem Kehlkopf und der Luftröhre zieht die vom Schlunde herabführende Speiseröhre zum Magen hin. Sie durchbricht dabei das Zwerchfell; dieses ist ein Muskel, der wie eine Querscheidewand Brust- und Bauchhöhle voneinander trennt. Die Bauchhöhle wird vom Bauchfell ausgekleidet. In ihrem oberen vorderen Teile enthält sie den Magen. Seine Lage entspricht etwa der Herz- oder Magengrube dicht unterhalb des Brustbeins. Rechts vom Magen liegt die Leber mit der ihr am unteren Rande angelagerten Gallenblase, die zur Aufnahme der von der Leber abgesonderten Galle dient. Links hinten und seitlich vom Magen liegt die Milz, die bei der Blutbereitung mitwirkt. Der Magen, in den die vom Munde beim Schlucken durch die Speiseröhre beförderten Speisen zuerst gelangen, setzt sich in den Dünndarm fort. Die durch das Kauen mittels der Zähne im Munde zerkleinerten Speisen vermischen sich mit dem Speichel und dem von der Schleimhaut des Magens abgesonderten Magensaft und werden dadurch für die Verdauung im Darme vorbereitet. Sie kommen dann im Anfang des Dünndarms mit der Galle, die aus der Gallenblase sich in den Darm ergießt, und anderen für die Verdauung wichtigen Säften zusammen. Ist der Speisebrei durch diese Verdauungssäfte genügend verarbeitet, so gehen diejenigen Stoffe, welche zur Auf-

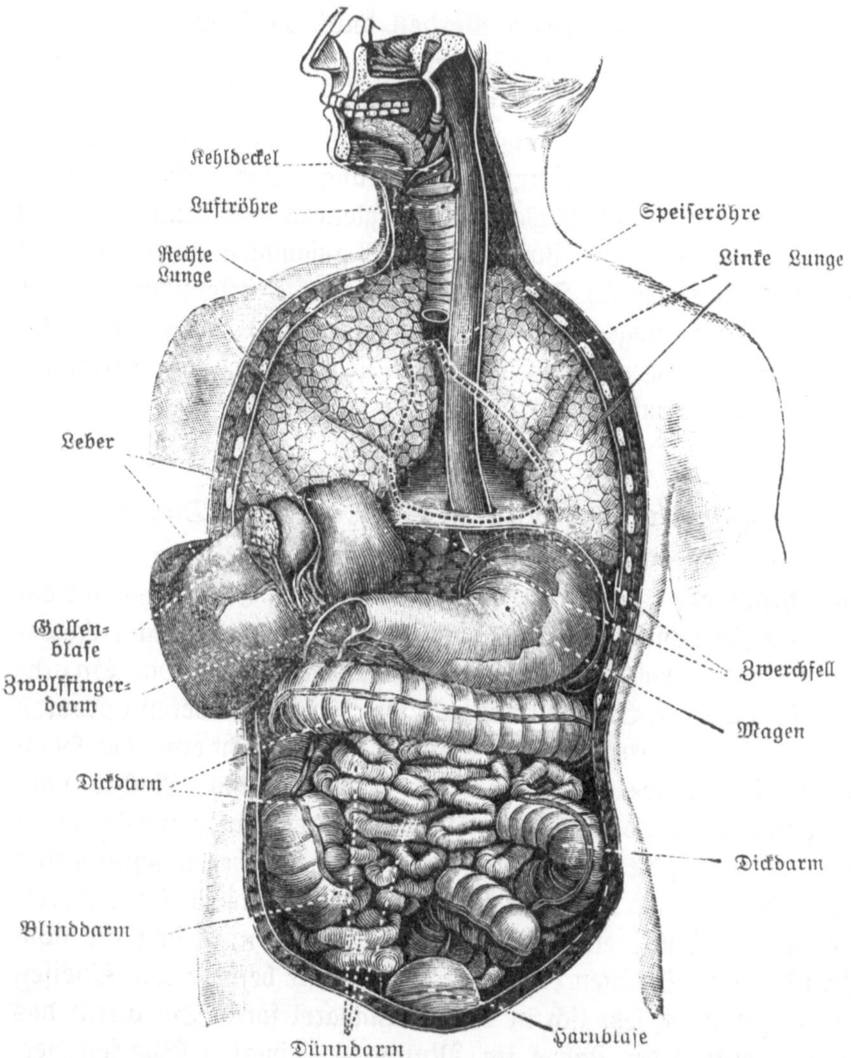

Abbildung 7. **Bruſt= und Baucheingeweide des Menſchen.**
Die Luftröhre iſt vor ihrer Teilung abgeſchnitten, die Speiſeröhre und der Zwölf=
fingerdarm ſind eröffnet. Die punktierte Linie bezeichnet die Umriſſe des Herzens,
welches der Überſichtlichkeit halber als herausgenommen gedacht iſt. Die Leber iſt
nebſt der Gallenblaſe nach oben geſchlagen.

nahme in den Körper geeignet ſind, durch die Schleimhaut des
Darmes hindurch in die Körperſäfte und das Blut über. Die übrig
bleibenden, nicht zur Aufnahme geeigneten Reſte werden vom Dünn-

darm mittels regelmäßiger Bewegungen, die der mit Muskeln in seiner Wandung ausgestattete Darm vollführt, in den Dickdarm befördert und gelangen aus dem letzten Teile des Dickdarms, dem Mastdarm, durch den After als Kot nach außen.

An der Übergangsstelle zwischen Dünn- und Dickdarm befindet sich in der rechten unteren Bauchgegend ein dünner, blind endigender Fortsatz von wechselnder Länge, nach seiner Gestalt der Wurmfortsatz genannt. Dieser Fortsatz ist oft der Sitz gefährlicher Erkrankungen, der sogenannten Blinddarmentzündungen.

§ 7.

Harn- und Geschlechtsorgane.

An der Hinterwand der Bauchhöhle, neben der Wirbelsäule, in der Höhe zwischen Rippen und Beckenknochen liegen die Nieren, in denen der Harn (Urin) aus dem Blute abgesondert wird. Von jeder Niere gelangt der Harn durch ein häutiges Röhrchen in die vorn am Grunde der Bauchhöhle liegende Harnblase und wird von hier durch die Harnröhre nach außen entleert. Die Harnröhre liegt beim Manne an der unteren Seite des männlichen Gliedes und durchbohrt dessen Ende, die Eichel, mit einer spaltförmigen Öffnung. Die Eichel ist von der Vorhaut umgeben. Zu den Geschlechtswerkzeugen gehören auch die hinter dem Gliede im Hodensacke liegenden beiden Hoden.

§ 8.

Körpersäfte, Blut, Lymphe.

Blut und Lymphe bilden die Körpersäfte. Das Blut ist rot gefärbt, die Lymphe farblos oder milchig trübe. Das Blut wird durch die Tätigkeit des Herzens ständig in fließender Bewegung gehalten und durchkreist in den Adern den ganzen Körper. Die Lymphe besitzt keinen solchen Kreislauf wie das Blut, durchzieht aber ebenfalls den ganzen Körper innerhalb zahlreicher feiner Gefäße, die den Zweck haben, überall aus den Geweben Flüssigkeit aufzunehmen und diese schließlich an Blutadern, in die sie einmünden, abzugeben. Sichtbar werden diese Lymphgefäße als rote, unter der Haut liegende Stränge oft bei Entzündungen, namentlich an den Gliedmaßen. Zugleich schwellen dabei die in den Verlauf dieser Gefäße eingeschalteten Lymphdrüsen an, die dann besonders am Halse, in der Achselhöhle oder der Schenkelbeuge leicht als bohnen- bis walnußgroße Gebilde zu sehen und zu fühlen sind und auf Druck schmerzen; gelegentlich können sie sogar vereitern.

II. Untersuchung der anzumusternden Leute.

§ 9.

Viele Krankheitsfälle werden vermieden, wenn dafür gesorgt wird, daß nur solche Schiffsleute angenommen werden, die den Anstrengungen ihres Dienstes gewachsen und frei von übertragbaren Krankheiten sind. Durch die Bekanntmachung vom 1. Juli 1905, betreffend die Untersuchung von Schiffsleuten auf Tauglichkeit zum Schiffsdienst, ist für alle Reisen, welche die Grenzen der kleinen Fahrt überschreiten, eine solche Untersuchung vorgeschrieben.*) Bei Anmusterungen im Inland muß die Untersuchung durch einen Arzt erfolgen. Dies hat auch im Ausland als Regel zu gelten; nur für den Fall, daß ein Arzt nicht oder nur schwer zu erreichen ist, kann davon abgesehen werden. Es hat dann der Kapitän die Untersuchung selbst vorzunehmen. Damit er diese verantwortungsvolle Aufgabe richtig erfüllen kann, ist dringend zu empfehlen, daß der Kapitän von dem ihm gesetzlich gewährten Rechte Gebrauch macht, den ärztlichen Untersuchungen seiner Leute im Inland beizuwohnen. Eine sorgfältige Untersuchung der im Ausland, namentlich in überseeischen Ländern anzunehmenden Leute ist um so dringender notwendig, als dort die Gefahr der Einschleppung ansteckender Krankheiten an Bord meist noch größer ist. Auch bei den sogenannten Überarbeitern darf die Untersuchung nicht unterlassen werden.

Auch für diejenigen Fahrten, für welche eine Untersuchungs-

---

*) Teilweise ausgenommen sind nur die Hochseefischerei-Fahrzeuge; vgl. den Abdruck der Bekanntmachung auf Seite **269**.

pflicht nicht besteht, kann im Interesse der Gesundheit und Arbeits-
fähigkeit der Schiffsmannschaft die ärztliche Untersuchung wenigstens
der neu anzumusternden Leute nur dringend angeraten werden.
Keinesfalls sollte der Kapitän es unterlassen, wenn eine ärztliche
Untersuchung nicht stattgefunden hat, sich selbst womöglich vor der
Anmusterung von dem Gesundheitszustande seiner Leute zu überzeugen und Kranke und Krankheitsverdächtige zurückzuweisen oder
einem Arzte zuzuführen.

Äußerlich wahrnehmbare, allgemeine Zeichen einer für den
Schiffsdienst geeigneten Körperbeschaffenheit sind: feste, elastische
Haut, starker Nacken, breite Schultern, eine normal gebaute Brust,
wohlgeformter Rücken, starke Knochen, kräftig entwickelte Muskeln,
gelenkige Arme und Hände, gesunde Füße.

Hingegen lassen folgende Kennzeichen auf nicht genügende Wi-
derstandsfähigkeit des Körpers schließen: blasse oder welke Haut,
namentlich blasse Lippen, eingesunkene Augen, geschwüriges Zahnfleisch, langer schmaler Brustkorb, eingesunkene obere Schlüssel-
beingruben, herabhängende Schultern, auffallend hohler Rücken, ab-
stehende Schulterblätter, dürftig entwickelte Muskeln der Gliedmaßen.

Mit schweren Herzleiden, mit Tuberkulose oder anderen ansteckan-
den Krankheiten (besonders auch Syphilis und Tripper) behaftete
Leute, Geisteskranke und Epileptische sind zurückzuweisen. Auch
Leute mit ausgebildeten Unterleibsbrüchen, größeren Hautgeschwüren
(besonders an den Unterschenkeln), umfangreichen dunkelgefärbten
oder mit dem Knochen verwachsenen Narben, Fisteln, Krampfadern, größeren Geschwülsten, ansteckenden Augenkrankheiten,
eitrigem Ohrenausfluß, erheblicher Schwerhörigkeit oder Taubheit sind zum Schiffsdienst nicht geeignet. Hochgradiges Stottern
macht bedingt untauglich.

Erhebliche Anforderungen an die Leistungsfähigkeit und Widerstandskraft stellt der Dienst vor den Feuern. Bei der Untersuchung von
Leuten, die als Heizer oder Kohlenzieher angenommen werden
sollen, ist dies wohl zu berücksichtigen. Sichtlich schwächliche Personen, Fettsüchtige und Herzleidende sind von diesem Dienste unbedingt auszuschließen; Personen unter 18 Jahren dürfen nur

ben, nur für sie und ihre Sachen bestimmten, wohl verwahrten und genügend zu lüftenden Logisraum. Die näheren gesundheitlichen Vorschriften sind in der Bekanntmachung vom 2. Juli 1905 enthalten, welche auf Seite 271 abgedruckt ist. Es mag hier nur angeführt werden, daß im allgemeinen die Logisräume so groß sein sollen, daß auf jeden darin untergebrachten Mann mindestens 3,5 cbm Luftraum und 1,5 qm Fußbodenfläche, bei einer mittleren lichten Höhe von mindestens 2 m, entfallen. Ferner ist vorgeschrieben, daß die Logisräume gegen Nässe, üble Gerüche, Wärme benachbarter Räume und sonstige belästigende Einflüsse tunlichst geschützt, dem Tageslicht in ausreichendem Maße zugänglich und bei dunklem Wetter und zur Nachtzeit ausreichend künstlich beleuchtet sein müssen. Eine genügende Helligkeit ist dann vorhanden, wenn man in dem mittleren freien Aufenthaltsraum am Tage bei gewöhnlichem Wetter Druckschrift mittlerer Größe bequem lesen kann.

Der mittlere Teil des Logisraums soll frei von Schächten, Tunneln, durchgehenden Luftziehern und anderen Leitungen sein. Die Fußböden müssen mit Holz bedeckt oder mit einem dichten, leicht rein zu haltenden, schlecht Wärme leitenden Belage versehen sein. Die Wände und Decken der Logisräume müssen mit heller Ölfarbe angestrichen sein; freiliegende eiserne Decken müssen einen Schutzbelag zur Verhinderung des Tropfens haben.

Für die Lüftung der Logisräume sind, abgesehen von der natürlichen Lüftung durch Fenster und Türen, solche Einrichtungen zu treffen, daß auch bei schlechtem Wetter, wenn die Fenster geschlossen sind, eine hinreichende Lufterneuerung stattfindet. Die zuströmende Luft soll aus dem Freien kommen und nicht mit Luft aus anderen Schiffsräumen vermischt sein. Luftzieher müssen so angebracht sein, daß aus ihrem unteren Ende kein unmittelbarer Austritt von kalter Luft auf Schlafkojen stattfindet. Günstig gelegene, gut zu lüftende Logisräume tragen in besonderem Maße zur Vorbeugung von Erkrankungen wie auch des Hitzschlags bei.

Für ausreichende Heizung ist nach Bedarf zu sorgen. Eiserne Öfen haben sich oft verderblich erwiesen, weil sie leicht undicht

werden und giftige Kohlengase entweichen laſſen, die bei der Klein-
heit der Räume um ſo ſchädlicher wirken. Wo man Öfen benutzen muß, iſt ſtets dafür zu ſorgen, daß ſie dicht ſind und
daß die Schornſteine frei und nicht unmittelbar neben höheren
Winden u. dgl. über Deck münden. Auch empfiehlt es ſich, die
Mündung mit einer ſicher wirkenden Schornſteinkappe (Sauger)
zu verſehen. Zur Förderung der Wärmeverteilung und Minderung
der Wärmeausſtrahlung müſſen die Öfen mit einem mindeſtens
5 cm weit abſtehenden, abnehmbaren eiſernen Mantel, der am
Boden einige große Öffnungen zum Einſtrömen der Luft hat, umgeben ſein. Verſtellklappen am Schornſtein und Verſchlüſſe (Schoſſe)
an den Ofenröhren ſind verboten. Auf Dampfſchiffen empfiehlt
ſich der Gebrauch von Dampfheizung.

Jeder Schiffsmann muß ſeine eigene Koje zum alleinigen
Gebrauche haben. Doppelkojen ohne Scheidewand ſind unzuläſſig.
Die Kojen dürfen nicht unter 1,83 m lang und nicht unter 0,6 m
breit im Lichten ſein. Der Abſtand zwiſchen dem Fußboden und
der unteren Koje muß mindeſtens 25 cm betragen; er darf bis auf
15 cm herabgehen, wenn drei Kojen übereinander liegen, die aus
Eiſen gefertigt und leicht entfernbar ſind. Der Abſtand zwiſchen
je zwei übereinander befindlichen Kojen ſowie derjenige zwiſchen
dem Boden der oberen Koje und der Decke des Logisraums muß
mindeſtens 75 cm betragen. Mehr als zwei Kojen ſollten ſich nicht
übereinander befinden; mehr als drei Kojen übereinander ſind unzuläſſig. Eiſerne Kojen ſind hölzernen vorzuziehen. Die Kojen ſind
ſauber zu halten und jedesmal nach dem Gebrauche wieder in Ordnung zu bringen. Der Kapitän hat darauf zu achten, daß das
Kojenzeug recht häufig gründlich gelüftet und gereinigt wird.

Die Ausſtattung der Logisräume mit Tiſchen, Bänken, Schränken u. dgl. ſoll billigen Anforderungen entſprechen. Tiſche und
Sitzgelegenheit müſſen für mindeſtens die Hälfte der Belegſchaft
in den Logisräumen zur Verfügung ſtehen, es ſei denn, daß ein
beſonderer Eßraum oder eine ſonſtige Gelegenheit zur Einnahme
von Mahlzeiten an einem vom Schlafraum getrennten Platze
vorhanden iſt. Spucktöpfe dürfen in keinem Logisraum fehlen

und müssen immer reinlich gehalten und mit feuchtem Sande, Sägespänen oder dgl. gefüllt sein. Nasses Zeug, nasse Stiefel, Speisereste sollten in Logisräumen nicht aufgehoben werden. Der Kapitän hat darauf zu achten, daß die Logisräume vorschriftsmäßig benutzt und in reinlichem Zustand und, soweit angängig, trocken gehalten werden.

§ 11.

Aborte und Pissoire müssen in abgeschlossenen Räumen liegen; für Seeleichter genügt ein fester sicherer Abort, für Segelschiffe von nicht mehr als 400 cbm Brutto-Raumgehalt eine sichere Abortsitzgelegenheit. Bei mehr als 10 Aufwärtern ist für diese ein besonderer Abortraum vorgeschrieben.

Die Aborträume bedürfen aufmerksamer Reinhaltung und ausreichender Lüftung; sie müssen dem Tageslichte zugänglich und mit heller Ölfarbe gestrichen sein. Urinrinnen und Sitztrichter werden zweckmäßig mit Kohlenteer ausgepinselt. Der Innenraum, einschließlich der Sitze, muß täglich abgespült werden.

§ 12.

Auch der Reinhaltung des Schiffsraums und der Bilge ist Beachtung zu schenken. Faules Holz und alle fäulnisfähigen Abfälle (wie Kehricht, Deckwaschwasser, Mudd der Ankerketten, Proviantreste, Leckage aus den Fleischfässern, tierischer und menschlicher Unrat, totes Ungeziefer usw.) sind nicht nur durch ihre Ausdünstungen geeignet, das Wohlbefinden zu beeinträchtigen, sie begünstigen auch die Entstehung mancher ansteckenden Krankheiten. Auf das Vorkommen von Ratten und Mäusen an Bord ist zu achten, weil es sich gezeigt hat, daß diese Nagetiere für die Pest leicht empfänglich sind, und daß durch sie diese Krankheit nicht nur auf das Schiff, sondern auch von Bord in die angelaufenen Hafenorte verschleppt werden kann. Es empfiehlt sich deshalb, das Schiff von diesen Tieren nach Möglichkeit frei zu halten. Dazu trägt vor allem die tatkräftige Unterstützung der von den Behörden vieler Hafenorte angeordneten Maßnahmen zur Vertilgung der Ratten bei; wo solche Maßregeln

nicht getroffen sind, hat der Kapitän selbst dafür zu sorgen (Fallen=
stellen, Auslegen von Rattengift durch sogenannte Kammerjäger
u. dgl.). Besonders empfiehlt sich dies vor dem Anlaufen pest=
verseuchter Häfen (§ 36). Bei auffälligem Rattensterben an Bord
ist nach den in § 49 am Schlusse gegebenen Ratschlägen zu ver=
fahren.

<h2 style="text-align:center">§ 13.</h2>

Als Ballast eignen sich am besten Steine, trockener Sand
oder Kies. Erdiger Ballast ist nur dann zu benutzen, wenn er
frei von fäulnisfähigen Stoffen (Unrat, Abfällen) ist. Wird Wasser
als Ballast genommen, so ist ebenfalls zu beachten, daß es nicht
mit derartigen Stoffen verunreinigt ist. Verunreinigtes Wasser,
namentlich Hafenwasser, enthält häufig Krankheitskeime (Cholera,
Typhus). Daher sollte in choleraverseuchten Häfen Hafenwasser
nicht als Ballast genommen werden; läßt sich dies nicht vermeiden,
so ist das Wasser möglichst bald darauf, am besten vor dem An=
laufen des nächsten seuchefreien Hafens, in See zu entleeren und
sodann durch unverdächtiges Wasser zu ersetzen.

<h2 style="text-align:center">§ 14.</h2>

Die Ladung kann für die Gesundheit der Schiffsbewohner
durch üble Ausdünstungen und giftige Gase schädlich werden. Aus
demselben Grunde sowie auch wegen der Feuersgefahr ist der
Selbsterhitzung der Ladung vorzubeugen. Gefährlich in dieser Hin=
sicht sind feuchte, frische, unabgelagerte Kohlen, feuchte Ladungen
von Baumwolle, Jute, Flachs, Wolle, Kopra, Zucker, Reis, Ge=
treide, Lumpen, Papier, Chemikalien u. dgl. Beginnende Erhitzung
feuchter Ladung macht sich oft frühzeitig durch einen scharfen Ge=
ruch nach Salmiakgeist im Schiffe bemerkbar.

Auch Terpentin= und Harzladungen sind bei zu starker Aus=
dünstung gesundheitsschädlich. Bisweilen lassen Verdauungsstö=
rungen und Blutharnen die Gefahr erkennen.

Sind Laderäume lange Zeit geschlossen gewesen, so ist beim
Einsteigen oder Betreten große Vorsicht nötig, weil sich dort

während der Reise giftige Gase angesammelt haben können. Bestimmte Ladegüter (besonders Ölkuchen, Getreide, Kohlen u. dgl.) haben die Eigenschaft, bei längerem Lagern in einem geschlossenen Raume den Sauerstoff der Luft dieses Raumes an sich zu reißen, so daß die Luft schließlich so arm an Sauerstoff wird, daß sie zur Einatmung nicht mehr genügt und Erstickung verursacht. Bei unvorsichtigem Betreten derartiger Räume sind schon des öfteren Todesfälle vorgekommen. Ähnliches gilt vom Betreten anderer, lange nicht gelüfteter Räume an Bord. Als besonders gefährlich haben sich in dieser Hinsicht längere Zeit verschlossen gebliebene, leere eiserne Tanks, leere Kessel und ähnliche mit eisernen Wänden versehene Räume erwiesen, da auch das Eisen die Eigenschaft hat, den Sauerstoff der Luft an sich zu ziehen.

Alle derartigen Räume müssen vor dem Einsteigen oder Betreten ausgiebig gelüftet werden. Sollte jemand durch unvorsichtiges Betreten eines solchen, nicht genügend gelüfteten Raumes zu Schaden gekommen sein, so ist vor Beginn der Rettungsversuche zunächst eine gründliche Lüftung des Raumes vorzunehmen, weil sonst die Hilfeleistenden selbst in Gefahr kommen zu ersticken. Falls Verdacht besteht, daß sich in einem Raume explodierbare Gase angesammelt haben könnten, darf dieser Raum nicht mit offenem Lichte betreten werden. Es empfiehlt sich, hierfür eine sogenannte Sicherheits- oder Wetterlampe zu benutzen, die auf jedem Schiffe vorhanden sein sollte. Dasselbe gilt natürlich von Räumen, in denen explodierbare Stoffe selbst verladen sind. Auch mit Mehl- oder Kohlenstaub erfüllte Luft kann unter Umständen zu Explosionen Veranlassung geben.

§ 15.

Für die Lüftung gelten folgende Regeln:

1. Im allgemeinen läuft bei offenen Luken im Innern von Schiffen ein dem Winde entgegengerichteter Luftstrom; so strömt z. B. bei achterlichem Winde die Luft im Schiffe von vorn nach hinten, man bekommt also die meiste Luft in das Schiff, wenn man den bestehenden Luftstrom unterstützt, d. h. die Luvluftzieher

vom Winde ab, die Leeluftzieher in den Wind hineindreht. In solchen Fällen aber, in welchen der Raum gesundheitsschädliche Ladung enthält, müssen die Luftzieher des Laderaums möglichst so gestellt werden, daß die ausströmende Luft so hoch über Deck streicht, daß die dort beschäftigten Leute sie nicht einatmen.

2. Jeder Raum, jede Abteilung muß für sich gelüftet werden. Es darf also ein Laderaumluftzieher nicht zugleich zur Lüftung des Logis oder eines anderen Wohn= oder Schlafraums dienen. Sind Heizer= und Matrosenlogis getrennt, so ist jede Abteilung besonders zu lüften.

3. Lufterneuerung kann nur dann eintreten, wenn zwei Öffnungen vorhanden sind, eine, durch welche die frische, gute Luft hineingelangt, und eine zweite, durch welche die schlechte, verbrauchte Luft abgelassen wird.

4. Die Luftzieherköpfe und Rohre müssen möglichst groß und weit sein und frei über die Reeling hinausragen. Windsäcke und Windsegel allein genügen nicht, ein Schiff ordentlich zu lüften, dahingegen können sie bei gutem Wetter und im Hafen als Beihilfen zu ausgiebiger Lüftung dienen.

Die Lüftung der Heiz= und Maschinenräume bedarf besonderer Sorgfalt, namentlich auf den in überseeischer Fahrt verwendeten Dampfern. Außer der natürlichen Lüftung durch Luftschächte, Windsäcke u. dgl. sollten hierfür durch Dampf oder Elektrizität betriebene Lüftungsmaschinen vorhanden sein, durch welche frische Luft von außen in die Heizräume hineingetrieben werden kann, sobald eine genügende Lüftung durch natürlichen Luftwechsel nicht mehr möglich ist. Auf größeren Schiffen sind derartige Anlagen für künstliche Lüftung auch für die Wohn= und Speiseräume der Reisenden und der Mannschaft sowie für die Küchenräume, Aborte, Hospitäler usw. wünschenswert, da für die zahlreichen, zum Teil ungünstig im Innern des Schiffes gelegenen Räume großer Auswandererdampfer die natürliche Lüftung den im Interesse der Gesundheit der Reisenden und der Mannschaft zu stellenden Anforderungen oft nicht mehr zu genügen pflegt.

IV. Kleidung, Wäsche und Hautpflege der Schiffsmannschaft.

§ 16.

Auf allen Schiffen, auch auf solchen, auf denen sich die Schiffsleute ihre Kleider nach eigener Wahl und auf eigene Kosten beschaffen, halte der Kapitän darauf, daß die Leute ausreichende Kleidung und Wäsche (auch Bettwäsche) zum Wechseln haben. Das Unterzeug bestehe aus Wolle oder Baumwolle (nicht aus Leinen) und sei von heller Farbe, damit der Schmutz leicht erkannt werde. Die Hemden sollen so lang sein, daß sie den ganzen Unterleib bedecken. Die Kleidung soll dem Klima und der Jahreszeit angepaßt sein (vgl. §§ 33 u. 34). Für genügende Menge Ölzeug ist Sorge zu tragen.

§ 17.

Mindestens einmal in jeder Woche sollen die Leute ihr Zeug instand setzen, lüften und reinigen sowie die Betten und die Decken ausklopfen und sonnen. Reicht die Menge des zum Waschen verausgabten Frischwassers nicht aus, um die Wäsche darin ganz rein zu waschen, so ist folgendermaßen zu verfahren: in der einen Hälfte des Frischwassers weichen die Leute das eingeseifte Zeug ein, lassen es einige Zeit stehen, waschen dann in Seewasser, wringen aus und spülen mit der zweiten Hälfte Frischwasser nach. Auf diese Weise kommt die Seife gut zur Geltung und bleibt vom Salze des Seewassers nur wenig im Zeuge zurück.

§ 18.

Die Schiffsmannschaft hat Anspruch darauf, daß ihr, wie zum Zeugwaschen, so auch zur körperlichen Reinigung Gelegenheit gegeben werde.

Für größere Dampfer (mit mehr als 20 Mann) ist ein besonders eingerichteter Waschraum vorgeschrieben; für die Maschinenmannschaft muß, wenn sie mehr als 10 Mann zählt, ein weiterer Waschraum vorhanden sein. Die Einrichtung von Warmwasserbrausen ist auf solchen Schiffen vorzusehen, bei denen für die Reisenden derartige Brausen vorhanden sind.

Auf kleineren Schiffen muß mindestens zweimal in der Woche der Schiffsmannschaft Süßwasser für die körperliche Reinigung zur Verfügung gestellt werden.

Jeder neu Eingestellte sollte, bevor er in das Logis kommt, vollständig gebadet oder abgewaschen sein. — Täglich ist der ganze Oberkörper gründlich zu waschen und sind Zähne und Mund zu reinigen. In warmen Gegenden ist außerdem jeden Abend eine gründliche Abspülung vorzunehmen; in kälteren Gegenden sollte mindestens einmal wöchentlich der ganze Körper mit Seife und warmem Wasser gereinigt werden. Einer besonderen Hautpflege bedarf die Maschinenmannschaft; diese Leute sollen nach beendeter Wache den Logisraum erst dann betreten, wenn sie den ganzen Körper gründlich durch Abseifen und Abbrausen gereinigt haben. Badewannen sind sofort nach jedem Bade zu entleeren.

Nur durch häufige Besichtigungen und persönliches Eingreifen wird es dem Kapitäne gelingen, immer ein sauberes Schiff und eine gesunde, kräftige und gut aussehende Mannschaft zu haben; es empfiehlt sich, schon bei der Anmusterung auf die von den Schiffsleuten verlangte Sauberkeit und die darauf hinzielenden Besichtigungen hinzuweisen.

V. Beköstigung.

§ 19.

Die Schiffskost muß unter Verwendung guter Nahrungs- und Zubereitungsmittel reichlich und gut zubereitet sein. Der Kapitän achte darauf, nur einen solchen Koch mitzunehmen von dessen Fähigkeiten er überzeugt sein kann. Einer besonders sorgfältigen Auswahl bedarf es für Segelschiffe mit langen Reisen, auf denen wegen der geringeren Abwechslung in den Bestandteilen der täglichen Kost die Kunst des Koches sich bei der Zubereitung bewähren muß. Ein unfähiger Koch kann auf solchen Schiffen durch mangelhafte Zubereitung der Speisen nicht nur den Ausbruch von gefährlichen Krankheiten (Skorbut, Segelschiffsberiberi) beschleunigen und sogar mitverschulden, sondern durch die infolgedessen eintretende Arbeitsunfähigkeit eines großen oder wichtigen Teiles der Besatzung auch die Sicherheit des ganzen Schiffes gefährden.

Auf möglichste Abwechslung sowohl in den Bestandteilen der Kost als auch in der Zubereitung der Speisen ist besonderer Wert zu legen. Einförmigkeit der Ernährung stört nicht nur die Verdauung, sondern nährt auch weniger gut.

Dauerproviant (mit Ausnahme der Büchsenkonserven) ist nicht so leicht verdaulich wie frischer Proviant und verliert mit der Länge der Zeit immer mehr von seinem Nährwerte. Der Kapitän verabfolge daher der Mannschaft so viele frische Nahrungsmittel wie möglich. Es ist besser, ein halbes Pfund frisches Fleisch zu geben als ein ganzes Pfund altes Salzfleisch. Auf frisches Gemüse, allein oder als Zusatz zum Trockengemüse, muß besonderer Wert gelegt werden. Wenn irgend angängig, werde sogleich vom Antritt der Reise an präserviertes oder frisches Fleisch und frisches Gemüse an Stelle von Salzfleisch und Trockengemüsen mindestens zweimal wöchentlich, besser öfter, verabreicht. Auf Schiffen, die mit genügenden Kühlräumen zum längeren Aufbewahren von frischem Fleische versehen sind, sollte Salzfleisch nur ausnahmsweise verabreicht werden.

Wenn Dauerproviant gegeben werden muß, so sind die einzelnen Portionen reichlicher zu bemessen als bei Verpflegung mit frischem Proviante. Stark fetthaltiges Fleisch (Schweinefleisch) ist hauptsächlich mit Hülsenfrüchten, Rindfleisch oder präserviertes Fleisch mit Grieß, Reis, Graupen oder Gemüse zusammen zu geben. Bei Verdauungsstörungen, Neigung zu Durchfällen sind an Stelle der Hülsenfrüchte und des Salzfleisches möglichst schleimige, leichtverdauliche Nahrungsmittel, z. B. Reis, Grütze, mit präserviertem Fleische zu verabfolgen. In den heißen Gegenden sei die Nahrung weder sehr steif gekocht noch sehr fettreich und enthalte immer einiges Gemüse (präservierte Kartoffeln, getrocknetes Grünzeug), während für kalte Gegenden Salzfleisch, Hülsenfrüchte und fettreiche Kost sich besser eignen.

Je länger die Reise dauert, ohne daß eine Unterbrechung der einförmigen Ernährung mit Dauerproviant durch frischen Proviant inzwischen möglich gewesen ist, desto näher rückt die Gefahr, daß durch diese einförmige Ernährung mit Lebensmitteln, die durch langes Lagern von ihrem Nährwert immer mehr einbüßen, Erkrankungen (Skorbut, Segelschiffsberiberi) verursacht werden. Vor dem Eintritt derartiger Erkrankungen vermag schließlich weder eine anscheinend noch gute und äußerlich einwandfreie Beschaffenheit des Dauerproviants zu schützen noch eine tadellose Zubereitung der aus dem Dauerproviante hergestellten Kost. Der Kapitän scheue sich daher nicht, beim Auftreten der ersten Anzeichen derartiger Erkrankungen (§ 71) sofort für die Beschaffung frischer Nahrungsmittel, insbesondere frischen Gemüses, Sorge zu tragen, sei es durch Ansprechen anderer Schiffe, sei es durch Anlaufen eines Nothafens.

Während des Aufenthalts im Hafen sollten der Mannschaft stets nur frische Nahrungsmittel verabfolgt werden, soweit irgend möglich und angängig, mindestens aber zweimal wöchentlich, und zwar sind nicht nur frisches Fleisch oder frische Fische, sondern möglichst auch frische pflanzliche Kost und frisches Brot zu geben.

Die dem Schiffsmann bei Reisen in großer Fahrt für den Tag mindestens zu verabreichenden Speisen und Getränke sind in der auf S. 310/311 abgedruckten Speiserolle angegeben; im übrigen bestimmen sie sich, soweit nicht ein anderes vereinbart ist, nach dem örtlichen Rechte des Heimathafens und in Ermangelung eines solchen nach dem örtlichen Rechte des Registerhafens (§ 56 Abs. 1 der Seemannsordnung).

§ 20.

Bei den hauptsächlichsten, an Bord üblichen Proviantartikeln ist nachstehendes zu beachten:

Frischbrot darf keine unaufgelösten Mehlteile enthalten, nicht teigig oder wasserstreifig sein; es sei ein aus reinem Mehle hergestelltes Gebäck.

Hartbrot bestehe aus Weizen- oder Roggenmehl ohne jegliche fremde Beimischung; es sei gut ausgebacken, nicht glasig oder wasserstreifig, durchaus trocken, hart und spröde, aber nicht staubig oder wurmstichig, gleichmäßig weiß oder leicht grau, aber ohne Flecken; der Geruch sei der des frischen Brotes.

Mehl darf keine fremden Bestandteile enthalten; es muß vollständig trocken und weich anzufühlen sein und darf nicht dumpfig (muffig) riechen. Für trockene, luftige Aufbewahrung ist Sorge zu tragen. Zur Verpackung dienen dauerhafte, luftdichte, am besten mit Papier ausgeklebte Fässer oder Tanks.

§ 21.

Bei Frischfleisch sollen auf 1 kg im allgemeinen nicht mehr als ¼ kg Knochen und Sehnen kommen.

Ungenießbar ist das Fleisch, wenn es von üblem Geruche, blaß und wässerig, oder dunkel und gräulich gefärbt und schmierig ist, wenn das Fett nicht weiß oder gelblich, sondern mißfarbig aussieht und das Fleisch seine Festigkeit verloren hat, sulzig geworden ist, oder wenn das Fleisch von kranken Tieren stammt. Fleisch von notgeschlachteten Tieren ist nur dann zu verwenden, wenn durch einen Sachverständigen die Genußtauglichkeit festgestellt ist. (Über Fleischvergiftung § 99 unter 5.)

Nicht selten enthält das Schweinefleisch, hin und wieder auch das Rindfleisch, Finnen; sie bilden im frischen Fleische wasserhelle bis lichtgraue Bläschen von ungefähr Erbsengröße, im Salzfleisch erscheinen sie kleiner und grau. Die Finnen sind die Ursache von Bandwürmern.*) (Vgl. § 86).

Trichinen finden sich nur im Schweinefleische; man kann sie ohne besondere Hilfsmittel nicht sehen. Da diese kleinen Würmer eine oft bösartige Krankheit (§ 86) erzeugen, ist womöglich nur mikroskopisch geprüftes und trichinenfrei befundenes Schweinefleisch zu kaufen.

Am besten schützt der Kapitän sich und seine Mannschaft vor der Gefahr der Trichinen sowohl wie der Finnen dadurch, daß

---

*) Nähere Belehrung gibt das im Kaiserlichen Gesundheitsamte bearbeitete und im Verlage von Julius Springer (Berlin) erschienene Bandwurm- und Trichinen-Merkblatt.

er den Genuß rohen oder ungenügend gekochten Schweinefleisches
verbietet, das Fleisch in höchstens 1 kg schwere Stücke schneiden
und tüchtig kochen läßt. Dies hat namentlich bei Salzfleisch aus=
ländischer Herkunft zu geschehen, weil solches nicht gerade selten
Trichinen enthält. — In heißen Gegenden ist das Rind= und Hammel=
fleisch dem Schweinefleische vorzuziehen.

Salzfleisch darf nur von gesunden Tieren herrühren. Im
allgemeinen ist das Salzrindfleisch ein schlechteres Nahrungsmittel
als das Salzschweinefleisch, weil es mehr Nährstoffe durch die Pöke=
lung verliert und unverdaulicher wird. Altes Salzrindfleisch kann
seines Nährwerts bis zur Hälfte verlustig geworden sein. Man
achte beim Ankauf von Salzfleisch darauf, daß es frisch und dauer=
haft eingepökelt und in starken, dichten, gut mit Reifen versehenen
Fässern fest verpackt sei. Zu leicht gepökeltes Fleisch bedarf der
schleunigen Umpökelung. Auf 100 kg Fleisch rechnet man zum
Einpacken 20 bis 25 kg Salz. Die außerdem noch notwendige Lake
wird bereitet, indem zu 100 kg = 100 l Wasser 22 kg Salz gesetzt
werden. Man kann auch die Stärke der Lake in der Weise abmessen,
daß man zu der notwendigen Menge Wasser so viel Salz setzt, bis
eine rohe Kartoffel darauf schwimmt.

Speck eignet sich nur für Reisen in kühlen Gegenden.

Auch Carne secca, Charqui u. dgl. sind mehr für kühlere Breiten
zu empfehlen; sie müssen mit einem Messer oberflächlich abgeschabt,
24 Stunden gewässert und dann abgekocht werden.

Beim Ankauf von präserviertem Fleische ist darauf zu achten,
daß die Büchsen unverletzt und nicht aufgetrieben sind. Aufge=
triebene Büchsen zeigen an, daß der Inhalt verdorben ist; sein
Genuß ist gesundheitsgefährlich und kann auch durch Kochen nicht
mit Sicherheit unschädlich gemacht werden. Vor dem Durch=
rosten schützt man die Büchsen durch Ölfarbenanstrich. Da das
präservierte Fleisch nicht viel eigenen Geschmack hat, so kommt es
darauf an, es durch möglichst verschiedenartige Zubereitung den
Leuten angenehmer zu machen, z. B. mit Gemüse gemischt als mehr
oder minder steifer Suppenbrei, angebraten, mit saurer oder sauer=
süßer Sauce, gehackt als Fleischklöße, mit Speck in Würfel geschnitten

und scharf gebraten usw. Corned beef wird am besten so, wie man es der Büchse entnimmt, kalt genossen. Angebrochene Fleischbüchsen müssen rasch aufgebraucht werden; es empfiehlt sich deshalb, kleine, der Kopfzahl der Mannschaft entsprechende Büchsen an Bord zu nehmen. Wenn präserviertes Fleisch gegeben wird, ist das Salzrindfleisch fortzulassen, so daß also die Mannschaft viermal Schweinefleisch, zweimal präserviertes und einmal Salzrindfleisch erhält.

Fleischextrakt ist ein vorzügliches Genußmittel und dient dazu, Suppen, Saucen usw. schmackhafter zu machen und den Magen zur Verdauung anzuregen; eigentliche Nährstoffe enthält er kaum.

§ 22.

Fische. Stockfisch eignet sich wohl für Reisen nach dem Norden und von dort zur Heimat zurück, für große Reisen vermag er aber das Fleisch nicht zu ersetzen. Heringe können ebenfalls auf die Dauer nicht als ein Ersatz für Fleisch gelten. Präservierter amerikanischer Lachs mag, wo er billig zu haben ist, einmal wöchentlich mittags gegeben werden.

Frische Fische bilden im allgemeinen eine wohlbekömmliche Nahrung; auch wird die dadurch bewirkte Abwechslung in der Kost angenehm empfunden. Es gibt jedoch eine ganze Anzahl giftiger Fische; das Fleisch des Störes, des Hausens und Sterlets scheint zur Laichzeit giftig zu wirken, von der Barbe und dem Hechte ist der Rogen zu gewissen Zeiten giftig. Besonders gefährlich sind die in China, dem ostindischen Archipel und am Kap vorkommenden Tetrodonarten. In überseeischen Häfen erkundige man sich stets, bevor unbekannte Fische genossen werden, bei Einheimischen danach, ob sie giftig sind, und lasse sie nur dann verwenden, wenn ihre Unschädlichkeit außer Frage steht. Außerdem sind bei der Zubereitung von Fischen tropischer Meere stets die gesamten Eingeweide auf das Sorgfältigste zu entfernen. (Fischvergiftung § 99 unter 5.)

§ 23.

Butter soll möglichst wenig Milch- und Wasserteile enthalten und nicht mit fremden Stoffen, z. B. Fett, Talg, vermischt sein; sie muß vor Licht und schlechter Luft geschützt aufbewahrt werden. Den Geschmack ranziger Butter kann man dadurch verbessern, daß man sie zuerst mit reinem Wasser und dann mit Wasser, worin man doppeltkohlensaures Natron — einen Eßlöffel voll auf 1 l — gelöst hat, ausknetet.

Statt der Butter darf Margarine, aber nur solche allerbester Qualität, gegeben werden. Auch die Margarine soll möglichst wenig Wasserteile enthalten.

Käse paßt für Ausreisen und für Fahrten in nördlichen Breiten.

§ 24.

Erbsen, Bohnen und Linsen müssen sich, was immer erst durch eine Probe festzustellen ist, schnell weich kochen lassen, sie sollen nicht dickhülsig und womöglich von der letzten Ernte sein. Im Notfall läßt sich das Weichkochen durch Zusatz von etwas Soda unterstützen. Süßerbsen oder Kichererbsen (Garbanzos) werden von deutschen Seeleuten meistens ungern gegessen; jedenfalls gebe man sie mit den gewöhnlichen Erbsen gemischt ($\frac{1}{3}$ Garbanzos, $\frac{2}{3}$ Erbsen).

Graupen, Grütze, Grieß bedürfen einer sorgsamen, luftdichten Verpackung und eines sehr trockenen Lagerraums. Es ist anzuraten, diese Nahrungsmittel gut getrocknet in wohlverklebten Blechdosen oder in kleinen Fäßchen mitzunehmen.

Der Reis sei grobkörnig, staubfrei, er darf weder ranzig riechen, noch salzig schmecken.

§ 25.

Kartoffeln sind für den Seemann ein sehr wichtiges Nahrungsmittel. Der Kapitän tut gut, bei dem Abgang von dem Hafen so viel frische Kartoffeln, als Zeit, Ort und Preis irgend gestatten, mitzunehmen. Erst wenn die frischen Kartoffeln verzehrt sind, kommen die präservierten an die Reihe; die Scheibenkartoffeln sind den Grützkartoffeln unbedingt vorzuziehen. Zur

Verpackung dienen Blechdosen, welche mit Holzkisten umgeben sind. Ein vorsichtiger Kapitän wird so viel präservierte Kartoffeln mitnehmen, daß er nach Verbrauch der frischen Kartoffeln wöchentlich noch mindestens 200 g für jeden Mann zur Verfügung hat. Sie werden am besten, auf zwei Tage verteilt, mit Erbsen, Bohnen oder Linsen oder mit Gemüse zusammen gegeben.

Nächst den Kartoffeln sind die frischen Gemüse heranzuziehen. Kohl, Wurzeln (Möhren), Rüben, Kohlrüben u. dgl. eignen sich besonders wegen ihrer guten Haltbarkeit; auch Spinat kann gegeben werden. Frisches Gemüse ist luftig aufzubewahren.

Die eingemachten Gemüse, unter diesen Sauerkraut, eingelegter Rotkohl, eingemachte Schneide- und Brechbohnen, eingesalzene Gurken, sollten in kleinen Gebinden an Bord genommen werden, da sie sich nur eine beschränkte Zeit halten.

Von großer Dauerhaftigkeit aber ist getrocknetes Grünzeug, z. B. Grünkohl, Schnittbohnen, gemischte Gemüse (bestehend aus Kohl, Mohrrüben, Rüben usw.), wenn es nur vor Feuchtigkeit (Schimmligwerden) geschützt wird; es ist auch unter dem Namen Julienne oder Mélange d'équipage bekannt. Diese Dörrgemüse müssen aber vor dem Kochen gut (am besten 12 Stunden lang) in Wasser eingeweicht werden. Hiervon werden eine oder zwei Handvoll den Erbsen, Bohnen, Graupen usw. zugesetzt; eine solche Beigabe verbessert den Geschmack und ist auch für die Gesundheit von Wert.

§ 26.

Getrocknete oder eingekochte Früchte bieten mit Pudding oder Klößen usw. und Salzfleisch zusammen ein sehr gutes, empfehlenswertes Mittagessen, welches gern zweimal wöchentlich gegeben werden mag. Am besten sind getrocknete oder eingekochte Äpfel, Pflaumen, Aprikosen, Heidelbeeren, Kronsbeeren (Preißelbeeren), Multbeeren, Fliederbeeren, Ingwer.

Frische Früchte sind, mit Maß genossen, der Gesundheit dienlich. Kann in einem Hafen nach langer Seereise den Leuten frisches Zugemüse nicht gegeben werden, so sollten Früchte an seine Stelle treten. Unbekannte Obstarten (namentlich im Ausland) sollten jedoch nur dann genoſſen werden, wenn ihre Unſchädlichkeit von zuverläſſigen Perſonen beſtätigt wird.

Über den Genuß von Früchten, wenn in dem Hafen eine Seuche herrſcht, ſiehe § 36 unter 7.

§ 27.

Von Suppenzutaten und Gewürzen empfiehlt es ſich, gute, getrocknete Suppenkräuter, einen reichlichen Vorrat an Zwiebeln, an Meerrettich (in trockenem Sande aufzubewahren) u. dgl. mitzunehmen, ſodann Senfpulver in Büchſen, Muskatnuß, Kümmel, ſchwarzen oder weißen Pfeffer, Gewürznelken, Piment, Lorbeerblätter, Zimt. Die letzteren Gewürze werden am beſten unzerkleinert mitgenommen und in gut ſchließenden Büchſen oder Flaſchen aufbewahrt. In Oſtindien iſt der dort übliche Curry eine beſonders für Reisſpeiſen ſehr beliebte und billige Zutat. Eine allzu reichliche Würzung der Speiſen iſt nicht zu empfehlen, da ſie zu ſehr reizt. Auch das Säuern mit Eſſig ſoll mit Maß geſchehen, da zu reichlicher Eſſigzuſatz auf den Magen und die Ernährung ſchädlich wirkt. Beſondere Vorſicht iſt bei Verwendung der ſogenannten Eſſigeſſenz nötig, die nur verdünnt gebraucht werden darf; unverdünnt iſt ſie ſtark giftig und hat ſchon wiederholt Todesfälle veranlaßt.

§ 28.

Fremdländiſche Lebensmittel. Wenn das Schiff in außereuropäiſchen Ländern verproviantiert werden muß und die gewöhnlichen Proviantartikel nicht zu haben oder zu teuer ſind, ſo kommen die ortsüblichen Lebensmittel in Frage. Vor dem Ankauf nicht genau bekannter Nahrungs- und Genußmittel darf man es nicht unterlaſſen, ſich nach ihren Eigenſchaften und der Art ihrer Zubereitung zu erkundigen. Es iſt unmöglich, hier alle Stoffe aufzuzählen, welche Verwendung finden können, nur einige gebräuchlichere ſeien erwähnt.

An Stelle des Mehles, insbeſondere zur Bereitung von Suppen, dient der Sago, die Tapioka (Cassave, Yuka, Maniok), der oſtindiſche

Arrowroot (Tik- oder Tikurmehl) u. a. m. Auch Nudeln (maccaroni, fideos) sind zu dem besagten Zwecke vorzüglich zu gebrauchen.

Statt des Salzfleisches kann man Charqui oder Carne secca nehmen (§ 21).

Als Ersatz der Erbsen eignen sich die schon erwähnten Garbanzos, die Linsen oder die Quinchonchos (Angfouti, Xhora-Paŝrou, Ambrevade, brasilianische Angolaerbsen) in Westindien und dem tropischen Teile Südamerikas und Afrikas, in China und Japan. An Stelle der in Europa üblichen Bohnen kommen in Westindien und Brasilien die frijoles de sopa, in Brasilien die schwarze Bohne, Caraotos blancos usw., in Ostindien, den Sundainseln, China die Mungobohne, in Japan die Sojabohne usw. in Betracht.

Für das heimatliche Backobst treten ein die amerikanischen gedörrten Äpfel, die Korinthen und Rosinen im Mittelmeere, die getrockneten entkernten Pfirsiche (duraznos) in Chile, die Kakis in Japan usw.

Anstatt Kartoffeln können verwendet werden die sweet potatoes (Bataten, Camoten), die Topinambur, Yamswurzel (in Rio de Janeiro auch Carai, auf den Vitiinseln Uwi genannt); diese drei Knollengewächse geben, in der Asche geröstet, als Brei — mit Zwiebelsauce — oder einfach wie Kartoffeln gekocht, gute Gerichte, welche nach langer Seekost den Schiffsleuten die nötigen frischen Pflanzenstoffe gewähren. Sehr geeignet sind diese drei Knollengewächse auch als Zutaten zur Schiffskost, insbesondere zur Fleischsuppe. In gleicher Weise können Tomaten, Kürbisse, Melonen, Brotfrucht (diese auch geröstet), unreife Maiskolben usw. gebraucht werden. Einige Vorsicht erfordert die Anwendung des Taro (in Westindien Eddo, auf den Südseeinseln Taro, Dalo, Kalo usw., in Brasilien Ynhame, Igname oder Tacovos genannt); diese sehr nahrhafte Wurzel enthält einen Giftstoff, welcher aber durch Kochen in Wasser ausgezogen und mit letzterem beseitigt werden kann.

<h3 style="text-align:center">§ 29.</h3>

Kaffee und Tee sind als anregende und die Verdauung befördernde Getränke überall bekannt und auch dem Seemann unentbehrlich geworden. Schlecht schmeckendes oder fades Wasser kann durch Aufkochen mit Kaffee oder Tee zum Genusse tauglich gemacht werden. Dünne, abgekühlte Aufgüsse von Tee oder Kaffee sind gute unschädliche Getränke für die Hitze und daher besonders zum Löschen des Durstes für die Mannschaften der Heiz- und Kohlenräume auf Dampfern zu empfehlen. Auf jeden Fall sind derartige Getränke den geistigen Getränken (Bier, Wein, Branntwein) vorzuziehen. Das gleiche gilt von dem Kakao, der außer seiner anregenden Wirkung auch noch Nährstoffe enthält und sowohl aufgebrüht wie Kaffee und Tee als auch in Form der bekannten Schokolade viel genossen wird.

§ 30.

Die geistigen Getränke (Bier, Wein, Branntwein) sind Genußmittel, die zwar unter gewissen Umständen nützlich sein können, deren aber der gesunde Mensch zu seinem Wohlbefinden nicht notwendig bedarf. Ihr täglicher Genuß bringt im Gegensatze zum Gebrauch anderer Genußmittel wie Kaffee oder Tee die Gefahr mit sich, daß immer größere Mengen dieser Getränke genossen werden, um die erwünschte Anregung zu erzielen. Die Gewöhnung an den Genuß derartiger Mengen führt schließlich häufig zu dem als Trunksucht bekannten krankhaften Zustand, der schwere körperliche und geistige Schäden im Gefolge hat und die Erwerbsfähigkeit des davon Befallenen mehr oder weniger vernichtet, häufig auch zu vorzeitigem Tode führt. Oft sind die Kinder von Trinkern schwächlich und bleiben in ihrer geistigen und körperlichen Entwicklung zurück.

In kleineren Mengen genossen, können die geistigen Getränke vorübergehend anregend wirken. In heißen Gegenden ist ihr Genuß am besten ganz zu vermeiden, da sie erfahrungsgemäß den Durst zu steigern pflegen und durch die infolgedessen bewirkte fortgesetzte Flüssigkeitsaufnahme immer neuen Schweißausbruch erzeugen, ohne dauernde Erfrischung oder Abkühlung herbeizuführen. Daher werden unter den Mannschaften der Kesselräume diejenigen, welche dem starken Genusse derartiger Getränke sich ergeben, meist zuerst arbeitsmüde oder vom Hitzschlag betroffen.

Unter den geistigen Getränken ist das Bier verhältnismäßig am unschädlichsten. Seine Mitnahme ist namentlich für längere Seereisen empfehlenswert, da ihm eine vorbeugende und heilende Wirkung bei Skorbut und ähnlichen Krankheiten nachgerühmt wird. Ebenso wie das Bier kann auch der Wein als anregende, geschmackbefördernde Zugabe bei einförmiger Nahrung in kleinen Mengen von Wert sein, soweit seiner Beschaffung nicht der höhere Preis entgegensteht. Der Branntwein soll fuselfrei sein. Im Ausland sind die besseren ortsüblichen Branntweine (Caña, junger Rum, Anisado, Pisco u. dgl.) im allgemeinen den gewöhnlichen von Europa eingeführten Schnapssorten vorzuziehen; letztere sind manchmal geradezu gesundheitsschädlich, weil sie oft mit andern Stoffen verfälscht sind. Besonders gefährlich ist die Verfälschung mit Holzgeist (Methylalkohol), die schon zu zahlreichen Todesfällen geführt hat.

Die dem Manne auf einmal gewährte Menge Branntwein übersteige nicht $^{1}/_{20}$ l; der Branntwein darf aber nicht täglich verabreicht werden, besonders nicht in heißen Gegenden. Soll er zur Anregung gegeben werden, dann geschehe dieses immer nur kurz (etwa ½ Stunde) vor Ende der Wache oder der Arbeit, weil dem Genusse bald Abspannung und Ermüdung folgen.*)

Über den häufigen Zusammenhang des übermäßigen Genusses geistiger Getränke an Land mit Erkrankungen an Geschlechtskrankheiten vgl. § 60.

§ 31.

Der vorschriftsmäßig mitzuführende Zitronensaft (lime or lemon juice) soll durch Auspressen von den Schalen befreiter Früchte gewonnen sein und demgemäß ein natürliches reines Erzeugnis darstellen. Er darf weder verdünnt noch mit irgend einer Säure

---

*) Über die schädlichen Folgen des Genusses geistiger Getränke belehrt das im Kaiserlichen Gesundheitsamte bearbeitete und im Verlage von Julius Springer (Berlin) erschienene Alkohol-Merkblatt.

verſetzt ſein und muß das Ausſehen, den Geruch, den Geſchmack und die übrigen Eigenſchaften des natürlichen Saftes haben; von fleiſchigen Beſtandteilen muß er ſoweit frei ſein, daß ſich beim Stehen kein Bodenſatz mehr bildet. Reiner Zitronenſaft ſoll bei 15° C ein ſpezifiſches Gewicht von mindeſtens 1,030 haben und nicht weniger als 6,25 % Zitronenſäure enthalten. Zur Haltbarmachung dient ein Zuſatz guten, fuſelfreien Branntweins, und zwar ſollen 150 Raumteile eines Branntweins von 50° Tralles auf je 850 Raum= teile des reinen Saftes kommen (oder etwa 200 Raumteile eines Branntweins von 40° Tralles auf 800 Raumteile Saft).

Da friſcher Saft wirkſamer iſt als alter, ſo gebrauche man ſolchen, der älter als zwei Jahre iſt, nur dann, wenn durch eine vor kurzem von ſachkundiger Seite vorgenommene beſondere Unter= ſuchung ſeine Güte nachgewieſen iſt.

Der Saft iſt in helle Glasflaſchen gefüllt (nicht in Tonkruken) aufzubewahren. Es iſt darauf zu halten, daß auf den Flaſchen und Kiſten die Firma des Herſtellers und der Zeitpunkt der Füllung angegeben iſt, womöglich auch der Zeitpunkt und das Ergebnis einer Nachprüfung ſowie der Name desjenigen, welcher die Nach= prüfung ausgeführt hat, ſowie bei den Flaſchen die Menge des Inhalts.

Die tägliche Ration an Zitronenſaft beträgt für den Mann mindeſtens 20 g; es empfiehlt ſich, den Saft mit 20 g Zucker, etwas Rum und ungefähr $^4/_{10}$ l Waſſer zu miſchen und im Anſchluß an das Mittageſſen — in kalten Gegenden gewärmt — zu ver= abreichen. Der Genuß des unverdünnten Saftes iſt nicht zu geſtatten, da er dem Magen ſchadet. Mit der Austeilung des Saftes werde drei Wochen nach dem Verlaſſen des Hafens be= gonnen (vgl. auch § 71).

Es iſt ratſam, daß Schiffe, welche öſtlich vom Kap der guten Hoffnung und weſtlich vom Kap Horn fahren wollen, zum wenigſten für 12 Monate, alle übrigen, ſoweit ſie überhaupt zur Mitnahme verpflichtet ſind, für etwa 8 Monate Zitronenſaft an Bord nehmen. Auf einen Monat ſind für je 5 Mann mindeſtens 3 l Saft, dazu 3 kg Zucker und einige Liter Rum zu rechnen.

§ 32.

An Wasser rechne man auf den Mann zum allermindesten 6 l täglich, besser 10 l. Auf vielen Dampfern beträgt der Tagesverbrauch noch mehr als 10 l auf den Kopf.

Das Wasser ist immer aus der besten Bezugsquelle, welche beim Konsul zu erfragen ist, zu entnehmen, auch wenn es sich teurer stellt als anderes. Ist es möglich, so beziehe man das Wasser dorther, wo die deutschen Kriegsschiffe es nehmen, weil diese das Wasser zuvor auf seine Brauchbarkeit untersuchen.

Ungereinigtes, d. h. nicht durch sorgsame Sandfiltration im großen oder durch andere Verfahren erprobter Art von Krankheitskeimen befreites Oberflächenwasser, also unmittelbar aus Teichen, Seen und Flußläufen entnommenes Wasser, ist in der Regel nicht einwandfrei und deshalb als Trinkwasser nicht zu benutzen. Wasser aus tieferen Röhrenbrunnen und sachgemäß gefaßten Quellen ist in der Regel unbedenklich, wenn Verunreinigungen bei der Entnahme vermieden werden. Wasser aus Kessel- oder Schachtbrunnen ist möglichst nicht zu benutzen, da es oft verunreinigt ist. Brackwasser darf nicht als Trinkwasser eingenommen werden. Trübes Wasser soll man erst in Baljen, Boote usw. laufen lassen, damit es sich absetzt. Das klare, obenstehende Wasser wird dann vorsichtig abgepumpt, darf aber nur gekocht benutzt werden. Auf Reeden lasse man den Wasserprahm bei unruhigem Wetter nicht längsseits kommen, auch pumpe man ihn nie ganz leer.

In Häfen, in denen Cholera, Ruhr oder Typhus herrscht, sollte nur Wasser eingenommen werden, dessen Reinheit zweifellos feststeht; dies gilt auch für Brunnen-, Quell- und Leitungswasser. (Vgl. § 36, 5.) Muß aber aus Mangel an Vorräten anderes Wasser eingenommen werden oder ergibt es sich, daß das eingenommene Wasser an Bord Krankheitsfälle verursacht, so darf es nur noch abgekocht genossen werden. Überhaupt ist das Abkochen das einzige einfach auszuführende, zuverlässige Mittel, um schlechtes oder verdächtiges Wasser unschädlich zu machen. Das Beimengen von Kaffee, Tee, Branntwein usw. nützt in dieser

Beziehung nichts. Auch der Gebrauch der an Bord vielfach üblichen Filter verbürgt durchaus keine gute Beschaffenheit des Wassers; häufig tragen diese sogar dazu bei, das Wasser zu verschlechtern, wenn sie nicht regelmäßig von sachverständiger Hand gereinigt werden. Auf ein völliges Abfangen von Ansteckungsstoffen aus dem Wasser ist auch bei gut gehaltenen Filtern nicht zu rechnen. Um dem abgekochten Wasser einen besseren Geschmack zu geben, setze man vor dem Kochen etwas Tee zu (für den Mann und Tag reichen 1 bis 1½ g). Kommt derartiges Teewasser mit Eisen in Berührung, so wird es schwarz, was jedoch für die Gesundheit nicht nachteilig ist.

Destilliertes Wasser enthält wenig Luft und schmeckt etwas fade; durch Stehenlassen während mehrerer Tage bei offenen Deckeln bessert sich der Geschmack. Einen öligen, brenzlichen Beigeschmack vertreibt man am sichersten durch Hineinhängen von Eisen (z. B. Drahtspiralen oder alten Roststäben) in das Wasser.

Zum Aufbewahren des Wassers sind eiserne Behälter (Tanks) den Holzfässern vorzuziehen. Eine Zementschicht schützt das Eisen vor Rost, doch bedarf sie einer öfteren genauen Besichtigung, damit etwaige Risse durch Neubestreichen mit Zement alsbald beseitigt werden. Bleihaltige Wandungen der Behälter oder der Leitungsrohre können zu Bleivergiftung (§ 84) Anlaß geben. Müssen Fässer genommen werden, so sind ausgebrannte am besten. Tanks sowohl wie Fässer bedürfen nach jeder Entleerung einer sorgfältigen Reinigung mit Bürsten und darauf folgenden Austrocknung mit reinen, in siedendem Wasser ausgeschwenkten Schwabbern. Zu dieser Reinigung darf aber selbstverständlich wiederum nur reines Trinkwasser, nicht etwa Hafen oder Flußwasser von außenbords, benutzt werden. Fault das Wasser in den Fässern, so lasse man es ausfaulen; muß es aber vorher benutzt werden, so ist es abzukochen und durch einen geringen Teezusatz schmackhafter zu machen.

Die Öffnungen der Wasserbehälter sind zur Vermeidung von Verunreinigungen geschlossen zu halten. Auf manchen Segelschiffen wird das Wasser aus den Tanks oder Fässern durch Schöpfgefäße, welche hineingelassen werden (sogenannte Plomben), zum Gebrauche heraufgeholt. Hierbei wird das Wasser regelmäßig in unappetitlicher Weise verunreinigt; auch können dabei Krankheitskeime in die Wasservorräte gelangen, den ganzen Vorrat verderben und gesundheitsschädlich machen. Das Wasser sollte deshalb an Bord nur durch kleine, fest und dicht aufgesetzte Pumpen den Behältern entnommen werden. Die Benutzung der Plomben zum Trinken ist unbedingt zu verbieten.

Auf Segelschiffen sind mehrfach schwere Erkrankungen der gesamten oder eines großen Teiles der Besatzung vorgekommen, die auf den Genuß von schlechtem Wasser zurückgeführt wurden. Bei der Schwierigkeit, unterwegs besseres Wasser zu beschaffen, liegt den Kapitänen der Segelschiffe ganz besonders die Pflicht ob, nur solches Trinkwasser mitzunehmen, von dessen Güte sie sich unter Beachtung der vorerwähnten Gesichtspunkte überzeugt haben.

VI. Sonstige Maßnahmen
zur Bewahrung eines guten Gesundheitszustandes.

§ 33.

Verhalten in kalten Gegenden.

Der Schiffsmann ist vor allen Dingen gegen die sehr nachteiligen Einwirkungen der feuchten Kälte zu schützen, die besonders zu Erkältungskrankheiten und rheumatischen Leiden Veranlassung geben können. Alle Leute sollen dicke, wollene Kleidung, diejenigen, welche sich wenig bewegen (Rudergänger, Ausguckleute usw.), außerdem Ölzeug tragen; letztere sind unter Umständen auch häufiger abzulösen. Das Gesicht, namentlich die Nase und die Ohren, sowie die Hände und Füße (z. B. beim Loten oder Rudern) sind nötigenfalls zum Schutze gegen Wind und Nässe mit Fett (halb Talg, halb Öl) einzureiben, die Füße und Unterschenkel vor Kälte durch Einlegen von Papier zwischen Doppelstrümpfe zu bewahren. — Da von Seewasser durchnäßte Stiefel schwer trocken werden und Kaltwerden der Füße bewirken, empfiehlt es sich, die Leute beim Deckwaschen so lange als möglich (bis etwa 8° C Wassertemperatur) barfuß gehen oder aber die bei dieser Arbeit getragenen

Stiefel sofort gegen trockene umtauschen zu lassen. Das Deckwaschen ist zu beschleunigen.

Als Erfrischungsmittel für die Leute diene heißer Kaffee.
Schnaps werde nur selten verausgabt und dann mit heißem Wasser
und Zucker gemischt (Grog). Die Nahrung sei reichlich und fett-
haltig. Der vorschriftsmäßige Zitronensaft (§ 31) werde mit heißem
anstatt mit kaltem Wasser angemacht.

Für genügende Heizung der Logisräume ist zu sorgen (vgl. § 10),
doch ist auch auf ordentliche und häufige Lüftung des Logis zu
halten; auch das Bettzeug werde regelmäßig herausgenommen und
gelüftet. Die regelmäßige körperliche Reinigung darf nicht ver-
nachlässigt werden; besonders ist die Maschinenmannschaft dazu
anzuhalten (vgl. § 18).

Farbige ziehen sich häufigere und stärkere Erfrierungen, besonders der Füße, zu als Weiße. Derartige Erkrankungen können
Wochen und Monate zu ihrer Heilung in Anspruch nehmen und
sogar zum Verluste der erfrorenen Glieder führen. Der Kapitän
soll daher, wenn Farbige unter der Mannschaft sind, besonders
auf guten Zustand der Strümpfe und Schuhe und auf regelmäßigen
Wechsel des durchnäßten Schuhzeugs dieser Leute halten. Schon
durch öfteres Benetzen mit kaltem Wasser (von etwa 5 bis 8° C)
können tiefgehende Frostschäden verursacht werden. (Wegen der
Behandlung dieser Leiden s. § 112.)

§ 34.

Verhalten in warmen Gegenden.

Große, insbesondere langanhaltende Hitze bewirkt bei den meisten
Menschen eine starke Erschlaffung, welche den Seemann zu seinem
Berufe zeitweise unbrauchbar machen kann. Außerdem können
Sonnenstich und Hitzschlag eintreten, Krankheiten, welche häufig
rasch zum Tode führen oder langes Siechtum hinterlassen. (Wegen
der Kennzeichen und der Behandlung dieser Krankheiten s. § 98.)
Der Sonnenstich entsteht durch die unmittelbare Einwirkung der
Sonnenstrahlen auf den Kopf; der Hitzschlag wird bedingt durch
hohe Lufttemperatur, besonders bei Windstille, großem Wasserreich-

tume der Luft und anstrengender Arbeit. Die in den Heizräumen arbeitenden Leute sind ihm daher besonders ausgesetzt. Zur Vorbeugung von Hitzschlagerkrankungen ist für diese Räume eine besonders gute Lüftung erforderlich.

Auf Dampfern sollte in allen bewohnten und Arbeitsräumen, besonders in den Heizräumen, durch Lüftungsmaschinen für kräftigen Luftwechsel und genügende Abkühlung gesorgt werden, sobald die natürliche Lüftung durch die Luftschächte versagt (vgl. auch § 15, letzten Abs.). Dies ist z. B. immer der Fall, wenn der Wind in derselben Richtung weht, nach welcher das Schiff sich bewegt. Den Feuerleuten ist die Möglichkeit zu geben, sich mit Seewasser zu übergießen. Auch muß stets ein reichlicher Vorrat an Getränk unten sein, und zwar ganz schwacher Kaffee, Tee, dünne Hafergrütze (wird jedoch leicht sauer) oder kalter Haferschrotaufguß; nur unvermischtes Wasser zu geben, ist nicht empfehlenswert. Bei schwülem Wetter muß das Feuerpersonal öfter als alle 4 Stunden, unter Umständen schon nach 2 Stunden, von der Arbeit abgelöst werden. Leute, die sich krank und schlaff fühlen, sind nach den in § 98 angegebenen Kennzeichen zu beurteilen und sofort von der Arbeit zu befreien. Durch Härte und durch falsche Beurteilung solcher Erkrankungen können Todesfälle an Hitzschlag und durch Selbstmord verschuldet werden. Während der Freiwache muß das Maschinenpersonal völlige Ruhe haben, damit die erhöhte Körperwärme wieder auf das richtige Maß sinken kann. Mögen die Feuerleute unten auch noch so leicht oder wenig bekleidet sein, an Deck müssen sie dünnes, wollenes oder baumwollenes Unterzeug tragen, denn nicht im Heizraum, sondern am Oberdeck erkälten sie sich. Unter besonders ungünstigen Verhältnissen, z. B. bei Reisen durch das Rote Meer im Hochsommer, sind tunlichst Eingeborene zur Aushilfe zu heuern. Auch kann den Feuerleuten hie und da durch Einstellung von Matrosen für ihre Arbeit Erleichterung geschaffen werden.

In warmen Gegenden sei die Kleidung in den heißen Tagesstunden leicht, für die kühlere Abend- und Nachtzeit wärmer. Wollenes Unterzeug in den Tropen abzulegen, ist nicht ratsam, sonst

ist die Benutzung baumwollener Unterkleidung (Trikotstoff) zu emp=
fehlen. Die Oberkleidung sei leicht, weit, eher hell als dunkel. An
Stelle der Mütze trete zur Vorbeugung des Sonnenstichs ein leichter
Hut mit Nackentuch (Schleier) oder ein sogenannter Tropenhelm
aus dickem Korke. Wenn irgend möglich, werden Sonnensegel, je=
doch nicht zu niedrig, und am besten doppelte Sonnensegel, das
eine $1/2$ m über dem anderen, ausgeholt. Das Deck ist bei großer
Hitze mehrmals täglich mit Wasser zu übergießen. Besonders sind
die Leute am Ruder und Ausguck usw. zu schützen. Kein Mann
darf mit unbedecktem Kopfe sich den Sonnenstrahlen aussetzen. Es
empfiehlt sich, die Leute an Deck essen zu lassen; das Schlafen an
Deck ist in den Tropen jedoch nur dann zu gestatten, wenn keine
Malaria= oder Gelbfiebergefahr besteht (§§ 51, 52) und wenn
Sonnensegel mit genügend langen, gut schließenden Seitenvorhängen
nach der Windseite zu ausgespannt sind. Es ist ratsam, daß sich die
Leute häufig, wenn möglich jeden Morgen und Abend, lau abbrausen
oder abwaschen; wer sehr am roten Hunde leidet, wickelt sich, statt
sich mit Seewasser zu benetzen, besser in ein mit Frischwasser naß
gemachtes Laken ein.

Anstrengende Arbeiten werden am besten in den frühen Morgen=
stunden ausgeführt; in der heißesten Zeit, von 10 bis 2 Uhr, muß
die Mannschaft möglichst geschont werden. Die Zeit um Sonnen=
untergang diene der Erholung. Während des Regens lasse man
in den Tropen, wenn angängig, die Arbeit im Freien einstellen,
naß gewordene Kleider sind sofort gegen trockene zu vertauschen.

Die Nahrung sei leicht, gut verdaulich und minder fettreich als
sonst; Hülsenfrüchte und Salzfleisch sind wenig, präserviertes Fleisch,
Graupen, Grütze, Reis, Gemüse hingegen öfter zu verabreichen.
Wasser mögen die Leute nach Gefallen trinken, doch nicht zu viel
auf einmal; Branntwein gebe man nur selten.

<h2 style="text-align:center">§ 35.</h2>

Maßnahmen beim Einlaufen in einen Hafen.

Viel gefahrbringender für die Gesundheit der Schiffsbewohner
als das Leben auf hoher See erweist sich der Aufenthalt im Hafen,

und zwar sind es hauptsächlich ansteckende und klimatische, in vielen Fällen vermeidbare Krankheiten, von welchen die Zugereisten in großer Zahl befallen und nicht selten dahingerafft werden oder bleibenden Nachteil für ihre Gesundheit erleiden.

Der Kapitän tut gut, jeden Hafen, besonders jeden tropischen Hafen, so lange als krankheitsverdächtig anzusehen, bis er das Gegenteil in Erfahrung gebracht hat. Er soll daher noch auf See bei Annäherung an einen solchen oder an einen sonst verdächtigen Hafen

1. falls sein Schiff von Holz ist, mehrmals lenzpumpen und spülen lassen, damit das Schiff mit reiner Bilge ankommt, und es nicht nötig wird, das vielleicht Krankheitskeime enthaltende Hafenwasser in das Schiff zu bringen;
2. eine gründliche Reinigung und Lüftung aller Wohnräume, der Kojen, Betten, Kleidungsstücke und aller sonst zur Aufnahme von Krankheitsstoffen geeigneten Gegenstände vornehmen lassen.

Sodann erkundige sich der Kapitän bei dem Einlaufen vor Eröffnung jedes sonstigen Verkehrs mit dem Lande bei dem deutschen Konsulat oder, wenn ein solches nicht am Orte ist, bei der Hafenbehörde nach dem Gesundheitszustande des Platzes und, wenn dort eine ansteckende Krankheit herrscht, nach den hauptsächlich heimgesuchten Bezirken. Hierbei sind auch venerische Krankheiten zu berücksichtigen.

Ist der Hafen nicht verseucht (siehe § 36), so sind nur ausnahmsweise (s. unten) besondere Maßnahmen erforderlich. Wie überall, sind auch hier geboten: frischer Proviant, so oft als angängig, nicht zu anstrengende Arbeit bei großer Hitze, Einhalten einer ordentlichen Mittagspause, der Jahreszeit und dem Klima entsprechende Kleidung, Schutz vor Regen und grellem Sonnenscheine durch Regen= oder hoch ausgeholte Sonnensegel, Reinlichkeit der Haut, der Kleider und des Logis, Vorsicht beim Schlafen an Deck, Mäßigkeit im Essen und Trinken, Unterlassen von Ausschweifungen geschlechtlicher Art.

Wenn an dem Orte viel Malaria vorkommt, sind die in § 52 angegebenen Schutzmaßregeln zu beachten. Zur Vorbeugung von

venerischen Erkrankungen befolge man die in §§ 59 und 60 gegebenen Ratschläge.

§ 36.
Verhalten in einem verseuchten Hafen.

Erfährt der Kapitän, daß in einem Hafen Cholera, Fleckfieber,
Gelbfieber, Pest, Pocken, Ruhr oder Unterleibstyphus herrschen, so
suche er, wenn er das Anlaufen dieses Hafens nicht überhaupt vermeiden kann, den Aufenthalt dort nach Möglichkeit abzukürzen und
den Verkehr mit dem Lande auf das notwendigste Maß zu beschränken.
Als Ankerplatz ist möglichst eine Stelle zu wählen, wo, unbeschadet
der Sicherheit des Schiffes, Ebbe und Flut sowie Seebrise das
Fahrzeug treffen. Liegeplätze in der Nähe der von der Krankheit
besonders ergriffenen Ortsteile oder von ihr heimgesuchter Schiffe
sowie übelberüchtigter Sümpfe und der Auslaßöffnungen von Ab-
wasserkanälen sind zu vermeiden. Entspricht der angewiesene Liege-
platz diesen Anforderungen nicht, so ist, wenn ein deutsches Konsulat
sich am Orte befindet, durch dieses, sonst unmittelbar bei der
Hafenbehörde, um einen besseren nachzusuchen.

Während des Aufenthalts in solchen Häfen sind ferner folgende
Schutzmaßregeln zu beachten:

1. Beim Löschen und Laden ist besonders dafür zu sorgen,
daß die Schiffsleute mit fremden Arbeitern so wenig wie möglich
in Berührung kommen; zu diesem Zwecke ist

    a) das Betreten der Logisräume, Küchen, Waschräume usw.
durch die Arbeiter zu verhindern,

    b) den Arbeitern an Bord ein bestimmter Abort anzuweisen,
der von den Schiffsleuten nicht benutzt werden darf und
täglich zu desinfizieren und zu reinigen ist,

    c) darauf zu halten, daß die Arbeiter ihre Mahlzeiten womög-
lich nicht an Bord einnehmen, jedenfalls aber getrennt von
der Schiffsmannschaft und in besonderen von letzterer nicht
zu benutzenden Geschirren,

    d) jeder Arbeiter, der krank zu sein scheint, sofort wegzuschicken.

Das Löschen und Laden bedingen an sich im allgemeinen keine Ansteckungsgefahr, es sei denn, daß die Waren oder Gegenstände mit den Entleerungen oder sonstigen Ausscheidungen von Kranken behaftet sind. Besonders gefährlich sind von pestkranken Ratten benagte und beschmutzte Gegenstände. Werden in der Ladung tote Ratten in größerer Zahl gefunden, oder wird sonst ein auffallendes Rattensterben bemerkt, so ist nach der in § 49 gegebenen Vorschrift zu verfahren. In pestverseuchten Häfen ist nach Möglichkeit zu verhindern, daß Ratten an Bord gelangen (über die Maßnahmen zur Vernichtung der Ratten siehe § 49); auch empfiehlt es sich, solche Ladung, die erfahrungsgemäß oft Ratten birgt, wie Getreide, Felle, Lumpen u. dgl., dort nur in voll gefüllten Säcken oder in festgeschnürten Ballen einzunehmen.

2. Wenn möglich, mustere man in verseuchten Häfen keine neuen Leute an. Muß dies geschehen, so ist von solchen Leuten, welche unmittelbar von einem anderen bisher seuchefreien Schiffe kommen, die Einschleppung von Krankheitskeimen weniger zu befürchten, als von solchen, welche sich bereits längere Zeit an Land aufgehalten haben.

Solche Leute haben anzugeben, ob sie bisher gesund gewesen und ob sie mit Kranken in Berührung gekommen sind. Auch lasse man sich die letzten Wohnungen, Herbergen usw. angeben und suche beim Konsul zu erfahren, ob die betreffenden Quartiere oder Ortsteile seuchefrei geblieben sind. Wenn es nur irgendwie möglich ist, lasse man die Leute vor der Anmusterung ärztlich untersuchen (siehe § 9, ersten Abs.).

Von den verseuchten Schiffen, Quartieren oder Stadtgegenden mustere man nur Leute an, wenn mindestens 10 bis 12 Tage seit dem letzten Krankheitsfall auf dem Schiffe, in dem Quartier oder der Stadtgegend vergangen sind. Jedoch mustere man die Leute nicht erst unmittelbar vor der Abfahrt, sondern bereits mehrere Tage vorher an, damit man sie an Bord noch mehrere Tage vor der Abfahrt genau beobachten kann. Kranke und Verdächtige sind sofort wieder auszuschiffen.

3. Die Schiffsleute sollen nur zu Dienstgängen an Land geschickt, keinenfalls aber über Nacht beurlaubt werden.

Farbige, Neger, Inder sind besonders zu Erkrankungen an Cholera und Pest geneigt, sie sollen in Häfen, in welchen diese Krankheiten vorkommen, unter keinen Umständen beurlaubt werden.

Jeden Morgen ist die Mannschaft Mann für Mann zu befragen, ob jemand an Fieber, Durchfall oder Erbrechen leidet. Derartig Erkrankte sind baldigst von einem Arzte untersuchen zu lassen und womöglich einem Krankenhaus an Land zu überweisen (siehe § 37).

Jede Ausschweifung ist zu verbieten. Betrunkene, Trunkenbolde, Magenleidende erkranken leichter als Gesunde und mäßig lebende Personen.

4. Auf die Köche und Aufwärter ist besonders zu achten; sie sind durch Besorgungen an Land und den Verkehr mit Händlern u. dgl. besonders Ansteckungen ausgesetzt und können durch ihre Tätigkeit an Bord (Bereitung der Speisen, Reinigungsarbeiten usw.) die Krankheit leicht auf die übrigen Schiffsinsassen übertragen. In der Küche ist auf strengste Sauberkeit zu halten.

5. Trinkwasser soll in Häfen, wo Cholera, Ruhr oder Unterleibstyphus herrscht, wenn irgend möglich, nicht eingenommen werden. Nur in großen Hafenplätzen mit guten, staatlich beaufsichtigten, zentralen Wasserleitungen kann man eine Ausnahme machen, wenn von zuverlässiger und sachverständiger Seite (Konsul, Ärzte) das Wasser für unverdächtig erklärt wird und wenn es unmittelbar aus der Wasserleitung in die Wassertanks gepumpt werden kann oder in reingehaltenen, gut verschlossenen eisernen Wasserprähmen längsseits gebracht wird. Muß in verseuchten Häfen, wo solches Wasser nicht zu erhalten ist, dennoch Trinkwasser genommen werden, so ist es vor dem Gebrauch abzukochen. Filter an Bord geben keine Sicherheit, verschlechtern vielmehr häufig das Wasser (siehe § 32).

Von außenbords darf Wasser in solchen Häfen weder zum Genusse noch zur Reinigung von Schiffsräumen benutzt werden, auch nicht zur körperlichen Reinigung, ebensowenig zum Reinigen des Trink- und Eßgeschirrs oder der Wäsche. Hierzu ist nur gutes

Trinkwasser oder vorher an Bord abgekochtes Wasser zu gebrauchen.

6. Zur Schiffsverpflegung sind in verseuchten Häfen zu dem einwandfreien, dem Heimatsort oder anderen, gesunden Plätzen entstammenden Proviant an Bord nur solche Lebensmittel von Land hinzuzukaufen, welche nicht in rohem, sondern nur in gekochtem Zustand genossen werden. Man beziehe diese Lebensmittel möglichst von einem Händler und überzeuge sich womöglich täglich davon, daß in seinem Hause die Krankheit nicht herrscht.

Die Lebensweise und Verpflegung kann im ganzen unverändert, wie an Bord sonst üblich, beibehalten werden.

7. Der Genuß von rohen Früchten, welche stets äußeren Verunreinigungen durch Anfassen, Bedecken mit Tüchern, Bespritzen mit Wasser, Fliegen usw. ausgesetzt sind, ist zu verbieten, ebenso der Genuß von im Hafen gefischten Austern und Muscheln, von Eis (auch Fruchteis), Limonade, Gingerbier, Sodawasser, welche an Ort und Stelle hergestellt sind, da gerade zu solchen Fabrikaten oft sehr schlechtes Wasser genommen wird. Bei Cholera, Ruhr und Unterleibstyphus ist auch der Genuß von roher Milch zu vermeiden. Am besten wird die Milch in jedem Falle nur gekocht genossen.

Die längsseits kommenden Händler sind demgemäß in bezug auf den Verkauf von Früchten, Eis, Sodawasser, Milch genau zu überwachen, selbst aber nicht an Bord zu lassen.

8. Der Handel mit alten Kleidern ist zu verbieten.

An Land gewaschene Wäsche ist ungefährlich, wenn sie rein, trocken und geplättet ist.

9. Die Reinigung des leeren Laderaums erfolgt am besten trocken mit Besen; nur wenn ein Rattensterben an Bord vorgekommen ist oder Pestratten in der Ladung gefunden sind, ist die trockene Reinigung gefährlich, es ist dann nach ausgeführter Desinfektion die weitere Reinigung nach Vorschrift der Hafenbehörde vorzunehmen.

10. Der Bilgeraum ist während des Aufenthalts in dem verseuchten Hafen mindestens alle vierzehn Tage, ferner in

See vor der Ankunft in dem nächsten seuchefreien Hafen zu desinfizieren (vgl. § 38 am Schlusse).

11. Als Ballast ist reiner trockner Sand zulässig. Hafenwasser soll in Ballasttanks möglichst nicht genommen werden; läßt sich dies nicht vermeiden, so soll es möglichst in See, vor dem Ankern im nächsten seuchefreien Hafen, entleert und durch unverdächtiges Wasser ersetzt werden.

§ 37.

Verhalten bei Erkrankungen an Bord

a) in einem verseuchten Hafen.

Wenn in einem von Cholera, Ruhr oder Unterleibstyphus heimgesuchten Hafen an Bord jemand mit Durchfällen erkrankt, oder wenn in einem Hafen, in dem eine der vorbezeichneten Krankheiten oder Fleckfieber, Gelbfieber, Pest oder Pocken herrschen, auch nur ein fieberhafter Krankheitsfall eintritt, so ist der Kranke, bis der Verdacht durch einen Arzt als unbegründet erklärt ist, als der betreffenden Krankheit verdächtig anzusehen und sofort mit seinen Sachen, besonders den Kleidern und Betten, abzusondern*). Die Absonderung hat so zu erfolgen, daß der Kranke mit anderen als den zu seiner Pflege bestimmten Personen (vgl. § 41) nicht in Berührung kommt; sie erfolgt am besten in dem vorgeschriebenen Krankenraum oder, wenn ein solcher nicht vorhanden oder nicht verfügbar ist, in einer anderen abgelegenen Kammer, nötigenfalls hinter einem Segeltuchvorhang auf Oberdeck. Unter Umständen ist es zweckmäßig, den Kranken in dem von ihm bisher benutzten Raume zu belassen und die Mitbewohner dieses Raumes ander-

---

*) Nach dem Gesetze, betreffend die Bekämpfung gemeingefährlicher Krankheiten, vom 30. Juni 1900 ist im Deutschen Reiche jede Erkrankung und jeder Todesfall an Aussatz (Lepra), Cholera (asiatischer), Fleckfieber (Flecktyphus), Gelbfieber, Pest (orientalischer Beulenpest), Pocken (Blattern) und jeder Fall, welcher den Verdacht einer dieser Krankheiten erweckt, der zuständigen Polizeibehörde unverzüglich anzuzeigen. Auch für die meisten anderen ansteckenden Krankheiten besteht in den deutschen Bundesstaaten eine Anzeigepflicht.

weitig unterzubringen. Der von dem Kranken vorher benutzte Abort ist für die übrige Mannschaft einstweilen zu schließen; für ihren Gebrauch ist ein anderer, von jenem tunlichst abgesonderter Abort anzuweisen. Wie der für den Kranken bestimmte Abort, so dürfen auch die übrigen seinem Gebrauche dienenden Gerätschaften (Eß= und Trinkgeschirre usw.) von den Gesunden nicht benutzt werden. Stellt der Arzt, der so schnell wie möglich herbei= zuholen ist, bei dem Kranken eine der vorbezeichneten Krankheiten fest, oder erachtet er ihn einer dieser Krankheiten verdächtig, so ist der Kranke, wenn es irgend angeht, sofort mit allen seinen Sachen auszuschiffen und in einem Krankenhaus an Land unterzubringen. Je früher dies geschieht, um so größer ist die Aussicht, daß die übrige Besatzung vor Ansteckung bewahrt und der Kranke selbst wiederher= gestellt wird. Nur wenn die Ausschiffung unmöglich ist, weil der Kranke an Land nicht untergebracht werden kann, ist er an Bord zu behalten und mit seinem Pfleger möglichst strenge abzusondern (vgl. § 41).

b) auf hoher See.

Ereignet sich ein solcher verdächtiger Krankheitsfall nach dem Verlassen eines verseuchten Hafens auf See, so ist der Kranke in gleicher Weise mit seinem Pfleger abzusondern und in dem nächsten Hafen, wo sich Gelegenheit dazu bietet, auszuschiffen; kann ein Schiff angesprochen werden, das einen Arzt an Bord hat, so ist dessen Hilfe zur Feststellung der Art der Krankheit und Anordnung der erforderlichen Maßregeln zu erbitten.

§ 38.

Desinfektion.

Außer der Absonderung der Kranken bedient man sich vor allem der Desinfektion, um die Übertragung ansteckender Krankheiten auf das Schiff und seine Insassen zu verhindern. In den deutschen Häfen erfolgt die Desinfektion nach Anordnung der zuständigen Behörde. Auf See und im Ausland hat der Kapitän selbst dafür zu sorgen und dabei, falls die Hafenbehörde nicht ausdrücklich anderes anordnet, nach den in diesem Paragraphen gegebenen Weisungen zu verfahren.

Als Desinfektionsmittel findet an Bord in erster Linie die Kresolseifenlösung Verwendung, deren Mitnahme durch die Bekanntmachung vom 3. Juni 1905, betreffend Krankenfürsorge auf Kauffahrteischiffen (vgl. S. 277), vorgeschrieben ist, ferner Kalk und Chlorkalk, Siedehitze, Wasserdampf, Feuer. Einige von diesen Mitteln werden jederzeit zur Verfügung stehen, andere, wie Kalk und Chlorkalk, sind in Häfen in der Regel leicht zu beschaffen.

1) Kresolseifenlösung. Zur Desinfektion bedient man sich an Bord in der Regel des sogenannten verdünnten Kresolwassers, d. h. einer Auflösung von 1 Gewichtsteil Kresolseifenlösung in 19 Gewichtsteilen Wasser (oder 1 l Kresolseifenlösung auf einen Eimer Wasser von etwa 19 l Inhalt, gut umrühren!). Es ist wohl zu beachten, daß diese für Desinfektionszwecke geeignete Lösung für die Zwecke der Wundbehandlung zu stark ist; für letztere kommt vielmehr eine Lösung von 15 g (1 Eßlöffel voll) Kresolseifenlösung in 1 l Wasser zur Verwendung unter der Bezeichnung „Kresolwundwasser" (vgl. § 45 Nr. 17 und § 104).

2) Kalk. Aus reinem gebranntem Kalke wird Kalkmilch in folgender Weise hergestellt. Der Kalk wird in ein geräumiges Gefäß gelegt und mit Wasser (etwa der halben Menge des Kalkes) gleichmäßig besprengt; er zerfällt hierbei unter starker Erwärmung und unter Aufblähen zu Kalkpulver. Zu je 1 l Kalkpulver werden sodann unter stetem Rühren 3 l Wasser allmählich hinzugesetzt. Falls frisch gebrannter Kalk nicht zur Verfügung steht, kann die Kalkmilch auch durch Anrühren von je 1 l gelöschtem Kalke, wie er in einer Kalkgrube vorhanden ist, mit 3 l Wasser bereitet werden. Jedoch ist darauf zu achten, daß alsdann die oberste, durch den Einfluß der Luft veränderte Kalkschicht zuvor beseitigt wird. Durch weitere Verdünnung von 1 Teile Kalkmilch mit 9 Teilen Wasser erhält man die zur Desinfektion des Bilgeraums dienende Kalkbrühe.

Vor dem Gebrauch ist die Kalkmilch umzuschütteln oder umzurühren. Kalk ist innerhalb weniger Stunden nach der Zubereitung zu verwenden oder in luftdicht verschlossenen Gefäßen aufzubewahren, da er sonst bald an Desinfektionskraft verliert.

3) **Chlorkalk.** Eine ausreichende desinfizierende Wirkung ist nur dann zu erwarten, wenn er frisch bereitet oder in dicht verschlossenen Gefäßen aufbewahrt ist und stark stechend riecht. Er wird in Mischung von 1:5 Teilen Wasser verwendet (Chlorkalkmilch).

4) **Siedehitze.** Auskochen in Wasser, Salzwasser oder Lauge wirkt desinfizierend. Die Flüssigkeit muß die Gegenstände vollständig bedecken und mindestens eine Viertelstunde lang im Sieden gehalten werden.

5) **Wasserdampf.** Die Desinfektion mit Wasserdampf erfolgt in der Regel in besonderen Apparaten (Desinfektionsöfen); auf eine wirksame Desinfektion ist jedoch nur dann zu rechnen, wenn die Apparate von Sachverständigen geprüft und geeignet befunden sind und in sachgemäßer Weise bedient werden; zu diesem Zwecke ist für jeden einzelnen Apparat die Handhabungsweise und namentlich die erforderliche Dauer der Dampfeinwirkung festzustellen und beim Gebrauche genau zu beachten.

Auch bei den improvisierten Einrichtungen, wie man sie durch Benutzung von Badewannen mit Dampfzuleitung, Badekammern, Tanks, Holzbottichen, Baljen und dergleichen herstellen kann, ist es nötig, daß sie vor der Benutzung von Sachverständigen geprüft werden und daß bei jeder neuen Desinfektion genau dieselbe Anordnung in der Dampfzuleitung und -ausströmung, derselbe Dampfdruck und dieselbe Dauer der Dampfeinwirkung innegehalten werden, die sich bei der Prüfung als richtig erwiesen haben. Andernfalls ist die Desinfektion unzuverlässig und besser mit einem der anderen Mittel in wirksamer Weise auszuführen.

6) **Feuer.** Feuerfeste Gegenstände werden durch Einlegen in Feuer — Flammfeuer oder glühende Kohlen — desinfiziert. Bei manchen Gegenständen kann eine Desinfektion der Oberfläche durch gründliches Ansengen bewirkt werden. Schließlich bedient man sich des offenen Feuers, besonders des Kesselfeuers, um ansteckungsfähige Gegenstände von keinem oder geringem Werte, auch gebrauchtes Verbandzeug, tote Ratten u. a. zu verbrennen.

Welches Desinfektionsmittel im Einzelfall anzuwenden ist, richtet sich nach der Art des zu desinfizierenden Gegenstandes und ist unten näher auseinandergesetzt.

Es ist wohl zu beachten, daß es nicht genügt, überhaupt nur ein Desinfektionsmittel anzuwenden, sondern, daß allein die richtige Anwendung den damit bezweckten Schutz sicherstellt. Keinenfalls darf man im Vertrauen auf Desinfektionsmittel die übrigen Vorbeugungsmaßnahmen, besonders die Beobachtung der stets erforderlichen Reinlichkeit, vernachlässigen.

Welche Gegenstände für die Ansteckung in Betracht kommen und demnach zu desinfizieren sind, ist bei den einzelnen Krankheiten angegeben. Im allgemeinen ist jedoch zu beachten, daß in jedem Falle, wo der Verdacht einer ansteckenden Krankheit vorliegt, außer der Absonderung des Kranken und seiner Sachen die Desinfektionsmaßnahmen in gleicher Weise vorzunehmen sind, wie bei festgestellter Krankheit.

I. Bei dem Eintreten eines derartigen Krankheitsfalls ist zunächst, wenn der Kranke aus seinem bisherigen Aufenthaltsraume (Logis oder Kammer) in einen anderen (z. B. den Krankenraum) übergeführt ist, jener nach den unten zu IIa) gegebenen Grundsätzen zu desinfizieren; hat man den Kranken in dem von ihm benutzten Raume belassen und die übrigen Insassen des Raumes anderweitig untergebracht (siehe § 37), so findet die Desinfektion erst nach Abschluß der Krankheit oder nach Ausschiffung des Kranken statt.

Ferner ist die Desinfektion der von dem Kranken bisher benutzten Aborte erforderlich; sie hat in der unter IV b) angegebenen Weise zu erfolgen.

Wird der Kranke ausgeschifft, bevor es entschieden ist, ob es sich um eine ansteckende Krankheit handelt, so sind seine Sachen, namentlich seine Wäsche, Kleidungs- und Bettstücke, zuerst in ein mit verdünntem Kresolwasser befeuchtetes Laken, darauf in dichtes geteertes Segeltuch einzuschlagen. Das Bündel wird in einem verschlossenen Raume aufbewahrt, bis entschieden ist, ob der Kranke wirklich an einer ansteckenden Krankheit leidet. Wird dann der Krankheitsverdacht bestätigt, so sind, wenn es sich um Cholera oder

Pest handelt, Wäsche, Kleider und Betten nebst Laken und Segeltuch am besten durch Feuer zu vernichten, liegt aber eine andere ansteckende Krankheit vor, so genügt, außer in ganz schweren Fällen, eine gründliche Desinfektion, nach der unten zu II a) gegebenen Weisung. Der Platz, wo die Sachen gelegen haben, ist mit verdünntem Kresolwasser gründlich abzuwaschen. In gleicher Weise wird die vom Kranken benutzte Wäsche vernichtet oder desinfiziert, wenn bereits bei der Ausschiffung die Krankheit festgestellt ist, oder wenn jemand an Bord an einer der Krankheiten stirbt.

II. Während der Krankheit hat sich die Desinfektion in der Regel zu erstrecken auf:

a) die Ausscheidungen des Kranken (Wund- und Geschwürsausscheidungen, Blut, Auswurf, Erbrochenes, Rachen- und Nasenschleim, Harn und Stuhlgang) und die bei seiner Pflege benutzten Gegenstände (Kleider, Wäsche, Bettzeug, Verbandzeug, Eß- und Trinkgeschirr, Nachtgeschirr, Spucktopf, Badewanne u. dgl.),

b) die bei der Behandlung und Pflege beschäftigten Personen (namentlich ihre mit dem Kranken, seinen Ausscheidungen und Sachen in Berührung gekommenen Körperteile, wie Hände und Unterarme, unter Umständen auch Gesicht, Bart usw.) sowie die von ihnen bei der Behandlung und Pflege benutzte Kleidung,

c) den Unterkunftsraum des Kranken; jedoch kommt für gewöhnlich nur die täglich vorzunehmende Reinigung des Fußbodens und die Beseitigung des Kehrichts in Betracht.

Zu a) Die vorbezeichneten Ausscheidungen des Kranken sowie die bei Sterbenden etwa aus Mund und Nase hervorquellende schaumige Flüssigkeit sind am besten unmittelbar in Gefäßen aufzufangen, welche zur Hälfte mit verdünntem Kresolwasser [siehe oben unter 1)] gefüllt sind, und hiermit gründlich zu verrühren. Die zum Abwischen der Ausscheidungen usw. benutzten Tücher (z. B. Taschentücher) sowie sonst damit beschmutzte Wäsche- und Verbandstücke u. dgl. sind, wenn sie nicht sofort in hellem Feuer verbrannt werden können, unmittelbar nach dem Gebrauch ebenfalls so in verdünntes Kresolwasser zu

legen, daß sie davon vollständig bedeckt sind. Die Desinfektionsflüssigkeit soll mindestens zwei Stunden lang einwirken.
Tücher usw., die nicht beseitigt, sondern noch wieder benutzt
werden sollen, sind sodann mit Wasser zu spülen und auszuwaschen. Dasselbe Verfahren (zweistündiges Untertauchen in
verdünntem Kresolwasser und weitere Reinigung) kann man bei
der Bett- und Leibwäsche und den Kleidungsstücken, die
der Kranke benutzt hat, anwenden; auch kann man diese Gegenstände durch Auskochen [siehe oben unter 4)] oder, wo Dampf-
desinfektionsapparate vorhanden sind, in diesen [siehe oben
unter 5)] desinfizieren. Von dem Kranken benutzte Eß- und
Trinkgeschirre (auch Löffel u. dgl.) sind 15 Minuten lang
in Wasser, dem Soda — etwa 2 Prozent — zugesetzt werden
kann, auszukochen [siehe oben unter 4)] und dann gründlich
zu spülen. Waschbecken, Kochgeschirre, Spucktöpfe sind
nach Desinfektion ihres Inhalts (siehe oben) mit verdünntem
Kresolwasser gründlich auszuscheuern. Auf dieselbe Weise ist
die von dem Kranken benutzte Badewanne zu desinfizieren; das Badewasser ist, wenn es nicht sogleich nach
dem Bade durch Ablaufenlassen in See beseitigt werden kann
(in Häfen ist dies in der Regel verboten!), vorher in der unten
für Ballastwasser (IV c) angegebenen Weise zu desinfizieren.

Zu b) Die bei der Behandlung und Pflege des Kranken beschäftigten Personen haben jedesmal, ehe sie den
Krankenraum verlassen, sowie nach jeder Berührung des Kranken
usw. mindestens ihre Hände gründlich mit verdünntem Kresolwasser zu waschen. Dasselbe ist vor dem Einnehmen von Speisen
erforderlich, doch ist das Essen und Trinken in dem Krankenraum
in der Regel gänzlich zu vermeiden. Die bei der Pflege usw.
benutzte Kleidung ist vor anderweitigem Gebrauch in derselben
Weise wie die des Kranken zu desinfizieren (siehe oben zu II a).

Zu c) Der Fußboden des Krankenraums ist täglich
mit verdünntem Kresolwasser naß aufzuwischen, die dabei benutzten Tücher sind wie die mit Ausscheidungen beschmutzten
(siehe oben zu II a) zu behandeln. Ist mit letzteren der Fuß-

boden oder ein sonstiger Gegenstand beschmutzt, so ist er sofort mit verdünntem Kresolwasser abzuwaschen. Kehricht und sonstige Abfälle sind am besten zu verbrennen.

III. Nach beendeter Krankheit (d. h. nach der Ausschiffung, der Genesung oder dem Tode des Kranken) ist alles zu desinfizieren, was noch Ansteckungen zu vermitteln geeignet ist.

In Frage kommen dabei je nach den Umständen der Kranke selbst, seine Kleidungs- und Wäschestücke, die von ihm gebrauchten Betten und sonstigen Gegenstände sowie der ganze Krankenraum nebst Inhalt.

a) Wird der Kranke ausgeschifft, so kommen er und die ihm mitgegebenen Sachen nicht weiter in Betracht, dagegen sind die an Bord zurückbleibenden Kleidungsstücke, Bett- und Leibwäsche, entweder durch Feuer zu vernichten (siehe unter I) oder in einer der zu II a) angegebenen Arten zu desinfizieren (vgl. auch Seite 54). Ebenso ist mit dem von dem Kranken benutzten Eß- und Trinkgeschirre, Waschbecken, Nachtgeschirr usw. in der zu II a) für diese Gegenstände angegebenen Weise zu verfahren.

Sodann ist der Krankenraum nebst Inhalt zu desinfizieren.

Zu diesem Zwecke sind die Decke, die Wände, die Türen und der Fußboden, die Kojen und die Gerätschaften mit Lappen, die mit verdünntem Kresolwasser getränkt sind, gründlich abzuwaschen. Besonders ist darauf zu achten, daß die Desinfektionsflüssigkeit in alle Spalten, Risse und Fugen eindringt. Darauf sind die desinfizierten Sachen mit einer ausreichenden Menge heißen Seifenwassers zu spülen und im Anschluß daran möglichst gründlich zu lüften. Gegenstände von Leder, Holz- und Metallteile von Möbeln sowie ähnliche Gegenstände werden sorgfältig und wiederholt mit Lappen abgerieben, die mit verdünntem Kresolwasser befeuchtet sind. Die gebrauchten Lappen sind zu verbrennen. Pelzwerk wird auf der Haarseite bis auf die Haarwurzel mit verdünntem Kresolwasser durchfeuchtet, feucht gebürstet, zum Trocknen aufgehängt und womöglich gesonnt. Plüsch- und ähnliche Möbelbezüge werden mit verdünntem Kresolwasser durchfeuchtet, feucht gebürstet und mehrere Tage hintereinander an Deck ausgetrocknet und gelüftet. Gegenstände von geringem Werte (Strohsäcke u. dgl.) sind zu verbrennen.

Über Bord dürfen undesinfizierte Gegenstände nur in See geworfen werden.

b) Ist der Kranke genesen, so hat er ein gründliches Bad zu nehmen, dabei den ganzen Körper mit Seife abzuwaschen und vollständig reine Wäsche und Kleidung anzulegen. Die Badewanne ist dann zu desinfizieren [wie oben zu IIa) angegeben ist], ebenso das abgelegte Zeug. Der Genesene darf den Krankenraum nicht wieder betreten, ist vielmehr anderweitig unterzubringen. Sodann sind dieselben Desinfektionen wie unter III a) vorzunehmen.

c) Hat die Krankheit mit dem Tode geendigt, so ist die Leiche bis zu der möglichst bald vorzunehmenden Bestattung ohne vorherige Reinigung in Tücher einzuhüllen, die mit verdünntem Kresolwasser getränkt sind und damit feucht erhalten werden. Außerdem sind die unter III a) angegebenen Desinfektionen auszuführen. Über die Beförderung von Leichen auf Schiffen sind besondere Vorschriften erlassen, welche im Anhang (Seite 312) abgedruckt sind.

IV. Unter Umständen werden an Bord noch andere Desinfektionen erforderlich, z. B. von Logisräumen, Aborten, Trink- und Gebrauchswasser, Ballastwasser oder des Bilgeraums.

a) Logis- und sonstige Schiffsräume sind in gleicher Weise wie Krankenräume (siehe III a) zu desinfizieren.

Räumlichkeiten, in welchen durch den nach solcher Desinfektion noch längere Zeit haftenden Geruch erhebliche Unannehmlichkeiten entstehen würden, dürfen, sofern Kranke darin nicht untergebracht waren, in folgender Weise desinfiziert werden:

1. Die nicht mit Ölfarbe gestrichenen Flächen der Wände und Fußböden werden mit Kalkmilch angetüncht; dieser Anstrich muß nach 3 Stunden wiederholt werden. Erst nach dem Trocknen des zweiten Anstrichs darf alles wieder feucht abgescheuert werden.

2. Die mit Ölfarbe gestrichenen Flächen der Wände und Fuß=
böden werden frisch gestrichen, jedoch darf zuvor der alte Anstrich
nicht durch Abkratzen oder dgl. beseitigt werden.

b) Aborte sind in der Weise zu desinfizieren, daß die Tür,
besonders die Klinke, die Innenwände bis zu 2 m Höhe, die Sitz=
bretter und der Fußboden mit Lappen, die mit verdünntem
Kresolwasser getränkt sind, gründlich abgewaschen werden; in jede
Sitzöffnung sind mindestens 2 l verdünntes Kresolwasser oder Kalk=
milch zu gießen. Sind Kübel oder dergleichen zum Auffangen
des Kotes benutzt, so ist ihr Inhalt mit ungefähr gleichen Teilen
Kalkmilch zu versetzen und nicht vor Ablauf von 24 Stunden
nach Zusatz des Desinfektionsmittels zu entleeren; die Kübel
selbst sind nach dem Entleeren außen reichlich mit Kalkmilch
zu bestreichen.

Pissoire sind gründlich mit verdünntem Kresolwasser aus=
zuwaschen und sodann frisch auszuteeren.

c) Trink= und Gebrauchswasser, das mit Krankheitskeimen
verunreinigt ist und daher entleert werden muß, sowie unreines
Ballastwasser kann man mit Kalkmilch [siehe oben unter 2)]
oder mit Chlorkalkmilch [desgl. unter 3)] desinfizieren. Von der
Kalkmilch sind 2 l zu je 100 l Wasser zuzusetzen; es ist eine min=
destens einstündige Einwirkung des Desinfektionsmittels erforder=
lich. Chlorkalkmilch ist dem Wasser im Verhältnis von 1 zu 10 000
zuzusetzen; es ist eine mindestens halbstündige Einwirkung der
Chlorkalkmilch erforderlich. Kalkmilch und Chlorkalkmilch sind mit
dem Wasser sorgfältig durch wiederholtes Umrühren zu vermischen.
Unter Umständen kann Trink= und Gebrauchswasser auch durch
Einleiten von Wasserdampf desinfiziert werden. Liegen Wasser=
behälter im Doppelboden des Schiffes, so wird es sich in der Regel
empfehlen, das Wasser aus ihnen nach und nach in den Maschinen=
bilgeraum überpumpen zu lassen und hier mit Kalkmilch oder
Chlorkalkmilch zu desinfizieren. Handelt es sich um stehende Tanks
in den Laderäumen, so kann man unter Umständen die Kalkmilch
unmittelbar in die Tanks hineinschütten und kräftig umrühren
lassen.

d) Die Desinfektion des Bilgeraums mit seinem Inhalt geschieht durch Kalkbrühe, d. h. eine verdünnte Kalkmilch [siehe oben unter 2)], in folgender Weise:

1. In diejenigen Teile des Bilgeraums, welche leicht durch Abheben der Garnierungen und der Flurplatten zugänglich gemacht werden können (Maschinen= und Kesselraum, leere Laderäume), ist an möglichst vielen Stellen Kalkbrühe eimerweise hineinzugießen. Durch Umrühren mit Besen muß die Kalkbrühe kräftig mit dem Bilgewasser vermischt und überall, auch an die Wände des Bilgeraums, angetüncht werden. Zur Desinfektion der Maschinenbilge kann an Stelle der Kalkbrühe verdünntes Kresolwasser in gleicher Weise angewendet werden.

2. Überall da, wo der Bilgeraum nicht frei zugänglich ist, wird durch die von Deck hinunterführenden Pumpen (Notpumpen) und Peilrohre so viel Kalkbrühe eingegossen, bis sie den Bilgeraum, ohne die Ladung zu berühren, anfüllt. Nach 12 Stunden kann die Bilge wieder gelenzt werden. Im einzelnen wird folgendermaßen verfahren:

a) Der Wasserstand in den Peilrohren wird gemessen.

b) 100 bis 200 l Kalkbrühe — je nach der Größe des Schiffes oder der einzelnen Abteilungen — werden eingefüllt.

c) Der Wasserstand in den Peilrohren wird wieder gemessen.

Zeigt sich jetzt schon ein erhebliches Ansteigen des Wasserstandes, so ist anzunehmen, daß sich irgendwo die Verbindungslöcher der einzelnen Abschnitte des Bilgeraums verstopft haben, so daß keine freie Zirkulation des Wassers stattfindet. In solchen Fällen muß wegen der Gefahr des Überlaufens der Kalkbrühe und der dadurch bedingten Beschädigung der Ladung das Einfüllen unterbrochen werden; die Desinfektion des Bilgeraums kann dann erst bei leerem Schiffe stattfinden.

d) Steigt das Wasser nur langsam, so ist, während von Zeit zu Zeit der Wasserstand gemessen wird, soviel Kalkbrühe einzufüllen, als der Bilgeraum ohne Schaden für die Ladung aufnehmen kann.

Als Anhaltspunkt diene, daß auf 1 m Schiffslänge erforderlich sind: bei Holzschiffen 40 bis 60 l, bei eisernen Schiffen 60 bis 120 l Kalkbrühe.

Auf manchen Schiffen sind Rohrleitungen vorhanden, welche nicht wie die Pumpen und Peilrohre in die hintersten Teile des Schiffsbodens oder der einzelnen Abteilungen, sondern in die vorderen, höher gelegenen Teile führen. Diese sind dann vorzugsweise zu benutzen, weil dadurch die Vermischung des Desinfektionsmittels mit dem Bilgewasser erleichtert und besser gesichert wird.

Auf Schiffen mit getrennten Abteilungen muß jede Abteilung für sich in der angegebenen Weise behandelt werden.

§ 39.

Gesundheitliche Behandlung der Seeschiffe in den Häfen.

In den meisten Ländern unterstehen die Kauffahrteischiffe einer besonderen gesundheitlichen Kontrolle, welche bezweckt, die Einschleppung von ansteckenden Krankheiten zu verhindern. Sie besteht in der Regel in einer hafenärztlichen Untersuchung entweder aller ankommenden Schiffe oder nur derjenigen, auf welchen Krankheitsfälle vorgekommen sind oder welche aus verseuchten Häfen kommen, und aus weiteren Maßnahmen (Ausschiffung der Kranken, Absonderung der Verdächtigen, Desinfektion u. a.), die sich nach dem bei der Untersuchung festgestellten Befunde richten, sowie schließlich in einer dauernden Überwachung der Gesundheitsverhältnisse der in den Häfen liegenden Schiffe. Die im Deutschen Reiche geltenden Vorschriften sind im Anhang abgedruckt.

Über die Abwehrmaßregeln gegen die beiden gefährlichsten einschleppbaren Krankheiten, Cholera und Pest, haben die Regierungen der bedeutenderen seefahrenden Nationen im Jahre 1893 zu Dresden und im Jahre 1897 zu Venedig Übereinkünfte geschlossen, in denen unter Berücksichtigung der Sicherung der Seuchenabwehr einerseits und der Interessen von Handel und Schiffahrt andererseits die Grundzüge für die gesundheitspolizeiliche Behandlung der Seeschiffe vereinbart sind. Diese Übereinkünfte sind sodann zuerst im Jahre

1903 und neuerdings Ende 1911 auf den in Paris abgehaltenen Konferenzen einer Durchsicht unterzogen, hinsichtlich des Gelbfiebers ergänzt und zu neuen internationalen Abkommen vereinigt worden. Gegenwärtig sind zwar noch die Bestimmungen des Abkommens vom 3. Dezember 1903 in Kraft, diese werden aber demnächst durch die Vorschriften der am 17. Januar 1912 unterzeichneten neuen Übereinkunft ersetzt werden, deren für die Schiffahrt wichtigste Bestimmungen im Anhang ebenfalls zusammengestellt sind.

Zweiter Abschnitt.

Krankenpflege.

I. Innere Krankheiten.

A. Allgemeine Vorschriften.

§ 40.

Untersuchung des Kranken.

Die richtige Erkennung der Krankheit ist die Vorbedingung zu ihrer wirksamen Behandlung. Bei den sogenannten äußeren Krankheiten (Verletzungen, Verstauchungen, Verrenkungen, Knochenbrüchen, Entzündungen usw.) bietet die Erkennung im allgemeinen geringe Schwierigkeiten, und es wird die Durchsicht der in Betracht kommenden Abschnitte dieses Buches meist genügen, um die Art der Krankheit im Einzelfalle festzustellen und die zur Behandlung erforderlichen Maßnahmen einzuleiten.

Schwieriger ist die Erkennung vieler inneren Erkrankungen. Meldet ein Mann sich krank, so lasse man sich zunächst angeben, worüber er zu klagen hat, worauf er seine Krankheit zurückführt und ob er schon früher einmal in gleicher Weise erkrankt gewesen ist; sodann erkundige man sich, wie die Krankheit angefangen hat und ob noch mehr Leute in ähnlicher Weise erkrankt sind.

Bei der Beurteilung der geschilderten Beschwerden ist zu beachten, daß ein plötzlicher Beginn der Krankheit mit Frost- und Hitzegefühl auf eine fieberhafte Erkrankung (besonders Infektionskrankheiten, Wechselfieber, aber auch akute Erkrankungen der At-

mungs= oder Verdauungsorgane) hinweist; Schmerzen in allen
Gliedern treten oft als Fiebererscheinung auf, ebenso Kopfschmerzen
(besonders in der Stirne); Schmerzen an einzelnen Körperstellen
beruhen oft auf Rheumatismus; Stiche in den seitlichen Brust=
gegenden kommen besonders bei Rippenfell= und Lungenentzün=
dungen vor, Schmerzen in der Brust beim Atmen („rohes Gefühl"
in der Brustbeingegend), bei akuten Katarrhen der Atmungsorgane;
Schmerzen in der oberen Bauchgegend können vom Magen, vom
Dickdarm oder von der Leber ausgehen; Schmerzen in der rech=
ten Unterbauchgegend weisen auf Blinddarmentzündungen hin,
Schmerzen in der Blasengegend, besonders in Verbindung mit
schmerzhaftem Gefühle häufigen Harndranges, auf Blasenkatarrh;
Schmerzen im After, meist mit andauerndem Stuhldrang, werden
bei Mastdarmerkrankungen (besonders Hämorrhoiden, aber auch bei
Ruhr) beobachtet. Schmerzen im Halse und Schluckbeschwerden
weisen auf Hals= und Mandelentzündung oder Diphtherie (§ 62)
hin, Husten und Auswurf auf Erkrankungen der Atmungsorgane,
Blutspucken auf Lungen= und Magenblutungen (§ 70), Erbrechen
und Durchfall auf akute Verdauungsstörungen (auch Ver=
giftungen), Beschwerden beim Wasserlassen auf Erkrankungen der
Harn= oder Geschlechtsorgane. Fehlen der Leibesöffnung beruht
meist auf einfacher Verstopfung, bisweilen aber auch auf anderen
Darmkrankheiten (z. B. Einklemmung von Unterleibsbrüchen,
§ 144).

Ist der Kranke wegen Benommenheit des Geistes nicht im=
stande Auskunft zu geben, so kann dies auf Ohnmacht, Hitzschlag,
Sonnenstich beruhen, namentlich kommt es bei schweren Infektions=
krankheiten (z. B. Lungenentzündung, Typhus, Pest, Genickstarre)
vor. Mit gänzlichem oder teilweisem Verluste des Sprechver=
mögens ist oft der Schlaganfall (§ 97) verbunden.

Bei der nun vorzunehmenden körperlichen Untersuchung ist
festzustellen, ob der Kranke Fieber hat (§ 42), ferner ob auf
der Körperoberfläche Ausschläge (z. B. bei Fleckfieber, Masern,
Pocken, Scharlach, Syphilis, Unterleibstyphus, auch Hautkrank=
heiten, wie Krätze usw.) oder besondere Verfärbungen (Gelb-

sucht) vorhanden sind. Dann müssen alle einzelnen Körperteile auf Krankheitszeichen geprüft werden, weil nur aus allen Krankheitszeichen zusammen das Leiden richtig erkannt werden kann, und weil die Kranken nicht immer alle Krankheitserscheinungen angeben. Es empfiehlt sich dabei folgende Reihenfolge innezuhalten.

1. Kopf und Hals. Ein gedunsenes, gerötetes Gesicht zeigt Fieber an, ebenso trockene, spröde Lippen. Rötung und Schwellung der Augenlider finden sich außer bei Augenentzündungen auch

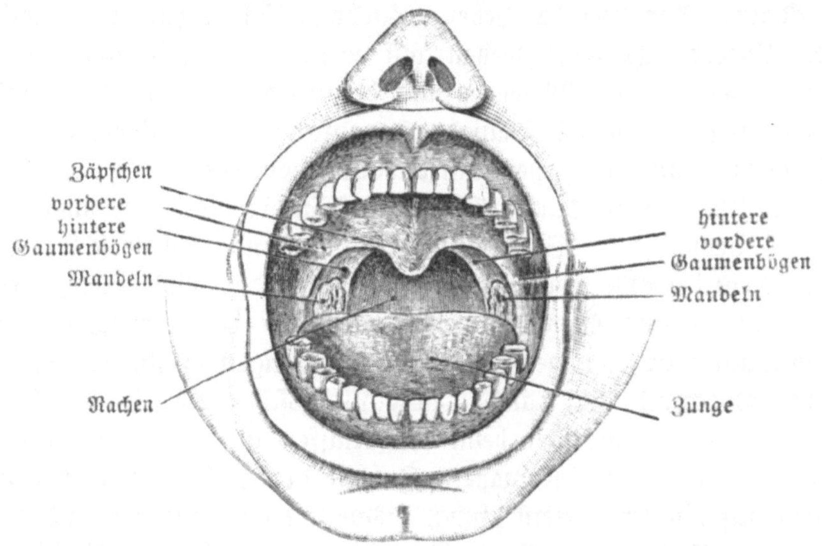

Abbildung 8. Mundhöhle des gesunden Menschen.

als Vorläufer und Begleiter bei Masern und Röteln. Ausfluß aus den Ohren kommt bei Ohrenleiden und bei schweren Kopfverletzungen (Schädelbruch) vor. Grauweißer Belag auf der herausgestreckten Zunge weist auf Verdauungsstörungen oder Infektionskrankheiten hin; oft riecht der Kranke dabei aus dem Munde. Dies ist ebenso bei Mundentzündung wie auch bei Halsentzündung der Fall. Zur Besichtigung des Mundes und des Schlundes benutze man einen Eßlöffelstiel, mit dem man die Backen abhebt oder den hinteren Teil der Zunge hinabdrückt; man überzeuge sich, ob im Munde, an der Zunge, dem Gaumen, dem Zäpfchen, den Mandeln oder hinten im Halse Rötung und Schwellung (Entzündung), Geschwüre (Mund-

fäule, Skorbut, Syphilis) oder weiße Flecke (Diphtherie) vorhanden
sind. (Siehe auch die Anweisung zur Untersuchung bei Diphtherie
§ 62.) Der Löffel ist nach Benutzung auszukochen.

2. **Brust.** Nach Entkleidung des Kranken sehe man zu, ob bei
der Atmung die Brust sich regelmäßig etwa 16 bis 20 mal in der
Minute hebt und senkt (beschleunigte, oberflächliche Atmung deutet
auf Fieber, beschleunigte, vertiefte Atmung auf Herz- und Lungenkrank-
heiten hin), und ob beide Brustseiten gleichmäßig atmen (bei Rippen-
fell- und Lungenentzündungen wird die befallene Seite geschont).
Anfallsweise Kurzatmigkeit beruht auf Asthma. Ferner achte man
darauf, ob in der linken unteren Brustseite das Herz auffällig stark
schlägt (auch bei Fieber, § 42). Dann lasse man husten oder tief
einatmen; bei Lungen- und Brustfellentzündung ist beides wegen
sofort auftretender Seitenstiche unmöglich. Bei Klagen über Husten
und Auswurf soll der Kranke in ein Gefäß mit Wasser spucken, damit man das Ausgeworfene besichtigen kann. Besonders ist auf
Blut im Auswurf zu achten (vgl. §§ 58, 64).

3. **Bauch.** Man überzeuge sich davon, ob eine allgemeine
Auftreibung des Unterleibs besteht; diese kann durch Luftansamm-
lung in den Därmen (bei Darmkatarrhen, Unterleibstyphus, hart-
näckiger Verstopfung, Darmverschluß, Bauchfellentzündung) oder
durch Ansammlung von Flüssigkeit in der Bauchhöhle (bei Wassersucht) bedingt sein; im letzteren Falle ist, wenn der Kranke flach
auf dem Rücken liegt, der Unterleib nach den Seiten hin ausgedehnt
und in der Mitte mehr abgeflacht. Findet sich eine Anschwellung nur
an einer umschriebenen Stelle, so kann sie durch eine Geschwulst
und, wenn sie sich in der rechten Unterbauchgegend befindet und
bei vorsichtiger Berührung schmerzhaft ist, durch Blinddarmentzündung bedingt sein. Besteht eine Hervorwölbung an der Grenze
zwischen Bauch und Bein, also in der Leistengegend, so ist an einen
Unterleibsbruch oder an eine Drüsenschwellung (Bubo) zu denken.
Die näheren Kennzeichen sind bei der Darstellung der einzelnen
Krankheiten nachzulesen (vgl. § 59, 144).

4. **Geschlechtsteile und Aftergegend.** Es ist nachzusehen,
ob eine starke Schwellung des Gliedes oder eitriger Ausfluß aus

der Harnröhre (Tripper, § 59, Vorsicht wegen Ansteckungsgefahr!) besteht oder an der Vorhaut oder nach Zurückziehung der Vorhaut am Gliede selbst Geschwüre (weicher oder harter Schanker), oder am Hodensack oder in der Umgebung des Afters nässende Warzen (Syphilis! Ansteckend! Vgl. § 59) sich befinden; blaurote, knotenförmige Gebilde am After von Erbsen- bis Kirschengröße beruhen auf Hämorrhoiden. Schließlich überzeuge man sich, ob der Harn klar gelblich ist; eine dunklere, rötliche Färbung kommt meist bei Fieber vor; rote Färbung kann auf Blutbeimischung (Nierenentzündung, Skorbut) beruhen. Auch achte man darauf, ob der Stuhlgang flüssig (Darmkatarrh, Cholera, Unterleibstyphus) oder mit Schleim und Blut (Ruhr) durchsetzt ist oder Eingeweidewürmer enthält.

5. Gliedmaßen. Arme und Beine, Hände und Füße sind darauf zu prüfen, ob Verletzungen, Entzündungen (auch Rotlauf) oder Ausschläge bestehen und ob sie gehörig beweglich sind (Knochenbrüche, Verrenkungen, Verstauchungen, Entzündungen, Rheumatismus der Gelenke oder der Muskeln).

§ 41.

Wartung und Pflege des Kranken.

Für den Verlauf und Ausgang der Krankheit und für die Erleichterung der Beschwerden des Kranken ist eine richtige und sorgsame Wartung und Pflege von der gleichen Bedeutung wie die eigentliche Behandlung.

Das wichtigste Bedürfnis für den Kranken ist die Ruhe; erkrankte Leute, mit Ausnahme ganz leicht erkrankter, gehören ins Bett. Schwerer Erkrankte oder an Infektionskrankheiten Leidende sind in dem vorgeschriebenen Krankenraum*) unterzubringen. Ein solcher muß bei mehr als zehn Mann Besatzung für Reisen in großer Fahrt auf jedem Schiffe, für Reisen in mittlerer Fahrt auf Schiffen von mehr als 3000 cbm Bruttoraumgehalt vorhanden sein; er muß

---

*) Vgl. § 12 der Bekanntmachung, betr. Krankenfürsorge auf Kauffahrteischiffen, vom 3. Juli 1905 (Seite 277 ff.).

ruhig gelegen, luftig und hell und bei einer Besatzung bis zu 30 Mann mit mindestens einer Koje, bei größerer Besatzung mit mindestens zwei Kojen von derselben Beschaffenheit versehen sein, wie es für die Logisräume vorgeschrieben ist (vgl. § 10). Es ist zweckmäßig, wenn der Krankenraum nicht in der Nähe von Logisräumen oder sonstigen Wohnräumen liegt, damit der Kranke möglichst ungestört bleiben und, wenn es sich um ansteckende Krankheiten handelt, in wirksamer Weise abgesondert werden kann. Es ist unzulässig, mit einem Infektionskranken einen anderen Kranken in denselben Raum zu legen; auch mit einem Schwerkranken sollte man keine anderen Kranken in demselben Raume unterbringen, wenn es nicht gänzlich ausgeschlossen erscheint, daß dadurch eine Störung stattfindet. Im allgemeinen ist nur den zur Wartung und Pflege des Kranken bestimmten Personen das Betreten des Krankenraums zu gestatten.

Ganz besonders ist auf Reinlichkeit im Krankenraume zu achten; vor jeder Belegung mit Kranken muß er gründlich gelüftet und gereinigt werden. Der Fußboden soll unter Vermeidung einer Belästigung des Kranken täglich aufgewischt werden. Der Krankenraum ist morgens und abends, sowie nach jeder Stuhlentleerung des Kranken oder wenn sonst üble Gerüche entstanden sind, zu lüften; dabei ist der Kranke durch sorgfältige Bedeckung vor Zug zu schützen. Speisereste, benutzte Geschirre, Ausscheidungen, unsaubere Leib- und Bettwäsche u. dgl. sind im Krankenraume nicht zu dulden, sondern alsbald hinauszuschaffen und erforderlichenfalls zu desinfizieren (vgl. § 38). Derartige Speisereste dürfen keinenfalls von Gesunden genossen werden.

Die meisten Kranken fühlen sich am wohlsten, wenn sie mit etwas erhöhtem Kopfe auf den Rücken gelagert werden. Bei Atemnot erhöht man den Oberkörper durch untergelegte Polster oder dgl. und gibt den Füßen durch feste Kissen, Holzklötze oder dgl. eine Stütze. Wird es dem Kranken schwer, sich im Bette aufzurichten, so befestige man am Fußende oder an der Decke einen Strick mit einem Querholz als Handhabe, woran er sich emporziehen kann.

Bettwäsche und Leibwäsche sollen stets sauber sein und sind deshalb häufig zu wechseln, namentlich bei schwitzenden Kranken,

5*

doch hat hier der Wäschewechsel erst stattzufinden, nachdem das Schwitzen aufgehört hat und die Haut des Kranken unter der Decke gut abgetrocknet ist. Die Wäsche ist nötigenfalls vorher anzuwärmen.

Erlaubt es dem Kranken sein Zustand nicht, zur Verrichtung seiner Notdurft das Bett zu verlassen, oder setzt er sich durch den Weg zum Abort einer Erkältung aus, oder handelt es sich um eine ansteckende Krankheit, so sind Harnflasche und Steckbecken (Bettschüssel) zu gebrauchen. Sie müssen bei der Benutzung außen gut abgetrocknet und nicht zu kalt sein. Hilflosen Kranken schiebt man das zu benutzende Gefäß vorsichtig unter. Nach der Benutzung ist jedes Gefäß sofort zu entleeren (erforderlichenfalls nach vorheriger Desinfektion des Inhalts, vgl. § 38) und gründlich zu reinigen. Der Krankenraum ist zu lüften, beschmutzte Gegenstände sind zu säubern oder zu beseitigen. Bei Schwerkranken oder solchen, die die Ausleerungen unter sich gehen lassen, empfiehlt sich die Anwendung einer wasserdichten Unterlage aus Gummistoff, Ölleinwand oder dgl. Bewußtlosen oder anderen Kranken, die ihre Ausleerungen nicht zurückhalten können, muß man auch ohne ihr Verlangen Steckbecken und Harnflasche von Zeit zu Zeit unterlegen. Bei Verstopfung verfahre man nach § 84.

Das Bett soll täglich einmal vollständig frisch gemacht werden. Das Bettlaken und etwaige Unterlagen sind öfter des Tages glatt zu ziehen und von Brotkrumen u. dgl. zu säubern. In Unordnung geratene Kissen und Decken sind zurechtzurücken. Der Kranke wasche sich täglich wenigstens Gesicht und Hände, wenn möglich auch den übrigen Körper. Schwache und hilflose Kranke sind mit angewärmtem Wasser abzuwaschen, Erkältungen aber dabei zu vermeiden. Die Kranken sollen sich regelmäßig, vor allem nach jeder Nahrungsaufnahme, mit lauwarmem Wasser den Mund spülen, auch täglich die Zähne bürsten, am besten abends. Sind sie hierzu nicht imstande, so ist ihnen der Mund öfter mit einem reinen angefeuchteten Tuche auszuwischen.

Vernachlässigung der Sauberkeit und der Instandhaltung des Bettes kann bei schwachen Kranken das gefürchtete Durchliegen hervorrufen (vgl. § 140).

Schwerkranke bedürfen dauernd eines Pflegers, der den Kranken stets zu beobachten hat. Vor allem sind aufgeregte, fiebernde oder bewußtlose Kranke ständig zu überwachen. Bei dauernder Bewachung sind zwei Pfleger zur gegenseitigen Ablösung nötig. Der Pfleger ist jedesmal genau über seine Pflichten zu unterrichten und vom Kapitäne nötigenfalls gelegentlich zu kontrollieren. Er hat sich bei allen Hilfeleistungen einer möglichst sanften Hand zu befleißigen und den Wünschen des Kranken nach Möglichkeit zu entsprechen, auch unaufgefordert über alles Auffallende in dem Benehmen des Kranken, dem Verlaufe der Krankheit usw. Meldung zu machen. Ein Verlassen des Krankenzimmers auch nur für kurze Zeit ohne Ablösung ist dem Pfleger bei Schwerkranken zu verbieten. Peinliche Sauberkeit hat der Pfleger sowohl bei sich als auch bei dem Kranken zu beobachten.

Bei ansteckenden Krankheiten empfiehlt es sich, möglichst solche Personen zur Pflege heranzuziehen, welche die betreffende Krankheit (z. B. Unterleibstyphus, Cholera, Scharlach) bereits früher überstanden haben und dadurch in der Regel vor einer Erkrankung geschützt sind. Es ist zweckmäßig, daß bei der Pflege solcher Kranker der Pfleger eine seine ganze Kleidung deckende Schürze oder dgl. aus waschbarem Stoffe trägt, die jedesmal beim Verlassen des Krankenraums abzulegen ist; andernfalls ist jedesmal ein Wechsel der Oberkleider erforderlich. Nach jeder Berührung des Kranken oder der von ihm benutzten Gegenstände hat der Pfleger seine Hände unter Verwendung von Seife und Bürste gründlich zu waschen, bei schweren Krankheiten auch zuvor noch mit verdünntem Kresolwasser zu desinfizieren. Der Pfleger darf im Krankenraume weder essen noch trinken, noch die Hände an Mund und Bart bringen; keinenfalls darf letzteres mit ungewaschenen Händen geschehen. Der Verkehr der bei der Pflege beschäftigten Personen mit der übrigen Mannschaft ist auf das Notwendigste zu beschränken. Ist der Kranke genesen, so hat er unter Verwendung von Frischwasser und Seife ein Reinigungsbad zu nehmen (vgl. S. 57). Dasselbe haben nach der Genesung oder nach dem Tode oder der Ausschiffung des Kranken alle diejenigen Personen zu tun, welche bei der Pflege, der Bestattung, der Überführung oder sonstwie mit ihm zu tun gehabt haben. Es sind sodann sowohl die von dem Kranken, wie auch die von dem Pfleger usw. benutzten Kleidungs- und Wäschestücke, wie auch die Bettwäsche und der Krankenraum zu desinfizieren (vgl. § 38 unter III).

§ 42.

Fieber.

Fieber ist keine Krankheit für sich, sondern nur ein Krankheits- zeichen, welches angibt, daß eine bedeutende Störung im ganzen Körper eingetreten ist. Die gewöhnlichen, aber nicht immer sicheren Merkmale von Fieber sind: Kälte- oder Hitzegefühl des Kranken, gerötetes Gesicht, glänzende Augen, Kopfschmerz und Benommen- heit, dicke, grau belegte Zunge, fade oder übel riechender Atem, allgemeine Mattigkeit, starkes Durstgefühl, trockene, heiße Haut, dunkler und nach dem Erkalten einen ziegelmehlähnlichen Bodensatz bildender Harn, vermehrter Pulsschlag und beschleunigte Atmung. Den Puls fühlt man beim Auflegen von drei Fingern auf die Hohlhandfläche des Unterarms an der Daumenseite, dicht oberhalb der Stelle, wo der Daumen ansetzt, nahe der Grenze zwischen Hand und Unterarm. Der gesunde erwachsene Mann hat 60 bis 80 Pulsschläge in der Minute.

Das einzig sichere Fiebermerkmal ist die Erhöhung der Körper- wärme, die durch Messung mit dem Thermometer festgestellt wird. Die Körperwärme beträgt bei einem gesunden Menschen 36,6 bis 37,5° C; morgens ist sie am niedrigsten, gegen Abend gewöhn- lich um 0,5 bis 1° höher. Steigt sie über 38°, so besteht Fieber, selbst wenn der Kranke das Gefühl des Frostes hat; recht häufig beginnt das Fieber mit Frösteln. Die gebräuchlichen Thermometer sind mit einer Gradeinteilung nach Celsius versehen; da aber in vielen ausländischen Hafenplätzen nur die in England üblichen Thermometer nach Fahrenheit käuflich sind, so diene bei deren Verwendung folgende Vergleichstabelle als Anhalt:

	Fahrenheit	Celsius	Réaumur
	96	35,6	28,4
	97	36,1	28,9
	98	36,7	29,3
Normale Temperatur	**99**	**37,2**	**29,8**
eines gesunden Menschen	100	37,8	30,2
	101	38,3	30,7
	102	38,9	31,1
	103	39,4	31,6
	104	40,0	32,0
	105	40,6	32,4
	106	41,1	32,9
	107	41,7	33,3
	108	42,2	33,8
	109	42,8	34,2

Zur Messung der Körperwärme wird das Krankenthermometer mit der Quecksilberkugel in die Mitte der einen trocken gewischten Achselhöhle gebracht, dann wird der Arm fest an den Körper gelegt und in dieser Lage erhalten. Wenn ein Minuten-Maximalthermometer zum Messen der Körperwärme verwandt wird (wie es für die Ausrüstung empfohlen ist), muß man sich vor dem Messen davon überzeugen, daß das obere Ende des Quecksilberfadens unter 36° steht; sonst ist durch kräftiges Abwärtsschwenken ein Sinken der Quecksilbersäule herbeizuführen. Hat das Thermometer in der angegebenen Weise etwa 10 Minuten in der Achselhöhle gelegen, so überzeugt man sich von dem Stande der Quecksilbersäule; nach weiteren 2 Minuten beobachtet man, ob das Thermometer noch gestiegen ist; ist dies nicht der Fall, so kann der Stand abgelesen werden, andernfalls muß die Messung so lange fortgesetzt werden, bis innerhalb eines Zeitraums von 2 Minuten ein weiteres Steigen nicht mehr stattfindet. Maximalthermometer können zum Ablesen aus der Achselhöhle herausgenommen werden; die Höhe der Körperwärme wird durch den Stand des oberen Endes des Quecksilberfadens angezeigt. Gewöhnliche Krankenthermometer dürfen beim Ablesen nicht aus der Achselhöhle entfernt werden.

Sogleich nach dem Gebrauch ist jedes Thermometer durch gründliches Abwischen mit einem in verdünntes Kresolwasser getauchten Wattebausche zu desinfizieren.

Die Körperwärme fiebernder Kranker ist in der Regel täglich dreimal: morgens, mittags und abends (am besten um 8, 1 und 6 Uhr), mindestens aber morgens und abends, festzustellen und sogleich aufzuschreiben, etwa in folgender Weise:

Heizer Schulze (Scharlach)

Tag	morgens	mittags	abends
17. September	—	—	39,8
18. „	39,6	40,4	40,2
19. „	40,6	40	40,4
20. „	39,8	40	40,2
21. „	39,2	—	39,6
22. „	38,9	—	39,2
23. „	38,2	—	38,6
24. „	37,2	—	37,4

Bei den meisten fieberhaften Erkrankungen verläuft das Fieber in besonderer, der betreffenden Krankheit eigentümlicher Weise. Gewöhnlich ist es morgens geringer als abends; wenn schon morgens die Temperatur über 39° beträgt und den Tag über hoch bleibt, so ist auf eine schwere Erkrankung zu schließen. Längere Zeit anhaltendes, wenn auch nur mäßiges Fieber verzehrt die Kräfte des Kranken und gefährdet dadurch das Leben.

Zur Erfrischung reiche man, außer wenn Durchfall besteht, ein aus Zitronensaft, Wasser und Zucker je nach Geschmack hergestelltes kühles Getränk. Ist mehrere Tage hindurch ein andauerndes Fieber von mehr als 39° vorhanden, so suche man durch kalte Einwicklungen oder kühle Bäder die Körperwärme herabzusetzen (vgl. § 46). Die sonst noch erforderliche Behandlung mit Arzneimitteln hat nach den bei den einzelnen Krankheiten gegebenen Anweisungen zu erfolgen.

Besonders niedrige Temperaturen, unter 36°, sind, sowohl bei vorher fieberhaft erkrankten Leuten wie auch sonst, ein Zeichen

allgemeiner Hinfälligkeit und meist von übler Vorbedeutung. Man
suche alsdann durch Anlagerung eingewickelter Wärmflaschen, durch
Reiben der Haut, auch durch Einflößen warmer Getränke dem
Körper Wärme zuzuführen.

§ 43.
Krankenkost.

Die Kost eines fiebernden Kranken, wie überhaupt im Anfang
der meisten Krankheiten, bestehe aus leichten, flüssigen Speisen
mit geringen Mengen Brot und Fleisch. Geeignet sind: Milchspeisen,
frische oder präservierte Milch mit Wasser oder unter Zusatz von
Sago, Reis, Grütze, Grieß und Hafergrütze aufgekocht; Weinsuppen
(auch mit Sago), Obstsuppen aus getrocknetem Obste, sodann Haferschleim, Mehl- oder Brotsuppe, Graupensuppe oder Grießsuppe
(schmale Kost).

Allen diesen Speisen kann auch das in der Ausrüstung nach
Verzeichnis II vorhandene Krankennährmittel tee- oder eßlöffelweise zugesetzt werden, falls der Kranke es nicht allein mit
Wasser, Milch oder dgl. nehmen mag. Man gebe das Nähr-
mittel vorzugsweise schwachen und abgemagerten Kranken,
bei denen eine andere Ernährung nicht möglich ist oder nicht
vertragen wird.

Liegt der Kranke schon längere Zeit, so darf ihm, wenn er
Appetit danach hat, auch präserviertes Fleisch in kleinen Mengen
gegeben werden. Salzfleisch und Hartbrot sind nicht gestattet. Statt des Brotes kommen bei fiebernden Kranken am
zweckmäßigsten Biskuits (Kakes) in Anwendung. Ist Frischproviant
zu haben, so darf dem Kranken außer den daraus herzustellenden
Suppen geschabtes rohes Fleisch, rohe Eier, etwas gekochtes
Fleisch, vor allem Hühner- oder Taubenfleisch, sowie etwas Frischbrot gegeben werden; sofern der Kranke keinen Durchfall hat,
schaden auch saftige, reife Früchte nicht, wenn sie nur mäßig genossen werden.

Als Getränk dient bei allen Krankheiten ohne Durchfall entweder reines Wasser oder Wasser mit Rotwein, mit Zitronen-

oder Himbeersaft, etwas Essig, einigen Tropfen Kognak oder dgl. Fiebernde Kranke bedürfen reichlichen und kühlenden Getränkes. Bei Schwerkranken, welche das Glas oder Trinkgefäß nicht selbst zum Munde führen oder den Kopf nicht so weit heben können, wie es zum Trinken nötig ist, soll das Trinkrohr (vgl. Ausrüstung) angewendet werden, durch welches der Kranke auch liegend die dargereichte Labung saugend trinken kann. Bei bestehendem Durchfall muß dünn gekochter Haferschleim, Reis- oder Graupenwasser gegeben werden. Rotwein ($\frac{1}{2}$ Flasche), Portwein (bis $\frac{1}{4}$ Flasche) oder eine kleine Flasche Porter täglich sind Schwerkranken zuweilen zuträglich, besonders wenn der Kranke an den ständigen Genuß geistiger Getränke gewöhnt ist (Ausnahmen sind bei den betreffenden Krankheiten angegeben).

Kräftigere Kost wird verordnet, wenn der Erkrankte zwar Schiffskost nicht genießen kann, die schmale Kost aber dem Nahrungsbedürfnisse des Mannes nicht genügt. Dieses ist der Fall bei einigen leicht fieberhaften und vielen fieberlosen Krankheiten; sodann wird sie gegeben, wenn die Kräfte gehoben werden sollen, der Kranke in der Besserung begriffen und der Appetit fortgesetzt gut ist. Im Vergleiche zu der schmalen Kost sind die Portionen größer, die Mahlzeiten häufiger, die Suppen dicker gekocht, hauptsächlich aber ist die Fleischnahrung vermehrt, es kann täglich zweimal Büchsenfleisch gewährt werden. Von Gemüsen finden gequetschte Kartoffeln oder eine Mischung aus präserviertem Fleische und Kartoffeln und einige Suppengemüse Verwendung. Bei vorgeschrittener Kräftigung darf auch etwas gut gewässertes Salzfleisch, gut geweichtes Brot, Brotpudding mit etwas Backobst, dünne durchgeschlagene Linsen-, Erbsen- oder Bohnensuppe genossen werden. Im Hafen bringen weiches frisches Fleisch, namentlich Geflügel und Hammelfleisch, gekocht oder gebraten, einige Gemüse, Frischbrot und passende reife Früchte Abwechslung in den Speisezettel. Es ist besonderes Gewicht darauf zu legen, daß die Kost für die Erkrankten gut zubereitet werde und möglichste Abwechslung in der Zusammensetzung und Auswahl der Speisen, wie auch in ihrer Zubereitung herrsche.

§ 44.

Die Schiffsapotheke.

Jedes Kauffahrteischiff muß eine bestimmte Menge Arzneimittel und andere Hilfsmittel zur Krankenpflege an Bord haben*); für Reisen in Küstenfahrt und kleiner Fahrt sind die im Verzeichnis Ia (S. 284), für Reisen in mittlerer Fahrt auf Hochseefischereifahrzeugen die im Verzeichnis Ib (S. 285), auf anderen Schiffen und für Reisen in großer Fahrt ohne Schiffsarzt die im Verzeichnis II (S. 288), für Reisen mit Schiffsarzt die im Verzeichnis III (S. 296) vorgeschriebenen Mittel aufzunehmen. Für diese Ausrüstung hat der Reeder und, wenn sie während der Reise zu vervollständigen ist, der Kapitän zu sorgen. Die Arzneimittel müssen, soweit sie nicht dem freien Verkehr überlassen sind, aus einer Apotheke bezogen werden; die Beschaffung von Arzneimitteln im Ausland ist nur in Notfällen zulässig, z. B. wenn die noch vorhandene Menge der einzelnen Mittel für die Zeit bis zur Rückkehr in die Heimat zu gering oder nicht mehr in brauchbarem Zustand ist. Die Verbandmittel usw. müssen von der in deutschen Krankenhäusern üblichen, brauchbaren und dauerhaften Beschaffenheit sein. Der Kapitän ist verpflichtet, vor dem Antritt einer jeden Reise von voraussichtlich mehr als vierwöchiger Dauer, mindestens aber alle drei Monate nachzusehen, ob die Arznei- und sonstigen Hilfsmittel sowie die Lebensmittel zur Krankenpflege noch in genügender Menge und Beschaffenheit vorhanden sind, und erforderlichenfalls für ihre Ergänzung zu sorgen; dabei ist auch darauf zu achten, ob die Aufbewahrungsgefäße ordentlich schließen und ob die Instrumente in brauchbarem Zustand, vor allem rostfrei sind. Das Ergebnis dieser Prüfung ist in das Schiffstagebuch einzutragen.

Außerdem hat mindestens einmal im Jahre eine amtliche Prüfung stattzufinden**).

---

*) Bekanntmachungen, betr. Krankenfürsorge auf Kauffahrteischiffen, vom 3. Juli 1905 (S. 277) und vom 7. April 1911.

**) § 15 der vorerwähnten Bekanntmachung vom 3. Juli 1905

Die Arznei= und sonstigen Hilfsmittel sind an Bord so aufzubewahren, daß sie übersichtlich geordnet und gegen Beschmutzung, Feuchtigkeit und andere schädliche Einflüsse (z. B. Kälte, Hitze, Ausdünstungen) geschützt sind. Hierzu dient ein besonders eingerichteter Arzneischrank, der zweckmäßig in einem hellen, abschließbaren Raume untergebracht wird, bei Mangel an Platz eine Arzneikiste. Der Schrank (die Kiste) ist unter Verschluß zu halten, damit nicht Unbefugte dabeikommen, den Inhalt beschädigen oder beschmutzen oder mit den z. T. giftigen Mitteln Unheil anrichten; der Schlüssel ist jedoch an Bord so aufzubewahren, daß er jederzeit, auch wenn der Kapitän sich nicht an Bord befindet, wie z. B. im Hafen, schnell erhältlich ist. Im Ausland gekaufte Arzneimittel, die abweichend von der im deutschen Arzneibuch vorgeschriebenen Zubereitung hergestellt oder nach fremdländischem Gewicht abgeteilt sind, müssen mit deutlicher Aufschrift versehen, in dem Arzneischrank (der Arzneikiste) abgesondert von den übrigen aufbewahrt werden. Über die Aufschriften auf den Aufbewahrungsgefäßen und über die Art der Aufbewahrung bestehen besondere Bestimmungen*). Auf Schiffen ohne Schiffsarzt müssen die Behältnisse mit kurzen gedruckten Anweisungen über den Gebrauch und über etwa erforderliche Vorsichtsmaßregeln entsprechend den in den Verzeichnissen Ia, Ib und II gegebenen Weisungen versehen sein. Außerdem muß der Arzneischrank (die Arzneikiste) einen gut leserlichen, übersichtlichen, auf einer Papptafel oder auf steifem Papiere hergestellten Abdruck des für das Schiff gültigen Verzeichnisses mit den vorerwähnten Weisungen enthalten.

Für die Abgabe von Arzneimitteln an Kranke ist folgendes zu beachten. Zunächst überzeuge man sich an der Hand dieses Buches, ob das betreffende Arzneimittel das richtige ist, sodann lese man nochmals die auf dem Aufbewahrungsgefäß und auf der vorerwähnten Tafel abgedruckte Weisung über den Gebrauch und etwaige Vorsichtsmaßregeln. (Vgl. auch § 45.) Es empfiehlt sich, diese der Arzneiflasche oder Salbenkruke beizugeben; jedenfalls ist die Flasche oder Kruke mit einem Zettel zu versehen, auf dem der

---

*) § 10 a. a. O.

Name des Kranken, die Art des Mittels, die Gebrauchsanweisung und der Tag der Abgabe stehen müssen; bei äußerlich anzuwendenden Mitteln ist ein roter Zettel mit der Aufschrift „Äußerlich" zu benutzen.

Die Aufschrift würde z. B. bei der Abgabe von Brustelixier zu lauten haben:

(weißer Zettel) Matrose Müller.   Hustenmittel.

Zweistündlich einen halben Teelöffel voll in etwas Wasser. 7. September.

dagegen bei der Abgabe von Zinksulfat bei Tripper:

(roter Zettel „Äußerlich") Heizer Schulze.   Einspritzung.

Täglich zweimal eine Spritze voll langsam in die Harn= röhre zu spritzen.   8. September.

Im allgemeinen ist es gut, besonders bei den mit „Vorsicht" anzuwendenden, stark wirkenden Mitteln, den Kranken jedesmal nur die einzunehmende Menge zu verabreichen, größere Mengen aber nur solchen Leuten zum Gebrauche zu überlassen, deren Zu= verlässigkeit in der richtigen Anwendung außer Zweifel steht.

Muß die Arznei erst unter Verwendung von Wasser aus den vorhandenen Arzneimitteln hergestellt werden, so bedient man sich zum Abmessen der Flüssigkeit des Meßgefäßes; dies kann man auch bei der Abmessung der einzelnen einzunehmenden Mengen benutzen, dabei entsprechen 15 ccm einem Eßlöffel, 10 ccm einem Kinderlöffel, 5 ccm einem Teelöffel.

Die zum Gebrauch ausgegebenen Arzneien sind tunlichst kühl aufzubewahren.   Zum Einnehmen wird die Arznei nach Umschütteln der Flasche in einen vorher gut gereinigten Löffel oder Einnehme= becher gegossen; Schwerkranke sind zu unterstützen, wenn sie sich zum Trinken aufrichten, nötigenfalls ist ihnen die Arznei zum Munde zu führen. Von tropfenweise einzunehmenden Arzneien wird zu= nächst etwas in eine Tropfflasche abgegossen und aus dieser die vorgeschriebene Tropfenzahl in Wasser oder Wein oder auf Zucker oder Brot geträufelt eingegeben.   Pulver, welche eingenommen werden sollen, rührt man im Löffel mit etwas Wasser an, wenn sie nicht in Oblaten genommen werden; hierbei ist die Oblate an= zufeuchten und über dem auf ihre Mitte geschütteten Pulver zu einer Kugel zusammenzufalten, die dann mit etwas Wasser vom Kranken hinuntergeschluckt werden kann.

Äußerlich in dünner Schicht anzuwendende Pulver werden am besten mit einem sauberen Pinsel in der Weise aufgestreut, daß man ihn über die betreffende Körperstelle hält und leicht beklopft

Zur Anwendung von Arzneien in der Form von Umschlägen taucht man ein vierfach zusammengelegtes sauberes Stück Verbandmull oder Mullbinde in die betreffende Lösung, drückt es leicht aus und legt es auf; darüber kommt ein leichter Verband mit Verbandtuch oder dgl. Einreibungen von flüssigen Arzneimitteln oder Salben werden in der Weise ausgeführt, daß man diese je nach der zu benutzenden Menge und nach der Größe der betreffenden Körperstelle entweder nur mit den Fingerspitzen oder mit dem Daumenballen oder mit der ganzen Hohlhand unter kreisförmigen Bewegungen und bald gelinderem, bald stärkerem, stets aber gleichmäßigem Drucke längere Zeit auf der Haut verreibt. Zu Salbenverbänden wird die Salbe auf einem doppelt zusammengelegten sauberen Stücke Verbandmull oder Mullbinde gleichmäßig ausgestrichen (wie die Butter auf einem Butterbrote); der Verband wird mit der bestrichenen Seite auf die betreffende Körperstelle gelegt und leicht bedeckt zur Verhütung des Durchfettens.

Wie die eigentlichen Arzneimittel, so sind auch die Verbandmittel usw. sorgfältig aufzubewahren und namentlich vor Durchfeuchtung und Beschmutzung zu schützen. Die Pakete sind vor jeder Benutzung sorgfältig zu öffnen, nicht aufzureißen und nach Entnahme der erforderlichen Menge wieder gut zuzumachen und an ihrem richtigen Platze aufzubewahren. Das Anlegen von Verbänden und dgl. soll man nie den Leuten überlassen.

Im übrigen mag daran erinnert werden, daß, wie über Unfälle, so auch über Erkrankungen, wenn sie bei einer auf dem Schiffe beschäftigten Person eine Arbeitsunfähigkeit von mehr als 3 Tagen, oder wenn sie den Tod des Erkrankten oder dessen Ausschiffung zur Folge haben, eine Eintragung in das Schiffstagebuch mit einer kurzen Beschreibung der Krankheitserscheinungen vorgeschrieben ist (vgl. Anhang, Seite 307).

§ 45.

Angaben über einzelne Mittel.

Die nachstehend verzeichneten sowie die sonst in der Anleitung verzeichneten Gaben der innerlich zu verabreichenden Arzneimittel gelten nur für Erwachsene. Stark wirkende oder giftige Mittel sind im folgenden mit einem Kreuze (†) versehen.

1. **Alaunpulver** (Kalialaun). Zur Bereitung von Gurgelwasser (1 Teelöffel voll auf 1 l Wasser) bei Mund- und Halsentzündung (§§ 75, 76).

2. **Bittersalz** (Magnesiumsulfat). Als Abführmittel in kaltem oder warmem Wasser aufgelöst (1 Eßlöffel voll auf 1 Glas Wasser). Am besten morgens nüchtern zu nehmen.

3. **†Bleiessig.** Nur äußerlich zu gebrauchen. Zur Herstellung von Bleiwasser (2 Teelöffel voll auf $\frac{1}{2}$ l Wasser) für kalte Umschläge.

4. **Borsalbe.** Verband- und Schutzsalbe bei Hautentzündung, Geschwüren, Brandwunden (§ 112). Am besten auf kleine Mullstückchen aufgestrichen über die zu behandelnde Hautstelle zu legen.

5. **†Brechwurzelpulver.** Als Brechmittel bei Vergiftungen (§ 99), als Heilmittel bei Ruhr (§ 56).

6. **Brustelixier.** Zur Erleichterung des Hustens und Lösung des Auswurfs zweistündlich $\frac{1}{2}$ bis 1 Teelöffel voll in Wasser.

7. **†Chininpulver** (Chininhydrochlorid). Unentbehrliches Mittel bei Behandlung aller Arten von Wechselfieber (Malaria), vgl. § 52. Gelegentlich auch bei anderen fieberhaften Erkrankungen und bei Kopfschmerzen (§ 73) gebraucht. Stark bitterer Geschmack, daher am besten in Oblaten zu nehmen. Kann auch in Wein oder in Lösung (1 Pulver auf 100 g Wasser, 2 stündlich 1 Eßlöffel voll) gegeben werden. Erzeugt nicht selten Magenbeschwerden, Herzklopfen, Erbrechen, Ohrensausen, muß dann zeitweilig ausgesetzt werden.

8. **Doppeltkohlensaures Natrium** (Natriumbikarbonat). Bei Magenkatarrh (§ 80), Sodbrennen. Am besten in Wasser ($\frac{1}{2}$ Teelöffel voll auf 1 Glas Wasser) gelöst, ein- oder mehrere Male täglich zu nehmen.

9. †**Einspritzungspulver** (Zinksulfat). 1 Pulver in 200 g Wasser gelöst, zu Einspritzungen bei Harnröhrentripper (§ 59 a). 1 Pulver in ¹/₂ l Wasser gelöst, zu Umschlägen und Einträufelungen bei Augenentzündung (§ 141). Auch bei der Behandlung des weichen Schankers zu benutzen (2 Pulver auf 200 g Wasser, vgl. § 59 b).

10. **Gelbes Wundpulver** (basisches Wismutgallat). Zur Wundbehandlung (§ 104).

11. **Graue Salbe** (Quecksilbersalbe, graue). Hauptsächlich zur Schmierkur bei Syphilis (§ 59 c). Zur Vertreibung von Filzläusen (§ 147).

12. **Hoffmannstropfen** (Ätherweingeist). Dienen als anregendes Mittel bei Ohnmachten (§ 96), Hitzschlag (§ 98). 20 bis 25 Tropfen auf Zucker, Brot oder dgl.

13. †**Jodkalium.** In Lösung (10 g auf 200 g Wasser) bei Syphilis (§ 59 c). Nicht bei leerem Magen zu nehmen! Bei eintretendem Hautausschlag oder Schnupfen auszusetzen!

14. †**Jodtinktur.** Nur äußerlich. Zum Aufpinseln auf die Haut bei Verstauchungen (§ 115), Frostbeulen (§ 112) und in der Wundbehandlung (§ 104).

15. **Kamillen.** Als Tee (1 Eßlöffel Kamillen auf ¹/₂ l kochendes Wasser) mit Zucker bei Erkältung, Unwohlsein u. dgl. innerlich genommen, auch als schweißtreibendes Mittel beliebt. Äußerlich kann der Tee auch zu Waschungen und feuchtwarmen Umschlägen benutzt werden.

16. †**Kopaivabalsam.** Bei Harnröhrentripper und Blasenkatarrh (§§ 59 a und 89). Verursacht leicht Magenbeschwerden und Verdauungsstörungen.

17. †**Kresolseifenlösung.** Nur äußerlich in starker Verdünnung mit Wasser! 1 Eßlöffel voll auf 1 l Wasser (15 g auf 1000 g) gibt das bei der Wundbehandlung (§ 104) gebräuchliche „Kresolwundwasser". Stärkere Lösungen dienen zu Desinfektionszwecken (§ 38).

18. †**Morphiumpulver.** Nur bei Erwachsenen, nicht bei Kindern zu gebrauchen. Zur Linderung starker, auf andere Weise

nicht zu besänftigender Schmerzen 1 bis höchstens 2 Pulver in Wasser. Nicht mehr als zwei Pulver auf einmal, nicht mehr als vier Pulver in 24 Stunden zu geben! Länger fortgesetzter Gebrauch führt oft zu einer Gewöhnung an das Mittel mit schweren Folgen für Körper und Geist (Morphiumsucht). Bei lästigem, quälendem Husten (§ 65) als Arznei in Lösung zu gebrauchen (1 Teelöffel voll doppeltkohlensaures Natrium, 2 Morphium= pulver, 1 Eßlöffel voll feingemahlener Zucker in 200 g Wasser, eßlöffelweise zu geben).

19. †Mundwasserpulver (chlorsaures Kalium). Zum Mund= spülen und Gurgeln (1 Teelöffel voll auf ½ l lauwarmes Wasser), bei Schmierkuren (§ 59 c), Hals= und Mandelentzündungen (§ 76). Kann innerlich genommen zu Vergiftungen führen, daher beim Gurgeln nichts zu verschlucken!

20. †Opiumtropfen (Opiumtinktur). Ebenso wie Morphium nur bei Erwachsenen, nicht bei Kindern zu gebrauchen! Höchstens 30 Tropfen innerhalb drei Stunden, höchstens 60 Tropfen in 24 Stunden zu geben! Für gewöhnlich 5 bis 15 Tropfen auf Zucker, in Wasser oder Wein gegen Leibschmerzen, Durchfall (§§ 82, 83, 84), einmal oder mehrmals täglich.

21. Opodeldok. Zu Einreibungen bei Muskelrheumatismus, Gliedersteifigkeit u. dgl. (§ 92).

22. Paraffinsalbe. Verbandsalbe bei kleinen Wunden, Ab= schürfungen, Verbrennungen, wie Borsalbe zu benutzen.

23. Perubalsamlösung. Zu Einreibungen bei Krätze (§ 147) und zum Einpinseln bei Frostschäden (§ 112).

24. Rhabarbertropfen (Rhabarbertinktur). ½ Teelöffel voll 1= bis 2 mal täglich zur Anregung des Appetits bei gestörter Ver= dauung (§ 80) und bei Gelbsucht (§ 85).

25. Rheumatismuspulver (Natriumsalizylat). Namentlich bei fieberhaftem Gelenkrheumatismus (§ 67) und bei Gliederreißen (4= bis 6 mal täglich 1 Pulver in Oblaten), ferner bei Blasen= katarrh (§ 89). Erzeugt bei längerem Gebrauch oft Ohrensausen und ist dann auszusetzen.

26. Rizinusöl. 1 bis 2 Eßlöffel voll in heißem Kaffee oder

in Bierschaum, am besten morgens nüchtern, zum Abführen. Bei Verstopfung (§ 84), Ruhr (§ 56), Durchfällen (§ 82).

27. Salizylstreupulver. Zum Einstreuen bei übelriechendem Schweiße, rotem Hunde (§ 146), bei Gefahr des Durchliegens (§ 140) und bei Vorhautentzündung (§ 59).

28. Salzsäure, verdünnte. Bei Magenkatarrh (§ 80) 10 bis 15 Tropfen in einem Glase Wasser. Auch als Salzsäurearznei (20 Tropfen auf 200 g Wasser, dazu 1 Eßlöffel gestoßener Zucker) eßlöffelweise zu geben.

29. Senfspiritus. Äußerlich zur Anregung bei Ohnmachten (§ 96), Hitzschlag (§ 98) und ähnlichen Zuständen. Etwa handgroße Stücke Leinen oder Löschpapier mit Senfspiritus angefeuchtet und auf die Haut gelegt, z. B. auf die Magengrube bei Magenkrampf und Erbrechen oder auf die Brust bei Seitenstechen.

30. Stopf- und Brandpulver (basisches Wismutnitrat). Innerlich in der Menge von etwa einer Messerspitze voll mehrmals täglich als Stopfmittel bei Magen- und Darmkrankheiten benutzt (§§ 68, 81, 82). Äußerlich bei Brandwunden (§ 112).

31. †Zahntropfen (Kreosotlösung). 1 Tropfen auf ein Stückchen Watte geträufelt in den schmerzenden hohlen Zahn einzuführen (§ 143). Nicht verschlucken!

§ 46.
Einige Hilfeleistungen bei Kranken.

1. Breiumschläge und feuchtwarme Wasserumschläge. Zur Herstellung von Breiumschlägen bringt man in einen Topf mit siedendem Wasser soviel Hartbrot, daß, wenn es unter stetem Umrühren aufgeweicht ist, ein dicker, steifer Brei sich bildet. Einige Eßlöffel voll von dem Breie werden so in ein Leintuch gelegt, daß der Umschlag ½ bis 1 Finger dick ist. Er muß so heiß sein, daß er gut vertragen wird (etwa 38 bis 40° C). Ist er abgekühlt, so macht man einen neuen. Wenn der Brei sauer geworden ist, darf er nicht mehr zu Umschlägen gebraucht werden, auch muß der Topf vor weiterer Benutzung gereinigt und ausgekocht werden.

Feuchtwarme Wasserumschläge wendet man in der Weise an, daß man ein in reines Wasser getauchtes und wieder ausgerungenes, mehrfach zusammengelegtes Stück Verbandmull oder Leintuch (Handtuch, Taschentuch) auf die betreffende Stelle (z. B. den Hals) legt und es mit einem Stücke wasserdichten Stoffes bedeckt; zur Befestigung dient eine Binde oder ein trockenes Tuch. Der Umschlag kann mehrere Stunden liegen bleiben; er ist so lange wirksam, als er noch feucht ist.

2. Eisbeutel, kalte Wasserumschläge, Einwicklungen und Bäder.

Einzelne Körperstellen lassen sich am besten durch Eisbeutel abkühlen; hierzu verwendet man Blasen aus undurchlässigem Stoffe, z. B. aus Gummi oder Ölleinwand, die mit walnußgroßen Eisstückchen etwa zur Hälfte gefüllt und gut verschlossen werden. Der Eisbeutel wird dann in ein leinenes Tuch gehüllt und möglichst breit auf die betreffende Stelle gelegt; in manchen Fällen, z. B. beim Auflegen auf den Kopf (bei andauerndem Fieber), ist es zweckmäßig, den Eisbeutel mit einer Schnur von oben her zu befestigen, damit er nicht abgleitet und möglichst wenig drückt.

Ist ein Eisbeutel nicht vorhanden oder nicht anzufertigen, so wendet man kalte Wasserumschläge an. Man legt ein mehrfach zusammengelegtes sauberes Handtuch oder Taschentuch auf ein Stück Eis oder in möglichst kaltes Wasser, drückt es nach einiger Zeit kräftig aus und bedeckt damit die zu kühlende Körperstelle. Da ein solcher Umschlag sich auf der Haut rasch erwärmt, muß er häufig, unter Umständen von Minute zu Minute, gewechselt werden.

Eine wirksame Herabsetzung der Körperwärme erreicht man durch die Anwendung kalter Einwicklungen. Hierzu taucht man zwei Bettücher in Wasser von etwa 20° C und schlägt den entkleideten Kranken für etwa fünf Minuten in die Laken ein; das Bett ist durch eine wasserdichte Unterlage vor Nässe zu schützen, der Kranke sorgfältig zuzudecken. Wenn der Kräftezustand des Kranken es erlaubt, ist dieses Verfahren in halbstündlichen Abständen drei- bis viermal zu wiederholen.

6*

Sind kräftigere Abkühlungsmaßregeln wünschenswert, wie dies bei dem länger dauernden oder sehr hohen Fieber im Verlaufe des Typhus, der Lungenentzündung, der Pocken, des Scharlachs und ähnlicher Krankheiten meist der Fall ist, so bade man den Kranken, sobald die Körperwärme 40° C übersteigt. Der Kranke wird in ein Vollbad von etwa 25° C (= 20° R) gebracht und hierin etwa fünf bis zehn Minuten gelassen; fängt er an zu frieren, so muß er mit Wein gelabt, abgetrocknet und in das Bett zurückgehoben werden. Das Bad wird wiederholt, sobald die Körpertemperatur 40° wieder übersteigt, und kann je nach dem Kräftezustande mehrmals in 24 Stunden gegeben werden. Bei schwächeren Kranken nimmt man das Bad wärmer (etwa 30° C = 24° R), oder man bringt den Kranken in ein Bad von 35° C (= 28° R) und kühlt es durch Zugießen von kaltem Wasser allmählich bis auf 25° C (= 20° R) ab. Das Bad kann dann etwas länger, bis zu 15 Minuten, dauern. Nach dem Bade ist der Kranke schnell abzutrocknen und gut zuzudecken. Gegen etwaige Schwächezustände halte man starken Kaffee oder Wein bereit, oder gebe davon schon vor dem Bade.

Bei ansteckenden Krankheiten, besonders auch bei Typhus, ist nach jedem Bade das Badewasser und die Badewanne nach der in § 38 gegebenen Vorschrift zu behandeln (siehe dort zu II a, S. 55).

3. Klistiere. Zur Beförderung des Stuhlganges dienen Darmeingießungen (Klistiere) mittels eines Spülgefäßes (Irrigators). Es ist darauf zu achten, daß das Spülgefäß, Schlauch und Ansatzstück sauber sind, die Spitze des Ansatzstücks soll abgerundet und glatt sein. Das Spülgefäß wird mit kaltem Wasser gefüllt, dem noch etwas Salz hinzugefügt werden kann, und auf den Fußboden gestellt. Man lagert den Kranken auf die linke Seite, die Beine im Knie- und Hüftgelenke gebeugt (mit vorgestrecktem Gesäß), auf das vorher durch wasserdichte Unterlagen vor Durchfeuchtung geschützte Bett, zieht mit der linken Hand die rechte Hinterbacke aufwärts und führt mit der rechten die vorher mit Öl oder etwas Borsalbe oder Paraffinsalbe eingefettete Spitze des Ansatzstücks unter leicht drehenden Bewegungen vorsichtig in die Afteröffnung, in der

Richtung nach dem Rücken zu, ein, worauf von einem Gehilfen das Spülgefäß langsam, ungefähr 1 m hoch, über den Liegenden emporgehoben wird. Nachdem allmählich 1 bis höchstens 2 l Wasser eingeflossen sind, senkt man das Spülgefäß und zieht die Spitze vorsichtig aus dem After heraus. Die Wirkung der Eingießung ist zuverlässiger, wenn der Kranke den Drang zum Stuhle noch einige Zeit zurückhält. Bei schwächeren Kranken nehme man statt des kalten Wassers lauwarmes zum Klistiere.

4. Katheterisieren. Es kann sich ereignen, daß Besinnungslose, Schwerkranke oder Schwerverletzte ihr Wasser nicht lassen, sei es, daß ein Hindernis der Harnentleerung vorliegt, sei es, daß sie den Harndrang nicht fühlen. Haben solche Kranke spätestens in 24 Stunden nicht Wasser gelassen, so setze man sie, sofern ihr sonstiger Zustand es erlaubt, in eine große Balje mit Wasser, welches 36 bis 38° C warm ist. Urinieren sie auch dann nicht (nötigenfalls in das Badewasser) oder können sie nicht gebadet werden, so muß man versuchen, durch Einführung eines Katheters durch die Harnröhre in die Blase die Harnentleerung herbeizuführen. Zunächst überzeuge man sich davon, daß der Gummikatheter elastisch weich ist, keine Risse hat und beim Auseinanderziehen nicht reißt oder bricht; andernfalls darf er nicht benutzt werden. Ein etwa im Katheter befindlicher Draht ist herauszuziehen. Zur Unschädlichmachung jeder daran oder darin haftenden Unreinlichkeit muß der Katheter sodann durch Kochen in gewöhnlichem Wasser oder in Sodalösung (jedoch nicht zusammen mit metallenen Instrumenten) keimfrei gemacht werden. Inzwischen wasche man sich die Hände gründlich unter Benutzung von Seife und Bürste, desinfiziere sie mit Kresolwundwasser (§ 45 Nr. 17) und wasche hiermit auch unter Verwendung von Watte die Eichel und die Harnröhrenmündung des Kranken ab und spüle sie mit abgekochtem, kühlem Wasser nach.

Zur Einführung des nach dem Auskochen nur mit desinfizierten Händen zu berührenden, zunächst mit etwas Borsalbe oder Paraffinsalbe eingefetteten Katheters faßt man, an der linken Seite des bettlägerigen Kranken stehend, mit der linken Hand die Eichel des

Gliedes und zieht es vorsichtig nach oben, dann führt man mit der rechten Hand die Spitze des Katheters in die Harnröhrenöffnung und schiebt ihn, langsam nachstopfend, allmählich hinein, bis Harn abfließt. Sollte es nicht gelingen, in die Blase zu kommen, so muß nochmals ein heißes Voll- oder Sitzbad von halbstündiger Dauer versucht werden.

Solange die Harnverhaltung fortbesteht, ist der Kranke mindestens morgens und abends, also mindestens zweimal in 24 Stunden, zu katheterisieren.

Es ist wohl zu beachten, daß die Einführung eines Katheters, wenn sie nicht mit äußerster Sauberkeit ausgeführt wird, für den Kranken von sehr schlimmen Folgen (Blasenkatarrh usw.) sein kann; wenn es irgend geht, ist sobald als möglich ärztliche Hilfe heranzuziehen.

§ 47.

Ärztliche Hilfe im Auslande.

Wird in ausländischen Häfen die Hinzuziehung ärztlicher Hilfe erforderlich, so ist dringend anzuraten, daß der Kapitän erst bei dem deutschen Konsul oder einer anderen vertrauenswürdigen Stelle Erkundigungen einziehe, an welchen Arzt er sich wenden solle. In vielen ausländischen Hafenplätzen sind Ärzte ansässig, die in Deutschland ausgebildet oder doch der deutschen oder englischen Sprache mächtig sind. Schon die dadurch ermöglichte leichtere Verständigung läßt derartige Ärzte für deutsche Schiffe geeigneter erscheinen. Wird von dem Arzte die Ausschiffung von Kranken in ein Krankenhaus für erforderlich erachtet, so sehe der Kapitän es als seine Pflicht an, besonders in kleineren Häfen, durch eine Anfrage beim Konsul usw. oder, wenn es geht, durch eigene Besichtigung sich davon zu überzeugen, daß dort eine sachgemäße Pflege der Kranken stattfindet. In manchem ausländischen Lazarette fehlt es an der genügenden Einrichtung, ja selbst an regelmäßiger ärztlicher Hilfe, oder es ist, wie man bei einem Besuch alsbald wird feststellen können, die bei jeder Krankenpflege unbedingt erforderliche Sauberkeit nicht vorhanden.

Schließlich verabsäume der Kapitän nicht, bei allen schwereren Erkrankungen oder wenn ein größerer Teil der Mannschaft von einer Krankheit befallen ist, sich von dem behandelnden Arzte im Ausland eine möglichst genaue schriftliche Auskunft über die Art der Erkrankung geben zu lassen und diese aufzubewahren, damit sie, wenn erforderlich, den heimischen Behörden vorgelegt werden kann. Ohne eine solche Aufzeichnung ist es oft unmöglich, nachträglich festzustellen, um welche Krankheit es sich gehandelt hat.

B. Vorschriften für einzelne Krankheiten.

1. Infektionskrankheiten.

§ 48.

Das Wesen der Infektionskrankheiten.

Unter Infektionskrankheiten versteht man solche Krankheiten, bei denen die Übertragung des Ansteckungsstoffs auf den Menschen entweder unmittelbar durch daran erkrankte Personen oder ihre Ausscheidungen (Auswurf, Harn, Kot) oder durch Vermittlung von gesunden Menschen, die den Ansteckungsstoff nur verschleppen, oder von Tieren (z. B. Ratten bei der Pest, Stechmücken bei dem Gelbfieber und dem Wechselfieber), endlich durch Vermittlung von Stoffen oder Gegenständen (z. B. Trinkwasser, Nahrungsmittel, Geräte, Staub, Kleider, Wäsche), auf oder in welche der Ansteckungsstoff gelangt ist, stattfindet. Bei den meisten dieser Krankheiten bilden winzig kleine Lebewesen pflanzlicher Natur (Bakterien), bei anderen tierische Kleinlebewesen (Protozoen, z. B. bei Wechselfieber, Ruhr) die Ursache der Ansteckung, jedoch gibt es auch viele für den Menschen völlig ungefährliche, ja zum Teil nützliche Lebewesen ähnlicher Art.

Für diese Krankheiten gilt ganz besonders der Satz, daß es leichter ist, ihrem Auftreten vorzubeugen als sie zu bekämpfen, wenn sie erst aufgetreten sind. Die Maßregeln zur Vorbeugung sind je nach der Art der Krankheit und ihrer Erreger verschieden. Bei der Bekämpfung der meisten kommt in erster Linie die Verhinderung weiterer Ansteckungen durch Absonderung des Kranken und seiner Sachen und durch Unschädlichmachung des Ansteckungsstoffs (Desinfektion) in Betracht (vgl. §§ 37 und 38). In der Regel vergeht von dem Eindringen der Krankheitserreger (der eigentlichen Infektion) bis zum Auftreten der ersten Krankheitserscheinungen eine je nach der Krankheit verschieden lange Zeit (wenige Stunden bis zu mehreren Wochen), in der die angesteckte Person anscheinend noch gesund ist; man bezeichnet sie als Inkubationsstadium. Die Kenntnis ihrer Dauer ist wichtig, da man an ihr ermessen kann, ob bei Personen, die einer Ansteckung ausgesetzt waren, Erkrankungen noch zu erwarten sind oder nicht.

§ 49.

Pest.

Die Pest wird durch den Pestbazillus hervorgerufen. Die Krankheit befällt nicht nur den Menschen, sondern auch Tiere, vor allem Ratten, und kann von den Ratten durch die auch den Menschen angreifenden Rattenflöhe auf Menschen übertragen werden. Die Ansteckung von Mensch zu Mensch erfolgt besonders leicht durch Einatmung der bei der Lungenpest von dem Kranken ausgehusteten feinen Auswurftröpfchen, die eine Zeitlang in der Luft schweben und in denen der Pestkeim enthalten ist. Auch durch den Eiter der Pestbeulen kann die Krankheit übertragen werden.

Verlauf. Die Krankheit beginnt in der Regel einige Tage nach der Ansteckung plötzlich mit mehr oder weniger heftigen Fiebererscheinungen; es bestehen außerordentliche Mattigkeit, Kopfschmerzen, Benommenheit, Schwindel, das Gesicht rötet sich, die Augen werden gläsern. Manchmal tritt der Tod schon kurze Zeit nach den ersten Krankheitserscheinungen ein, ohne daß es überhaupt zu der Entwicklung der eigentlichen Zeichen der Krankheit kommt. Viele Kranke verfallen bald in einen rauschartigen Zustand mit völliger Teilnahmlosigkeit, bei anderen tritt große Unruhe und Irrereden auf. Erbrechen wird häufig beobachtet.

Die vollentwickelte Pesterkrankung läßt zwei Formen unterscheiden, die Drüsen-(Beulen- oder Bubonen-)pest und die Lungenpest. Bei der Drüsenpest kommt es bald zu einer,

besonders bei Berührung sehr schmerzhaften, entzündlichen Anschwellung einer oder mehrerer Lymphdrüsen, am häufigsten in
der Schenkelbeuge, aber auch in der Achselhöhle, am Halse, Nacken
usw. Die geschwollenen Drüsen werden als Bubonen bezeichnet
(Bubonenpest). Bisweilen treten auch Karbunkel und größere
rote Flecke auf. Die Drüsenpest verläuft oft in wenigen Tagen
töblich. In anderen Fällen erfolgt unter allmählicher Verkleine-
rung oder unter Vereiterung der geschwollenen Drüsen langsam
Genesung, doch kann der Tod auch in diesen Fällen noch jederzeit
eintreten. Besonders bemerkenswert ist die meist gleich mit Beginn der Krankheit einsetzende Herzschwäche mit stark beschleunigtem,
schwachem Pulse, die sehr oft schon nach kurzer Zeit zum Tode
führt.

Weit bösartiger noch als die Drüsenpest und fast immer töblich ist
die Lungenpest. Sie verläuft unter den Erscheinungen einer
schweren Lungenentzündung (§ 64) mit Auswurf, welcher häufig
reichlich, oft blutig und außerordentlich ansteckend ist.

Behandlung. Jede Person, welche unter den Erscheinungen
der Pest erkrankt, ist sofort streng abzusondern und so schnell als möglich ärztlicher Behandlung zu übergeben oder auszuschiffen. Unter
Umständen erfolgt die Absonderung an Bord zweckmäßig in der Weise,
daß man den Kranken in dem bisher von ihm bewohnten Raume läßt
und die gesunden Mitbewohner anderweitig unterbringt. Alle Gegenstände, die der Kranke benutzt hat oder die sonst mit ihm in Berührung gekommen sind, sind solange, als nicht der Pestverdacht ausgeschlossen ist, genau nach den in § 38 unter I (S. 53) gegebenen Weisungen zu behandeln; die Personen, welche mit dem Kranken verkehrt
haben, sind für etwa eine Woche unter besonderer Beobachtung zu halten und, wenn sich bei ihnen Krankheitserscheinungen zeigen, ebenfalls
sofort abzusondern, jedoch nicht in demselben Raume mit anderen
Kranken. Bleibt der Kranke an Bord, so ist für ihn ein Pfleger zu
bestellen, der auch nach Möglichkeit abzusondern und gemäß den in
§ 41 gegebenen Vorschriften über sein Verhalten (Desinfektion usw.)
genau zu belehren ist.

Man sorge für ein gutes Lager, für frische Luft und kühle

Waschungen. Gegen den Durst gebe man reichlich frisches Wasser oder säuerliches Getränk, mit oder ohne Zusatz von Wein. Eine Reinigung der Verdauungsorgane durch Verabreichung von Rizinusöl ist zu empfehlen. Die Bubonen kann man zunächst mit grauer Salbe einreiben oder zur Beschleunigung des Aufbruchs mit Breiumschlägen (§ 46) bedecken; sie sind, sobald sich Erweichung zeigt, mit dem Messer zu öffnen, mit Kresolwundwasser (§ 45 Nr. 17) reichlich auszuspülen und nach den Regeln der Wundbehandlung (§ 104) feucht zu verbinden.

An Lungenpest Erkrankte sind nach den für Lungenentzündung gegebenen Ratschlägen (§ 64) zu behandeln. Die mit der Pflege Pestkranker beschäftigten Personen müssen der Ansteckungsgefahr eingedenk bleiben, namentlich müssen sie sich davor in Acht nehmen, angehustet zu werden, sie binden bei der Pflege des Kranken zweckmäßig reine Mull- oder Leinenstücke vor Mund und Nase.

Neben dem Auswurf sind der Nasenschleim und die bei Sterbenden aus Mund und Nase herabfließende Flüssigkeit als sehr gefährlich zu betrachten. Man wende zur Reinigung von Mund und Nase des Kranken Wattebäusche an, die nach dem Gebrauche sofort in verdünntes Kresolwasser zu stecken oder zu verbrennen sind. Mit Ausscheidungen beschmutzte Wäsche- und Kleidungsstücke sind sofort zu wechseln und zu desinfizieren. Auch nach der Genesung kann der Auswurf noch längere Zeit ansteckungsfähige Pestkeime enthalten.

Stirbt der Kranke, so ist die Leiche nach den in § 38 unter III c gegebenen Vorschriften zu behandeln. Für die Desinfektion (§ 38) kommen während der Krankheit Auswurf, Geschwürsabsonderungen, Stuhlgang, Leib- und Bettwäsche, nach Ablauf der Krankheit außerdem noch die übrigen von dem Kranken und den Pflegepersonen benutzten Wäsche- und Kleidungsstücke und sonstigen Gegenstände sowie der Krankenraum nebst Inhalt in Betracht.

Vorbeugung. Bei dem Anlaufen pestverseuchter Häfen sind die in § 36 angegebenen Vorsichtsmaßregeln anzuwenden. Besonders ist daran zu denken, daß die Krankheit durch Ratten und Mäuse verschleppt wird. Es sind deshalb die Maßregeln der Hafenbehörden, die die Vernichtung der Ratten an Bord und die Verhinderung des Zuwanderns von Ratten bezwecken, nach Kräften zu unterstützen. Es empfiehlt sich, schon beizeiten durch Auslegen von Gift, Aufstellen von Fallen u. dgl. den Ratten nachzustellen, damit das Schiff bei der Ankunft im pestverseuchten Hafen möglichst von Ratten befreit ist; am besten ist es, wenn schon während des Aufenthalts in der Heimat durch gründliches Ausräuchern und Giftlegen das Schiff von Ratten und Mäusen gesäubert wird.

Beim Ausbruch der Pest unter den Ratten an Bord beobachtet man oft, daß die erkrankten Tiere ihre Scheu vor dem Menschen verlieren und am hellen Tage aus ihren Schlupfwinkeln hervorkommen, so daß sie ohne Mühe an Deck gefangen werden können. Sie fallen dabei oft durch taumelnde, ungewöhnlich schwerfällige Bewegung auf. Es ist dringend davor zu warnen, derartige Tiere mit den Händen zu fangen, da bereits öfter Pesterkrankungen bei den Personen beobachtet worden sind, die diesen Fang betrieben hatten.

Werden tote Ratten an Bord gefunden, besonders in größerer Zahl, ohne daß die Todesursache ersichtlich ist, so verhalte man sich im eigenen Interesse so, als ob es sich um an Pest gestorbene Ratten handele. Es wird dann während des Aufenthalts im Hafen schleunigst der zuständigen Behörde von dem Funde Mitteilung zu machen sein, damit diese, wenn nötig, eine genaue bakteriologische Untersuchung herbeiführen kann. Derartige Rattenkadaver sind aber nicht mit den Händen zu berühren, sondern mit Zangen anzufassen, die hinterher durch Hineinhalten in ein Feuer ausgeglüht werden müssen; die toten Ratten sind dann am besten in gut gereinigten und ausgetrockneten Steintöpfen, die mit Pergamentpapier verschlossen werden, möglichst kühl aufzubewahren und zur Verfügung der Behörde zu halten. Ist das Schiff auf hoher See, so sind die Rattenkadaver im Kesselfeuer zu verbrennen oder über Bord zu werfen. Die Fundstelle und alle mit den Ratten in Berührung gekommenen Gerätschaften u. dgl. sind mit verdünntem Kresolwasser zu desinfizieren. Angenagte Nahrungsmittel und Gebrauchsgegenstände von geringem Werte sind am besten durch Feuer zu vernichten.

Sind Hunde oder Katzen an Bord mit Pestratten in Berührung

gekommen, so ist zu beachten, daß auch sie an Pest erkranken können; gehen sie in der Folge ein, so sind ihre Kadaver wie solche von Pestratten zu behandeln.

§ 50.
Cholera*).

Die Cholera wird von einem seiner Gestalt nach als Kommabazillus bezeichneten Spaltpilz hervorgerufen, der sich in den Ausleerungen Cholerakranker befindet.

Verlauf. Die Krankheit beginnt mitunter schon mehrere Stunden, in der Regel wenige Tage nach der Ansteckung mit heftigem Erbrechen und Durchfalle. Bisweilen gehen dem eigentlichen Anfall einige Tage lang Durchfälle voraus. Die zuerst noch kotigen, immer häufiger abgehenden Stuhlentleerungen gewinnen bald ein farbloses Aussehen, ähnlich einer dünnen Mehlsuppe oder dem von gekochtem Reise abgegossenen Wasser. Mit der zunehmenden Häufigkeit der flüssigen Stuhlgänge hört die Harnabsonderung allmählich auf. Unter fortschreitender Erschöpfung treten schmerzhafte Muskelzusammenziehungen, namentlich Wadenkrämpfe, auf. Augen und Wangen fallen ein, die Haut fühlt sich kalt an und wird runzelig, Fingerspitzen und Lippen werden blau, die Stimme rauh und klanglos. Schließlich wird der Kranke gegen alles, was um ihn vorgeht, völlig teilnahmlos und stirbt, oft schon nach wenigen Stunden, oder es tritt — unter Zunahme der Körperwärme, Kräftigerwerden des Pulses, Seltenerwerden des Durchfalls und Wiederbeginn der Harnausscheidung — mit Schlaf und Schweiß Besserung ein. Aber auch diese kann nur scheinbar sein, denn nicht selten bricht nun ein Zustand, ähnlich dem Nervenfieber, aus, und der Kranke geht mit wieder zunehmender Mattigkeit, leichtem Irrereden usw. zugrunde.

Außer dieser stürmisch verlaufenden Form der Cholera gibt es auch ganz leichte Cholerafälle, welche sich als einfaches Unwohlsein mit Durchfall äußern und für die Weiterverbreitung der Krankheit noch ge-

---

*) Auch „asiatische Cholera" genannt, zum Unterschiede von dem als „einheimische Cholera" oder „Cholerine" bezeichneten Brechdurchfalle (§ 83).

fährlicher sind als die schweren. Denn die nur in geringem Maße Erkrankten gehen nicht selten ihrer gewohnten Beschäftigung weiter nach und können dabei durch ihre Entleerungen die Krankheit verbreiten.

Auch anscheinend gesunde Personen können unter Umständen mit den Ausleerungen die Erreger der Cholera ausscheiden; ebenso enthalten die Ausleerungen von Personen, welche die Cholera überstanden haben, den Ansteckungsstoff oft noch lange Zeit hindurch.

Behandlung. Mit Personen, welche unter Anzeichen von Cholera erkranken, ist hinsichtlich Absonderung und Bestellung eines Pflegers oder Ausschiffung genau so zu verfahren wie bei der Pest (s. S. 89). Ferner ist dafür zu sorgen, daß der Kranke sogleich einen Abort (oder eine Bettschüssel) zur alleinigen Benutzung erhält. Bleibt der Kranke an Bord, so empfiehlt sich folgende Behandlung:

Bei leichten Durchfällen gebe man neben knapper Nahrung (Mehl-, Hafer- und schleimige Suppen) zunächst 1 bis 2 Eßlöffel Rizinusöl und lasse den Leib warm halten.

Bei heftigerem Durchfall, Erbrechen, Leibschmerzen erhält der Kranke warme Umschläge um den Leib und eine Wärmflasche an die Füße. (Nicht verbrennen!) Es ist dafür zu sorgen, daß der Kranke sich bei den Stuhlentleerungen nicht abkühlt, er soll dabei in Decken eingehüllt werden. Ebenso ist er im Bette mit Decken gut zuzudecken.

Er erhalte ferner, falls dies nicht schon vorher geschehen, zunächst 1 bis 2 Eßlöffel Rizinusöl. Drei bis vier Stunden nach dem Einnehmen von Rizinusöl gebe man 10 Tropfen Opiumtinktur, die bei anhaltendem Durchfall auch weiterhin alle zwei bis drei Stunden zu verabfolgen sind (jedoch nicht mehr als 60 Tropfen in 24 Stunden). Als Getränke sind heißer Tee, starker Kaffee oder Glühwein zu reichen, bei heftigem Durste auch dünne Schleimsuppen, jedoch in mäßigen Mengen, da übermäßiges Trinken den Durst nicht löscht, wohl aber das Erbrechen steigert und dadurch den Kranken sehr schwächt. Ist Eis vorhanden, so läßt man gegen das Erbrechen kleine Stückchen davon schlucken. Wenn die Schmerzen oder die Wadenkrämpfe sehr heftig sind, darf Morphiumpulver gegeben werden.

Wird der Kranke hinfälliger, teilnahmloser, so suche man ihn durch Hoffmannstropfen, starken Kaffee, Portwein oder Schaumwein, im Notfall auch Branntwein zu beleben.

Erholt sich der Kranke, so lasse man alle inneren Mittel fort, gebe ihm nur dünne Schleimsuppen, aber noch nichts Festes zu essen. Hält die Besserung an, so darf Kakao, Fleischbrühe mit Ei, Mehlsuppe usw. genossen werden. Noch für längere Zeit ist nur leichte Kost zu gewähren (§ 43).

Die mit der Pflege Cholerakranker beschäftigten Personen haben sich namentlich vor der Berührung mit den Ausleerungen und den beschmutzten Wäsche- und Kleidungsstücken und sonstigen Gegenständen (z. B. Bettschüssel) in acht zu nehmen und auch sonst die in § 41 enthaltenen Vorschriften genau zu beachten. Mit den Leichen Cholerakranker ist in gleicher Weise zu verfahren, wie mit denjenigen Pestkranker. Für die Desinfektion (§ 38) kommen während der Krankheit das Erbrochene, der Stuhlgang, die Gebrauchsgegenstände und die Leib- und Bettwäsche des Kranken in Betracht, nach Ablauf der Krankheit außerdem noch die übrigen von ihm und dem Pfleger benutzten Wäsche-, Kleidungs- und anderen Gebrauchsgegenstände, der Krankenraum nebst Inhalt und vor allem der etwa von dem Kranken benutzte Abort.

Vorbeugung. Bei dem Anlaufen eines choleraverseuchten Hafens sind die im § 36 gegebenen Ratschläge sorgfältig zu beachten; häufig vermittelt infiziertes Wasser die Ansteckung, doch kann die Krankheit auch durch andere Nahrungsmittel (z. B. Milch, Gemüse, Obst) und sonstige Gegenstände (Wäsche, Kleider usw.) übertragen werden, wenn ihnen auch nur die geringsten, mit dem bloßen Auge kaum wahrnehmbaren Spuren von Choleraausleerungen anhaften. Da alle Verdauungsstörungen die Erkrankung an Cholera begünstigen, sorge man für eine möglichst geregelte Lebensweise an Bord und vermeide den Genuß von schwerverdaulichen Speisen und jedes Übermaß beim Essen und Trinken. Jede Erkrankung an Durchfall, die während des Aufenthalts in einem choleraverseuchten Hafen oder bald nachher an Bord vorfällt, ist sofort in Behandlung zu nehmen. Dem Kranken, der tunlichst abzusondern ist, ist ein besonderer, nach jedem Gebrauche zu desinfizierender Abort (oder Bettschüssel) anzuweisen. Man reiche zweimal täglich 10 bis 15 Opiumtropfen und etwas Salzsäurearznei; als Getränk werde nur ein Aufguß von Kamillen, schwarzer Kaffee oder Tee gegeben. Verschlechtert sich das Befinden des Kranken oder bessert es sich nicht in kurzer Zeit, so ist er als cholerakrank anzusehen und zu behandeln.

§ 51.

Gelbfieber.

Das Gelbfieber, eine überaus gefährliche Krankheit, kommt dauernd nur im Bereiche der Tropen in den Küstenländern von Süd-, Mittel- und den südlichen Teilen von Nordamerika und in Westafrika vor; doch ist es zur Sommerzeit auch schon in kühlere Breiten, selbst bis nach Europa verschleppt worden. Der Ansteckungsstoff wird, soweit bis jetzt bekannt, durch den Stich einer bestimmten Mückenart von Gelbfieberkranken auf gesunde Menschen übertragen. Sumpfige Gegenden und engbebaute, schmutzige Stadtviertel sind für die Mücken besonders günstige Brutstätten und deshalb bei dieser Krankheit mit Recht am meisten gefürchtet.

Verlauf. Dem Ausbruch der Krankheit geht bisweilen leichtes Unwohlsein (Mattigkeit, Appetitmangel, Verstopfung, Gliederschmerzen, Schwindelgefühl) voraus, dann setzt — wenige Tage nach der Ansteckung — plötzlich ein heftiger Schüttelfrost ein, dem ein mehrtägiges lebhaftes Fieber mit hochgradiger Abgeschlagenheit und starken Schmerzen im Körper, namentlich in der Stirne und im Kreuze, folgt. Das Gesicht ist gedunsen und rot, ebenso die Augen, welche einen glänzenden, gläsernen Ausdruck bekommen. Der Puls macht 100 bis 120 Schläge in der Minute, ist aber häufig auch auffallend verlangsamt. Der Kranke ist unruhig und ängstlich. Der Appetit ist ganz geschwunden; meist ist Verstopfung vorhanden, und oft zeigen sich schon jetzt Übelkeit, Erbrechen und Druckgefühl in der Magengrube. Als früh auftretendes eigenartiges Krankheitszeichen gilt der den Kranken umgebende Geruch, ähnlich demjenigen, welcher in Schlächterläden mit frisch geschlachtetem Fleische herrscht.

Diese Erscheinungen dauern, indem sie sich abends meist etwas steigern, zwei bis drei, selbst vier Tage; dann tritt meistens eine auffallende Änderung ein.

Die Kranken fühlen sich anscheinend besser, Kopf- und Kreuzschmerz und das Fieber nehmen ab oder hören auf, und mit dem letzteren schwinden der Durst, die Magenschmerzen, die Rötung des Gesichts und der Augen. Die Haut wird kühler und der Puls langsamer (70 bis 80 Schläge in der Minute). Leichtere Krankheitsfälle gehen nun zuweilen unter Schweiß und reichlicher Harnabsonderung der Genesung entgegen; schwerere dagegen, bei denen die scheinbare Besserung auch ausbleiben kann, treten jetzt in die eigentliche Gefahr ein.

In diesen Fällen erreicht die Körpertemperatur in der Regel wieder eine erhebliche Höhe, die Empfindlichkeit der Magengegend und das Erbrechen der genossenen Speisen und Getränke bestehen fort; an die Stelle der früher hochroten Farbe der Haut, besonders des Gesichts, tritt eine gelbliche Färbung, welche sich an dem Weißen des Auges am deutlichsten erkennen läßt und allmählich dunkler wird. Von ihr hat die Krankheit den Namen. Der Puls wird noch langsamer (ungefähr 60 Schläge in der Minute); der Harn wird dunkelbraunrot und nur in geringer Menge entleert oder bleibt ganz aus. Unter weiterer Zunahme der Magenschmerzen und bei quälendem Durste erfolgt Erbrechen blutiger Massen von dunkler, kaffeesatzartiger Beschaffenheit. Auch mit den Stuhlgängen wird schwarzes Blut entleert, oft treten sogar Blutergüsse aus Mund und Nase auf, oder es bilden sich Blutflecke in der Haut. Der Kranke sieht verfallen und erschöpft aus, ist oft bei vollem Bewußtsein, aber gänzlich teilnahmlos und niedergeschlagen. Bisweilen kommt es aber auch zu Irrereden und großer Unruhe. Zugleich leidet der Kranke meist an Schlaflosigkeit. Auch Schwerhörigkeit und sogar Taubheit werden beobachtet.

Diese Krankheitsperiode dauert meist ein bis drei Tage; der Tod pflegt zwischen dem vierten und zehnten Krankheitstag einzutreten. Genesung findet höchstens noch im Beginne statt, wenn die Gelbsucht gering bleibt; sie ist dagegen sehr selten, wenn bereits stärkeres Bluterbrechen aufgetreten ist.

Behandlung. Wenn während eines längeren Aufenthalts in gelbfieberverseuchten Häfen oder einige Zeit nach ihrem Anlaufen an Bord jemand unter Fiebererscheinungen oder auch nur mit Unwohlsein erkrankt, so ist er als gelbfieberverdächtig zu betrachten und sofort in möglichst vollständiger Weise abzusondern; dabei kommt es vor allem darauf an, daß das Bett und der Raum, in dem der Kranke untergebracht ist, einschließlich der Türen und Fenster, mit Moskitonetzen so abgedichtet werden, daß Mücken an den Kranken nicht herankommen können. Wenn nämlich die Gelbfiebermücke von einem Gelbfieberkranken in den ersten drei Tagen seiner Krankheit Blut einsaugt, so ist sie imstande, nach Verlauf von zwölf Tagen andere Personen durch ihren Stich mit Gelbfieber anzustecken; es kommt also alles darauf an, den Zutritt von Mücken zu dem Kranken in den ersten Tagen der Krankheit zu verhindern. Außerdem tut man gut, durch Verbrennen von Insektenräucherpulver die etwa vorhandenen Mücken zu töten oder doch zu betäuben, worauf die auf den Fußboden gefallenen zusammenzukehren und zu verbrennen sind. Bietet sich die Möglichkeit, so ist ein Arzt heranzuziehen und, wenn sich der Gelbfieberverdacht bestätigt, der Kranke sofort auszuschiffen. Andernfalls suche man durch sorgsame Pflege (§ 41), zu der möglichst ein Mann auszuwählen ist, der schon Gelbfieber überstanden hat, den Kranken bei Kräften zu erhalten.

Ein besonderes Heilmittel gegen das Gelbfieber kennt man bisher nicht. Man gebe zunächst 1 bis 2 Eßlöffel Rizinusöl, um die gewöhnlich vorhandene Verstopfung zu beseitigen.

Gegen das hohe Fieber der ersten Tage mache man fünf- bis sechsmal täglich kalte Einwicklungen und stetig kalte Umschläge auf den Kopf (§ 46). Gegen den Durst gebe man Wasser mit Wein oder etwas Zitronen- oder Himbeersaft oder auch Sodawasser. Gegen die Magenschmerzen und das Erbrechen nützt oft das Einnehmen von Eisstückchen oder kleinen Schlucken kalten Wassers sowie das Auflegen eines mit Senfspiritus getränkten Löschpapiers auf die Magengrube. Erfolgt keine Linderung oder hat man kein Eis, so reiche man ein Morphiumpulver. Als Nahrung diene flüssige schmale Kost.

Schweißtreibende Mittel (heiße Getränke, Kamillentee oder dgl.

in größeren Mengen) mit warmen Einpackungen sind oft von gutem Einflusse. Verläuft die Krankheit günstig, so bedarf es weiterer Heilmittel nicht. Verschlimmert sich indessen der Zustand und wird der Kranke hinfällig, so suche man ihn durch Hoffmannstropfen, starken Kaffee, Portwein oder Schaumwein, im Notfall auch Branntwein, zu beleben. Sind heftige Glieder- oder Magenschmerzen vorhanden, so tut das Auflegen von Löschpapier, mit Senfspiritus getränkt, gute Dienste.

Geht die Krankheit in Genesung über, so erhält der Kranke anfänglich nur flüssige Nahrung, Schleimsuppen, Milch, ab und an etwas guten Rotwein. Der Übergang zu festeren Speisen, weichgekochten Eiern, leichtem Weißbrot und gebratenem Fleische darf nur sehr allmählich erfolgen. Selbst bei fortschreitender Besserung sind Anstrengungen, starke Wärmeeinwirkungen sowie Durchnässungen der Kleidung noch längere Zeit zu vermeiden.

Rückfälle, welche während der Genesung oder in den darauf folgenden Wochen, wenn auch selten, vorkommen, haben meist einen ungünstigen Ausgang.

Vorbeugung. Der Gelbfieberkranke selbst ist für seine Umgebung nicht ansteckend. Wie bereits erwähnt, besteht Ansteckungsgefahr nur dann, wenn Gelbfiebermücken Gelegenheit haben, das Blut von Gelbfieberkranken in den ersten Tagen der Krankheit zu saugen und dann nach Verlauf von zwölf Tagen andere für Gelbfieber empfängliche Personen*) zu stechen. Dies kann eintreten, wenn in gelbfieberverseuchten Gegenden mit dem Ansteckungsstoffe beladene Gelbfiebermücken an Bord kommen, oder wenn auf ein Schiff, auf dem sich Mücken der in Betracht kommenden Art aufhalten, eine frisch mit Gelbfieber angesteckte Person gelangt. Es ist daher unter allen Umständen zweckmäßig, schon während der Reise durch Beseitigung aller, auch der kleinsten unnützen Süßwasseransammlungen an Bord den Mücken die Gelegenheit zur Vermehrung zu nehmen; dies hat auch während des Aufenthalts in

---

*) Besonders empfänglich ist die weiße Rasse, weniger die schwarze. Unter den Weißen sind die aus gelbfieberfreien Ländern Neuankommenden am gefährdetsten.

Gelbfieberhäfen zu geschehen, namentlich auf den dort oft lange Zeit liegenden Segelschiffen. Die Gelbfiebermücken können, außer durch unmittelbares Herüberfliegen vom Lande her, auch durch die längsseits kommenden Leichterschiffe oder mit der Ladung an Bord gelangen; besonders gefährlich sind Zuckerladungen, die eine ausgezeichnete Nahrung für die Mücken bilden, sowie Früchte und Blumentöpfe, mit denen die Einschleppung schon mehrfach beobachtet ist. Gegen das Zufliegen von Land schützt die Wahl des Ankerplatzes; der sonst von den Mücken drohenden Gefahr begegnet man zweckmäßig durch den Gebrauch von Moskitonetzen, die ihren Zweck aber nur dann erfüllen, wenn sie dicht und vollkommen unversehrt und ringsum sorgfältig befestigt sind, so daß keine Lücken zum Durchschlüpfen für die Mücken bleiben; auch muß die Netzhülle so weit sein, daß der Körper nicht dem Netze anliegt, damit die Mücken nicht durch das Netz hindurch stechen können. Bietet sich die Gelegenheit, die Schiffsmannschaft für die Zeit des Aufenthalts in dem Gelbfieberhafen an einen von Mücken und Gelbfieber freien Ort auszuschiffen, so ist dies dringend zu empfehlen. Andernfalls sind die Leute nur zu notwendigen Besorgungen an Land zu lassen, wobei sie das Betreten der Stadtviertel mit engen und dumpfen Häusern, in denen gewöhnlich die Matrosenkneipen und die Bordelle liegen, zu vermeiden haben; unter keinen Umständen dürfen die Leute über Nacht an Land bleiben, da abends die Mücken am liebsten stechen, mithin die Gefahr der Ansteckung besonders groß ist. Deshalb ist auch der nächtliche Aufenthalt an Deck und das Schlafen an Deck ohne Moskitonetz zu vermeiden.

Dagegen, daß mit Gelbfieber angesteckte Personen an Bord kommen, schützt man sich am besten, indem man die Anmusterung neuer Leute in Gelbfieberhäfen möglichst vermeidet und alle an Bord gekommenen Personen in den ersten Tagen ihres Aufenthalts auf ihren Gesundheitszustand genau beobachtet; zeigen sie irgend welche Erscheinungen von Unwohlsein oder auch nur erhöhte Körpertemperatur, so sind sie als gelbfieberverdächtig zu erachten (s. S. 97 oben).

Zur Vernichtung der Mücken dienen gründliche Ausräucherungen mit Insektenpulver und Ausschwefelungen; die dabei auf den Fußboben fallenden Mücken sind zusammenzukehren und zu verbrennen. Auch nach Abfahrt des Schiffes aus einem Gelbfieberhafen ist fortgesetzt in den ersten Tagen in den Räumen des Schiffes, besonders den Wohn= und Schlafräumen, auf Vertilgung etwa an Bord befindlicher Mücken zu achten.

§ 52.

Wechselfieber.

Das Wechselfieber (Malaria, auch Sumpffieber oder Küstenfieber genannt) wird durch kleinste Lebewesen hervorgerufen, die in das Blut bisher fieberfreier Menschen durch die Stiche gewisser, in fast allen heißen Ländern und auch in den gemäßigten Zonen vorkommender Mücken übertragen werden, wenn diese vorher Malariakranke gestochen haben. Diese Mücken zeichnen sich dadurch aus, daß sie das Licht scheuen; sie stechen daher mit Vorliebe im Dunkeln, abends und nachts. Erst etwa zwei Wochen nachher beginnt die Krankheit mit heftigen Erscheinungen sich bemerkbar zu machen (s. unten). Der ersten Erkrankung schließen sich oft nach einigen Wochen oder Monaten, ohne daß eine neue Übertragung des Krankheitserregers stattgefunden zu haben braucht, Rückfälle an. Sie erscheinen gewöhnlich als Folge besonderer Gelegenheitsursachen, wie Übernachten im Freien, Durchnässungen, Erkältungen, Trunkenheit usw.

Es gibt drei Hauptformen des Wechselfiebers, deren Erreger sich voneinander unterscheiden; bei der ersten Form treten die Fieberanfälle jeden zweiten, bei der zweiten Form jeden dritten Tag auf, während die dritte Form sich durch die Heftigkeit der Fieberanfälle und die Kürze der fieberfreien Zeit auszeichnet. Diese letzte Form herrscht besonders häufig in den Tropen vor (Tropenfieber), während die beiden anderen auch in der gemäßigten Zone erworben werden können.

Hinsichtlich des Verlaufs und der Behandlung unterscheidet man zweckmäßig das Wechselfieber der gemäßigten Zonen von dem Tropenfieber.

a) Das Wechselfieber der gemäßigten Zonen.

Verlauf. In der Regel beginnt der Anfall mit einem ein bis zwei Stunden dauernden Schüttelfrost; ihm folgt ein drei bis fünfstündiges Hitzestadium, worauf dann Schweiß eintritt. Während des Frostes und der Hitze steigt die Körperwärme auf 38,5 bis 41,5° C, während des Schweißstadiums sinkt sie wieder auf 37,5 bis 36,5° C. Solche Anfälle dauern gewöhnlich mehrere, im ganzen sechs bis zehn Stunden und wiederholen sich meistens um dieselbe Zeit, und zwar einen um den anderen Tag oder jeden Tag, seltener an jedem vierten Tage oder noch seltener zweimal täglich. Nicht immer ist sowohl Frost, wie Hitze und Schweiß vorhanden. Es können auch eine oder sogar zwei dieser Erscheinungen fehlen oder durch ein anderes Krankheitszeichen ersetzt sein. Wenn in regelmäßigen Zeiträumen Kopfschmerz, Zahnweh, Gesichtsschmerz, Magenschmerzen oder ähnliche krankhafte Erscheinungen bei einem Menschen auftreten, der früher an Wechselfieber gelitten hat oder sich an Orten aufgehalten hat, an denen diese Krankheit herrscht, so ist an verstecktes Wechselfieber zu denken und eine entsprechende Behandlung zu versuchen.

Behandlung. Solange der Frost anhält, sorgt man dafür, daß der Kranke gut zugedeckt ist, und läßt ihn reichlich heißen Tee u. dgl. genießen; im Hitzestadium sind kühlende Getränke, z. B. Zitronenwasser, zu verabreichen. Erst gegen Ende des Fieberanfalls, wenn die Körperwärme wieder auf 38° C gesunken ist, erhält der Kranke ein Chininpulver (1 g) und nach Verlauf von zwölf Stunden ein zweites Pulver; diese Zeit der Chinineinnahme ist genau innezuhalten, da das Chinin sonst nutzlos, ja geradezu schädlich sein kann. Es ist deshalb durch regelmäßige Messung mit dem Thermometer, mindestens alle drei Stunden, die Körpertemperatur festzustellen. Bei jedem weiteren Anfall geht man in gleicher Weise vor. Auch wenn kein weiterer Anfall mehr erfolgt, soll man noch während 6 Tage nach dem letzten Anfall jeden Tag ein Chininpulver nehmen lassen, ebenso am 10., 11. und 12. und am 19., 20. und 21. Tage nach dem letzten Anfall; wird das Chinin in der Menge von 1 g auf einmal schlecht vertragen, so kann man das Pulver auch in mehrere (etwa fünf) Portionen verteilt im Laufe des Tages in Oblaten oder auch in Lösung (§ 45 Nr. 7) geben. Tritt nach der Einnahme des Chinins alsbald Erbrechen ein, so muß der Kranke in ruhiger Rückenlage die gleiche Menge nochmals einnehmen. Am besten läßt man etwas Salzsäurearznei (§ 45 Nr. 28) hinterher trinken. Bei besonders starkem Brechreiz kann man eine Viertelstunde vor dem Einnehmen des Chinins 8 bis 10 Opiumtropfen (§ 45 Nr. 20) geben.

b) Tropenfieber.

Verlauf. Das Tropenfieber beginnt wie das Wechselfieber der gemäßigten Zonen meist mit einem Schüttelfroste, dem Hitze folgt; der Hitzezustand hält dann aber gewöhnlich länger an, die fieberfreie Zeit ist oft nur sehr kurz. Das Befinden der Kranken ist viel schlechter, die Schädigung des Körpers viel nachhaltiger als bei jenem. Die Kranken fühlen sich elend, klagen über Kopfschmerzen, Gliederschmerzen, Appetitlosigkeit und starken Durst, hin und wieder stellt sich auch eine leichte Gelbfärbung der Haut ein. Entweder beginnt nach einiger Zeit (zwei bis vier Wochen) die Körperwärme morgens zu sinken, um dann allmählich auch abends niedriger zu werden, als Zeichen eintretender Genesung, oder das Fieber bleibt in gleicher Heftigkeit bestehen und führt durch den Kräfteverlust schließlich zum Tode. In schweren Fällen können die Kranken schon in den allerersten Tagen der Krankheit erliegen.

Behandlung. Der Kranke wird möglichst bequem und luftig gelagert und während des Anfalls in derselben Weise versorgt wie es vorher unter a) angegeben ist. Steigt die Körperwärme auf 40° C oder darüber, so ist der Kranke kalt einzuwickeln (§ 46); bisweilen sind auch schon kalte Umschläge auf Kopf und Brust von Nutzen. Auch hier ist Chinin das wirksame Heilmittel, wenn es nach dem Anfall gegeben wird, sobald die Körperwärme auf 38° C gesunken ist. Der Gang des Fiebers ist durch regelmäßige Messungen der Körpertemperatur mit dem Thermometer (alle drei Stunden) zu überwachen. Man gibt zunächst ein Chininpulver (1 g). Dauert das Fieber mehr als zehn Stunden an, so ist ein zweites Chininpulver schon sechs

Stunden nach dem erften zu reichen. Bei eintretendem Erbrechen nach der Chiningabe verfahre man wie oben unter a) angegeben. Nach dem Anfall gebe man noch 6 bis 7 Tage lang je 1 g Chinin weiter. Jeder weitere Anfall wird in derfelben Weife behandelt.

Um Rückfällen vorzubeugen, laffe man den Kranken in den erften fechs Wochen nach dem letzten Anfall noch in folgender Weife Chinin weiter nehmen: Wenn bereits fieben Tage lang Chinin gegeben ift, fetzt man zunächft drei Tage damit aus, gibt an den nächften drei Tagen wieder je 1 g Chinin, fetzt dann vier Tage lang aus, gibt darauf wieder drei Tage hintereinander je 1 g Chinin und fchaltet weiter zwifchen je drei Chinintage fünf-, fechs- und fiebentägige Paufen ein; auch hierbei kann das Chinin, wenn es fchlecht vertragen wird, anftatt auf einmal in ganzer Menge (1 g) in mehreren (bis zu fünf) über den Tag verteilten Portionen gegeben werden [vgl. bei a) „Behandlung"].

Sobald fich Anzeichen von Schwarzwafferfieber (§ 53) zeigen, ift mit dem Chinin auszufetzen. Perfonen, die fchon Schwarzwafferfieber gehabt haben, ift Chinin nur dann zu geben, wenn es außer Zweifel fteht, daß fie es vertragen; am beften ift in folchen Fällen die Entfcheidung einem erfahrenen Arzte zu überlaffen (§ 53).

Die Diät fei knapp (§ 43); beffert fich das Befinden des Kranken, fo erhält er vermehrte Koft. Befteht Verftopfung, fo ift, nötigenfalls durch Rizinusöl oder Kliftiere, für regelmäßigen Stuhlgang zu forgen.

Es dauert oft recht lange, bis der Kranke fich von fchwerem Tropenfieber und feinen Folgen — allgemeine Schwäche, Blutarmut, Milzvergrößerung, Leberleiden — erholt. Dies ift namentlich der Fall bei Kranken, welche unrichtig oder ungenügend behandelt worden find. Jede Erkrankung an Tropenfieber bedarf deshalb der forgfältigften Behandlung.

Vorbeugung. Da die Krankheitserreger durch den Stich von Mücken übertragen werden, ift der Schutz vor Mücken das wichtigfte Vorbeugungsmittel. In Malariagegenden ift deshalb der Ankerplatz fo zu wählen, daß das Schiff entfernt vom Lande liegt und von der Seebrife getroffen wird; befonders ift die Nähe von ftehenden Gewäffern, Tümpeln, Teichen und Sumpfgegenden zu vermeiden. Wie vorher bemerkt ist, stechen die Malariamücken mit Vorliebe abends und nachts. Man muß deshalb zu dieser Zeit besonders auf der Hut sein, indem man an Bord von dichten Moskitonetzen Gebrauch macht und namentlich auch die Fußknöchelgegenden durch hoch schließendes Fußzeug schützt. Der Aufenthalt an Land ist auf die Tageszeit zu beschränken. Ausflüge zu Boot, Jagdzüge u. dgl. sind möglichst zu unterlassen; der Besuch von dumpfen Eingeborenenhütten und ähnlichen Räumen ist zu vermeiden, da sich dort Malariamücken fast regelmäßig aufhalten. Von Person zu Person ist die Krankheit nicht übertragbar. Leute, die einmal davon befallen sind, erleiden leicht Rückfälle, ohne daß eine neue Ansteckung stattgefunden hat, namentlich geben Erkältungen und Durchnässungen dazu Anlaß, vor denen sie sich deshalb in acht zu nehmen haben.

In Fiebergegenden kann sich der bisher nicht von Malaria Befallene durch regelmäßiges Einnehmen von Chinin vor der Krankheit schützen; jedoch muß der Chiningebrauch genau nach besonderer ärztlicher Vorschrift stattfinden. Personen, die längeren Aufenthalt in den von der Malaria heimgesuchten Ländern nehmen wollen, tun gut daran, schon in der Heimat sich vom Arzte daraufhin untersuchen zu lassen, ob sie die für den Malariaschutz oder die Behandlung der Malaria nötigen Chininmengen ohne Beschwerden vertragen können. Große Empfindlichkeit auch gegen kleine Mengen des Mittels macht für den Aufenthalt in den Tropen ungeeignet.

§ 53.
Schwarzwasserfieber.

Die als Schwarzwasserfieber bezeichnete Erkrankung kommt nicht selten an der Ostküste von Mittel- und Südamerika, auf den Antillen und Neuguinea, besonders häufig aber an den flachen Küsten des tropischen Afrikas, zumal an der Westküste, also in Gegenden vor, in denen auch das tropische Wechselfieber am schlimmsten auftritt. Sehr wahrscheinlich besteht ein Zusammenhang zwischen beiden Erkrankungen, da das Schwarzwasserfieber meist Personen betrifft, die schon wiederholt an Tropenfieber gelitten haben; gewöhnlich tritt es während eines solchen Anfalls auf (§ 52).

Verlauf. Die Erkrankung setzt meist mit einem Schüttelfrost ein; der Kranke ist unruhig, dabei oft etwas benommen und klagt über Übelkeit; bald stellt sich fast unstillbares Erbrechen mit Beklemmungen und mehr oder weniger starker Gelbfärbung der Haut ein. Das Fieber ist meist unregelmäßig. Der Harn ist in schweren Fällen gleich nach dem Auftreten des Fiebers dunkelschwarzrot bis schwarz gefärbt — daher der Name der Erkrankung — und gibt beim Schütteln einen roten Schaum.

In leichten Fällen ist der Anfall in sechs Stunden beendet, in schweren kann das Fieber tagelang dauern. Ein ungünstiges Zeichen ist es, wenn nur wenig oder kein Harn mehr entleert wird.

Behandlung. Falls die Erkrankung während eines mit Chinin behandelten Anfalls von Wechselfieber oder sonst während eines Zeitraums auftritt, in dem Chinin genommen wird, so ist zunächst der weitere Gebrauch des Chinins einzustellen. Gegen den Brechreiz wende man Senfspiritus (§ 45 Nr. 29) äußerlich an, indem man ein handgroßes Stück Löschpapier damit anfeuchtet und auf die Magengegend legt; hat man Eis aus destilliertem Wasser zur Verfügung, so lasse man davon kleine Stücke schlucken, sonst gebe man gut gekühlte Getränke, wie überhaupt die Zufuhr reichlicher Mengen von Flüssigkeit, wie Sodawasser, Selters, Apollinaris, zu empfehlen ist. Die drohende Herzschwäche wende man durch innerliche Verabreichung von Hoffmannstropfen oder starkem Kaffee oder Wein ab.

Vorbeugung. Bei dem oben erwähnten Zusammenhange mit dem Wechselfieber ist es von Bedeutung, daß jeder Malariaanfall sorgfältig behandelt, namentlich die Chininkur regelrecht durchgeführt wird. Ist jedoch bei einer Person einmal nach dem Gebrauche von Chinin oder einem anderen Arzneimittel Schwarzwasserfieber aufgetreten, so darf sie das betreffende Arzneimittel erst dann wieder gebrauchen, wenn durch einen Arzt festgestellt worden ist, daß die Empfindlichkeit gegen das Mittel bei ihr geschwunden ist. Wie groß die Einzelgabe des Mittels in einem solchen Falle zu bemessen ist, damit dieses ohne Schaden weiter gebraucht werden kann, muß stets der Arzt entscheiden.

§ 54.

Pocken.

Die Pocken (Blattern) sind eine sehr ansteckende und gefährliche Krankheit, die durch den Verkehr mit Pockenkranken sowie durch Personen und Gegenstände, die mit ihnen in Berührung gekommen sind, übertragen wird.

Verlauf. Die Krankheit beginnt in der Regel 10 bis 13 Tage nach der Ansteckung mit meist hohem, von einem Schüttelfrost eingeleiteten Fieber von 39,5 bis 40° C. Der Kranke fühlt sich abgeschlagen und klagt über heftige Schmerzen im Kopfe und namentlich im Kreuze und Rücken. Erbrechen fehlt selten. Dieser Zustand dauert bis zu drei Tagen. In manchen Fällen zeigen sich schon in diesem Krankheitsstadium masern- oder scharlachartige Flecke am Unterleib und den Oberschenkeln. Gelegentlich kommt es auch zu starken Blutungen (Nasenbluten). Treten diese Erscheinungen bei Personen auf, welche einer Pockenansteckung ausgesetzt gewesen sind, so ist mit großer Wahrscheinlichkeit anzunehmen, daß es sich um diese Krankheit handelt.

Am vierten Krankheitstage kommt unter Fiebernachlaß der eigentliche Pockenausschlag zum Vorscheine. Es bilden sich rote Knötchen, die zuerst im Gesichte, dann am Rumpfe, später an den übrigen Körperteilen auftreten. Aus den Knötchen entwickeln sich allmählich Bläschen, welche sich mehr und mehr erheben, die Haut schwillt an, und es entstehen spannende, brennende Schmerzen. Unter Umwandlung des Inhalts der Bläschen in Eiter bilden sich Pusteln. Wenn diese Pusteln dicht stehen, kann der Kranke durch die Anschwellung des Gesichts, das dann wie mit einer eitrigen Maske überzogen erscheint, vollkommen unkenntlich werden; die Augen bleiben tagelang geschlossen. Auch die inneren Teile des Körpers werden befallen; durch die Entwicklung von Pockenpusteln im Rachen und in der Luftröhre wird das Schlucken und die Atmung erschwert. Die Kranken verbreiten einen unangenehmen Geruch, der von Schweiß und Eiter herrührt. In diesem gefährlichsten Zeitraum steigt das Fieber von neuem. Nicht selten verfallen die Kranken in tobsüchtige Unruhe, so daß sie, falls sie nicht sorgsam überwacht werden, leicht gewaltsame Handlungen begehen und Fluchtversuche machen.

Aus den Pockenpusteln entwickeln sich schließlich braune Krusten, die sich langsam unter Hinterlassung der bekannten Pockennarben abstoßen. Nicht selten wird auch die Hornhaut des Auges Sitz von Pockenpusteln, was zur Erblindung führen kann. Manchmal treten auch Erkrankungen innerer Teile, beispielsweise der Lungen, auf und verschlimmern den Krankheitsverlauf. Greift die Erkrankung auf das Gehörorgan über, so ist dauernde Schwerhörigkeit oder sogar Taubheit zu befürchten.

In einer Reihe von Fällen nehmen die Pocken trotz schwerer Anfangserscheinungen nicht den schweren Verlauf, sondern eine mildere Form an, wobei nur wenige kleine Bläschen an den verschiedenen Körperteilen, besonders im Gesichte, zum Vorschein kommen.

Behandlung. Der Kranke ist sofort mit einem Pfleger streng abzusondern und, wenn es irgend geht, an Land und in ein Krankenhaus zu schaffen; zur Pflege ist womöglich eine Person zu wählen, die selbst schon die Pocken gehabt hat oder die in letzter Zeit, spätestens vor fünf Jahren, mit Erfolg geimpft ist. Alle an Bord befindlichen Personen sind, wenn ein Arzt zu erreichen ist, so bald als möglich von diesem mit Schutzpockenlymphe zu impfen (s. unten). Dem Kranken gebe man reichlich kühles Getränk bei schmaler Kost, gegen das Fieber kalte Umschläge auf den Kopf, kühle Einwicklungen und Bäder (§ 46). Von günstigem Einfluß auf die Erkrankung der Haut und die Vernarbung der Pockenpusteln ist die Beleuchtung des Krankenraums mit rotem Lichte (Lampen mit rotem Glase, rote Vorhänge usw.). Auf die von dem Pockenausschlag am meisten betroffenen Körperstellen kann man zweckmäßig Kaltwasserumschläge legen. Gegen das lästige Jucken bei der Eintrocknung empfehlen sich lauwarme Bäder, das Aufkratzen während der Nacht kann man dadurch verhindern, daß man die Hände mit Verbandmull umwickelt und auf die betroffenen Körperstellen Stücke Verbandmull oder Mullbinden, die mit Vorsalbe bestrichen sind, auflegt. Sofern der Kranke dazu imstande ist, lasse man mit Kaliumchloratlösung (Mundwasserpulver, § 45 Nr. 19) mehrmals täglich gurgeln; sonst benutze man zur Reinigung von Mund und Nase Wattebäuschchen oder Läppchen, die, wie auch das Verbandzeug, sofort nach dem Gebrauche zu verbrennen oder in verdünntes Kresolwasser zu legen und über Bord zu werfen sind. Leib= und Bettwäsche sind häufig zu wechseln und dann sofort zu desinfizieren (§ 38 zu II a).

Der Ansteckungsstoff ist hauptsächlich in dem Inhalt der Bläschen und Pusteln enthalten; er ist sehr widerstandsfähig und bleibt in getrocknetem Zustand lange wirksam. Auch die Hautabgänge sind sehr ansteckend, sie müssen gesammelt und in gleicher Weise wie die Verbandstücke (s. oben) durch Verbrennen usw. unschädlich gemacht werden. Im übrigen sind wegen der großen Ansteckungsgefahr während der Erkrankung alle die in § 38 unter II aufgeführten Gegenstände sorgfältig zu desinfizieren.

Der Genesende ist solange für seine Umgebung gefährlich als Krusten und Borken sich noch an seinem Körper befinden; er soll sich deshalb wiederholt gründlich mit Seife abwaschen und baden; das dabei benutzte Wasser ist sofort in See ablaufen zu lassen oder nach Desinfektion über Bord zu gießen, die Wanne und die sonst gebrauchten Gegenstände sind zu desinfizieren.

Auch von Pockenleichen kann eine Ansteckung leicht erfolgen; es ist deshalb genau nach der im § 38 unter III c gegebenen Vorschrift mit ihnen zu verfahren.

Kleidungsstücke, Wäsche und sonstige Gebrauchsgegenstände von Pockenkranken dürfen unter keinen Umständen wieder in Benutzung genommen oder an andere abgegeben werden, ehe sie desinfiziert sind. Auch die Kleidung und Wäsche des Pflegers und die sonst bei der Wartung und Pflege benutzten Gegenstände sind zu desinfizieren, ebenso der Krankenraum (§ 38 unter III).

Vorbeugung. Das beste Schutzmittel gegen die Erkrankung an den Pocken ist die Schutzpockenimpfung. Fast immer bleiben Personen, welche innerhalb der letzten zehn Jahre mit Erfolg geimpft oder wiedergeimpft worden sind, von den Pocken verschont oder werden nur leicht von dieser Krankheit befallen. Die Gefahr zu erkranken ist um so geringer, je frischer der durch die Impfung erworbene Schutz ist.

Da jedoch von jedem noch so leichten Pockenfalle, ja selbst durch anscheinend Gesunde, die Krankheit in ihrer schwersten Form auf andere übertragen werden kann, ist in Häfen, in welchen die Pocken herrschen, der Verkehr mit dem Lande auf das Notwendigste zu beschränken, ferner auch zu verhindern, daß alte und gebrauchte Gegenstände an Bord kommen, es sei denn, daß sie ihrer Herkunft nach ganz unverdächtig sind. Außerdem empfiehlt es sich, schon vor Antritt der Ausreise des Schiffes nach einem solchen Hafen durch einen Arzt mit Schutzpockenlymphe alle Leute impfen zu lassen, welche weder die Pocken überstanden haben noch innerhalb der letzten fünf Jahre geimpft oder wiedergeimpft sind.

§ 55.

Fleckfieber.

Das Fleckfieber (englisch typhus fever) ist eine in hohem Grade ansteckende Krankheit, die in früheren Zeiten auf Schiffen als sog. Schiffstyphus häufig vorkam; sie wird bisweilen auch als Flecktyphus bezeichnet, hat jedoch mit Unterleibstyphus (englisch typhoid oder enteric fever, vgl. § 57) nichts zu tun.

Die Übertragung des Fleckfiebers kann von Person zu Person stattfinden und erfolgt hauptsächlich durch Verkehr mit Fleckfieberkranken, selbst ohne unmittelbare Berührung. Der Ansteckungsstoff kann aber auch an allen Personen und Gegenständen, welche mit dem Kranken in Berührung gekommen sind, haften, wie an gebrauchter Leib- und Bettwäsche, Kleidungsstücken, Betten, Polstern, Teppichen, Vorhängen usw. Auch kann der Ansteckungsstoff durch den Pfleger, ohne daß dieser selbst erkrankt, auf andere übertragen werden. Wahrscheinlich geschieht die Übertragung der Krankheit vor allem durch Ungeziefer (Läuse u. dgl.), das den Ansteckungsstoff aus dem Körper des Kranken in sich aufnimmt und auf Gesunde entweder unmittelbar am Krankenbett oder durch Vermittlung von Wäsche, Kleidung usw. überträgt.

Verlauf. Die Erkrankung an Fleckfieber tritt ungefähr eine bis zwei Wochen nach Aufnahme des Ansteckungsstoffs auf. Nachdem während einiger Tage als Vorboten Kopfweh, allgemeine Mattigkeit und Gliederschmerzen vorausgegangen sind, beginnt die eigentliche Erkrankung meist plötzlich mit einem heftigen Schüttelfrost und hohem Fieber (40 bis 41° C). Der Kranke bekommt ein gerötetes Gesicht, wird leicht benommen und verfällt in einen schlafsüchtigen Zustand, zeigt auch wohl die Neigung, im Fieberwahne das Bett zu verlassen.

Zwischen dem dritten und fünften Krankheitstage treten auf der Haut, besonders an Brust und Bauch, zahlreiche rötliche bis linsengroße Flecke auf, welche zu dem Namen Fleckfieber Veranlassung gegeben haben. Mit halb offenem Munde und Auge, trockener brauner Zunge, in tiefer Benommenheit liegt der Kranke völlig teilnahmlos da und zeigt einen hohen Grad von Schwäche und Erschöpfung. Auch besteht eine heftige nervöse Unruhe. Die Stimme bekommt einen heiseren Klang.

Bei günstigem Verlaufe tritt gegen Ende der zweiten Krankheitswoche unter reichlichem Schweiße plötzlich die Entfieberung ein. Während der Genesung blättert die Haut kleinschuppig ab.

Neben schweren Fällen kommen mitunter so leichte Erkrankungen an Fleckfieber vor, daß sie mit Masern verwechselt werden können. Für die Verbreitung der Seuche sind sie ebenso gefährlich wie die schweren Fälle.

Behandlung. Wegen der großen Ansteckungsgefahr ist jeder Fleckfieberkranke womöglich auszuschiffen und bis dahin mit seinem Pfleger streng abzusondern; alle mit dem Kranken in Berührung gewesenen Gegenstände sind zu desinfizieren. Dem Kranken gebe man reichlich kühles Getränk und schmale Kost (§ 43), gegen die oft heftigen Kopfschmerzen mache man kalte Umschläge auf den Kopf oder lege einen Eisbeutel auf; ist das Fieber heftig, so suche man es durch kalte Einwicklungen oder Bäder zu vermindern (vgl. § 46).

Solange Abschuppung besteht, ist der Kranke noch für seine Umgebung gefährlich; er hat daher häufig Gebrauch von Bädern und Seifenabwaschungen zu machen, das dazu benutzte Wasser ist sofort über Bord zu gießen (im Hafen vorher zu desinfizieren), die Wanne usw. zu desinfizieren. Der Krankenraum ist nach der Räumung ebenso wie die Kleidung, Wäsche usw. des Kranken und des Pflegers einer Desinfektion zu unterwerfen (vgl. § 38). Stirbt der Kranke, so ist seine Leiche unter den in § 38 unter III c angegebenen Vorsichtsmaßregeln zu bestatten.

Vorbeugung. Herrscht Fleckfieber in einem Hafen, so ist der Verkehr mit dem Lande auf das Notwendigste zu beschränken; das Betreten der befallenen Ortsteile ist zu vermeiden. Ereignen sich während des Aufenthalts in einem solchen Hafen oder innerhalb zweier Wochen danach mit heftigem Fieber einsetzende Erkrankungen, so ist anzunehmen, daß es sich um Fleckfieber handelt, und sofort in der oben beschriebenen Weise (Absonderung oder Ausschiffung usw.) vorzugehen. Auf körperliche Reinlichkeit und Schutz vor Ungeziefer ist besonders zu achten. Wegen Vertreibung von Läusen vgl. § 147.

§ 56.
Ruhr (Dysenterie).

Die Ruhr wird namentlich durch Wasser, rohes Obst und rohe Gemüse hervorgerufen, wenn sie mit Ruhrkeimen (Ruhrbazillen, Ruhramöben) verunreinigt waren. Von dem Kranken werden die Ruhrkeime mit den Darmentleerungen ausgeschieden.

Verlauf. Die Ruhr beginnt fast immer mit unbedeutendem Durchfall, sehr bald aber kommen Schmerzen im Leibe und am After, namentlich ein heftiger und schmerzhafter Drang zur Stuhlentleerung hinzu. Die Entleerungen sind nicht mehr kotig, sondern wässerig, mit schleimigen Flocken und Blut gemischt; sie erfolgen häufig und zeichnen sich dadurch aus, daß der Stuhldrang auch nachher nicht aufhört, so daß der Kranke das Gefühl hat, daß nur eine unvollständige Entleerung stattgefunden habe.

Fieber ist oft vorhanden und von unregelmäßigem Verlauf, in der Regel aber nicht hoch. Die Krankheit dauert in milden Fällen 8 bis 14 Tage, in ernsteren 3 bis 4 Wochen; die schwersten Fälle können in wenigen Tagen tödlich verlaufen.

Wendet sich die Krankheit zum besseren, so lassen die Leibschmerzen nach, die Anzahl der Stühle wird geringer, und Blut und Schleim verschwinden. Oft aber bleibt sogenannte chronische Ruhr zurück, indem ein, wenn auch nur geringer schleimiger Durchfall weiter besteht; der Kranke kann sich nicht erholen, und bei der geringsten Veranlassung wird der Durchfall wieder stärker. In schlimmen Fällen können die Kranken dann noch durch Entkräftung zugrunde gehen.

Bisweilen entstehen während oder nach der Ruhrkrankheit Druck und Schmerzen in der Lebergegend; sie beruhen auf einer Leberentzündung, welche auch in Eiterung überzugehen vermag und sehr gefährlich ist.

Behandlung. Erkrankungen an Ruhr sollten ebenso wie Erkrankungen an Pest und Cholera sobald als möglich ärztlicher Behandlung zugeführt werden. Der Kranke bleibe mit warm eingehülltem Leibe im Bette. Es ist darauf zu achten, daß der Kranke auch bei dem häufigen Verlassen des Bettes infolge des ständigen Stuhldranges bedeckt bleibt und sich nicht erkältet. Bei Leibschmerzen sind auch warme Breiumschläge von Nutzen. Ist die Erkrankung ganz frisch, so gebe man einen Löffel Rizinusöl morgens und nachmittags an den ersten beiden Tagen, später nur morgens, bis der Stuhlgang frei von Blut und Schleim ist. Außerdem verabreiche man täglich ein halbes Brechwurzelpulver (Jpekakuanhapulver) in Oblaten oder etwas warmem Wasser. Um das oft darnach eintretende Erbrechen zu vermeiden, lasse man den Kranken nach dem Einnehmen möglichst ruhig auf dem Rücken liegen und 3 bis 4 Stunden nichts genießen. Wird das Pulver sofort erbrochen, so gebe man zunächst ein Morphiumpulver und eine Viertelstunde darauf wieder ein halbes Brechwurzelpulver. Wenn das Pulver gut vertragen wird, so gebe man es täglich 1 bis 2 mal, solange im Stuhlgang noch Blut und Schleim vorhanden sind. Bricht der Kranke jedoch fortgesetzt nach dem Einnehmen, so gebe man statt des Brechwurzelpulvers dreimal täglich eine Messerspitze voll Stopfpulver (basisches Wismutnitrat). Bei sehr heftigen und durch warme Umschläge nicht zu mildernden Schmerzen kann man ein Morphiumpulver oder 5 bis 10 Opiumtropfen geben, besonders abends.

Das Hauptaugenmerk ist auf die richtige Ernährung des Ruhrkranken zu richten. Am besten ist abgekochte warme Milch, frisch oder kondensiert, ohne Zucker, aber nötigenfalls mit Zusatz von Tee, Kaffee oder Kakao, falls Milch allein nicht vertragen wird. Außerdem kann man Schleimsuppen, Fleischbrühe und schleimige lauwarme Getränke geben. Ein Zusatz von Eiern oder Kranken-

nährmitteln zu dieser Nahrung ist erst erlaubt, wenn der Stuhlgang blutfrei geworden ist. Erst wenn alle ruhrartigen Erscheinungen im Stuhle verschwunden sind und der Stuhlgang wieder die
gewöhnliche feste Form ohne Schleim und Blut zeigt, ist ein vorsichtiger Übergang zu fester Nahrung zu versuchen. Alle von der
Ruhr Genesenen sollten noch lange Zeit hindurch eine wollene
Leibbinde tragen und sich vor Ernährungsfehlern, Erkältungen
und Verdauungsstörungen hüten. Auch geistige Getränke sind bei
der Ruhr zu vermeiden. Bei der großen Bedeutung der Fliegen
für die Übertragung der Ruhr vom Kranken auf Gesunde, besonders
in den heißen Ländern, muß auf schnelle Beseitigung der Entleerungen des Ruhrkranken und auf möglichste Abwehr der
Fliegen von dem Kranken und seinen Ausscheidungen geachtet
werden.

Vorbeugung. In Häfen, in denen die Ruhr herrscht,
sind die im § 36 angegebenen Vorsichtsmaßregeln anzuwenden,
besonders ist auf einwandfreie Bezugsquellen für Wasser und
Proviant zu achten; es empfiehlt sich, alle dorther bezogenen
Nahrungsmittel (auch Wasser, Milch und dgl.) nur in durch-
gekochtem Zustand zu genießen. Die Beköstigung sei die ge-
wohnte, jedoch gebe man möglichst wenig Salzfleisch und Hülsenfrüchte, vielmehr leichtere Kost, namentlich Frischproviant, präserviertes Fleisch und dgl.

In Ruhrgegenden ist auch das Baden im Teich-, See-, Fluß-
und Hafenwasser zu verbieten, an seine Stelle trete ein Abwaschen des
ganzen Körpers mit gutem Wasser aus den Vorräten des Schiffes.
Muddiger Ballast und nasses Holz aus solchen Häfen ist zu meiden;
das Laden von Holz ist dann besser durch Eingeborene als durch die
Mannschaft auszuführen.

Die mit der Pflege Ruhrkranker beschäftigten Personen haben
sich vor der Berührung mit deren Ausleerungen und den damit beschmutzten Wäschestücken und sonstigen Gegenständen in acht zu
nehmen; für die Desinfektion kommen dieselben Gegenstände wie
bei Cholera (§ 50) in Betracht.

§ 57.

Unterleibstyphus.

Der Unterleibstyphus (auch schlechthin Typhus oder Darmtyphus, Nervenfieber oder Schleimfieber, englisch typhoid oder enteric fever genannt) wird durch den Typhusbazillus hervorgerufen, welcher von den Typhuskranken hauptsächlich mit den Darmentleerungen und dem Harne, zuweilen auch mit dem Auswurf, dem Nasenschleim und dem Speichel (beim Husten, Niesen, Erbrechen) ausgeschieden wird.

Zur Übertragung der Krankheit genügen selbst Spuren der von Typhuskranken herrührenden Ausscheidungen. Gelangen diese auf die Leib- und Bettwäsche, die Kleider, den Fußboden, auf Eß- und Trinkgeschirre, in Milch, auf Gemüse, Obst, Salat und dergleichen, so können sie leicht von anderen Personen aufgenommen werden. Auch kann der Krankheitsstoff durch Wasser, welches beim Abspülen von Eß- und Trinkgeschirren mit Typhuskeimen verunreinigt wurde, weiter verbreitet werden. Ferner können Fliegen die Zwischenträger bilden. Eine Übertragung durch beschmutzte Gebrauchsgegenstände ist um so leichter möglich, als die Kranken im bewußtlosen Zustand die Entleerungen nicht selten unter sich gehen lassen. Häufig wird auch durch verunreinigtes Trinkwasser die Krankheit auf Gesunde übertragen. Ist der Ansteckungsstoff einmal ins Wasser (Brunnen, Tanks, Hafenwasser) gelangt, so kann er dort lange wirkungsfähig bleiben; in belebten Häfen darf das Hafenwasser in der Regel als typhusinfiziert gelten.

Verlauf. Die Krankheit beginnt schleichend mit Kopfweh, Appetitlosigkeit und Mattigkeit. Alsdann stellen sich Fieber, Frösteln und Hitze ein, nach deren Beginne die meisten Kranken bald bettlägerig werden. Daneben treten Durchfälle von hellgelber Farbe auf, das Fieber nimmt von Tag zu Tag zu und steigt gegen Ende der ersten Krankheitswoche bis zu 40° und höher. Der Kranke wird von starkem Durste gequält, seine Zunge ist, ebenso wie die Lippen, trocken und oft mit dicken braunen Borken belegt, sein Schlaf unruhig. In der zweiten Woche, während welcher das Fieber gleichmäßig hoch zu sein pflegt, erfolgt meist eine erhebliche Abnahme der Kräfte, auch treten Erſcheinungen von ſeiten des Nervenſyſtems, wie Benommenheit oder tobſüchtige Unruhe, auf. Zu dieſer Zeit zeigen ſich auf der Bruſt, dem Bauche, häufig auch an den Oberſchenkeln vereinzelte flohſtichähnliche hochrote Flecke, welche auf Fingerdruck verſchwinden, jedoch beim Nachlaß des Druckes ſofort zurückkehren. Nur ſelten fehlen Lungenerſcheinungen (Katarrhe); zuweilen treten Lungenentzündungen auf.

Mit der dritten Woche beginnt das Fieber langſam und ſtufenweiſe wieder abzufallen und bei günſtigem Verlauf iſt die Krankheit meiſt am Ende der vierten Woche als abgelaufen zu betrachten. Jedoch bedürfen die Geneſenden zu ihrer völligen Wiederherſtellung oft noch einer monatelangen Erholung. In ungünſtig verlaufenden Fällen bleibt das Fieber dauernd hoch, der Kräfteverfall und die Unruhe des Kranken nehmen zu und in der vierten oder fünften Woche erfolgt der Tod. Üble Zwiſchenfälle (beſonders Darmblutungen) können den Tod ſchon früher herbeiführen. Einer ſorgſamen Behandlung und Pflege verdanken jedoch ſelbſt Schwerkranke oft ihre Geneſung.

Neben den Fällen mit ſchweren Erſcheinungen kommen, wie bei anderen übertragbaren Krankheiten, ſolche mit leichten Erſcheinungen und geringen Beſchwerden vor, namentlich bei Kindern (gaſtriſches Fieber). Dieſe oft nicht als Typhus erkannten Fälle ſind am gefährlichſten für die Umgebung, weil ſie ungehindert die Anſteckungskeime verbreiten können.

Behandlung. Da, wie oben erwähnt, die Ausſcheidungen des Kranken, namentlich Kot und Harn. ſehr anſteckend ſind, iſt der Kranke abzuſondern. Er erhalte einen Abort (oder Bettſchüſſel) zur alleinigen Benutzung, der ebenſo wie das zur Aufnahme des Harnes dienende Gefäß ſorgfältig rein zu halten und nach jeder Benutzung zu desinfizieren iſt. Da auch die Geneſenden oft noch längere Zeit Typhuskeime mit dem Harne ausſcheiden, ſind von ihnen beſſer die unmittelbar nach außen mündenden Urinrinnen als die ſonſt üblichen Geſchirre zu benutzen. Zur Wartung des Kranken iſt ein Pfleger erforderlich, der ihn, wenigſtens während der Zeit der fieberhaften Unruhe, keinen Augenblick außer acht laſſen darf. Zur Vermeidung eigener Anſteckung iſt dem Pfleger peinlichſte Sauberkeit und genaue

Beachtung der Desinfektionsmaßregeln zur Pflicht zu machen. Für die Desinfektion kommen dieselben Gegenstände wie bei Cholera in Betracht (§ 50). Personen, die bereits eine Typhuserkrankung durchgemacht haben, sind als Pfleger am geeignetsten, falls sie sonst zur Pflege des Kranken befähigt sind.

Typhuskranke werden am besten in Krankenhäusern behandelt. Für die Behandlung an Bord ist folgendes zu beachten:

Bequeme Lagerung in reiner Luft ist bei dieser Krankheit von besonderem Werte, namentlich ist zur Verhütung des Durchliegens auf eine saubere und ordentliche Instandhaltung des Bettes zu halten (vgl. § 140). Nur flüssige Kost ist gestattet: Milch (zur Geschmacksveränderung auch mit Zusatz von Tee, Kaffee, Kakao, Wein, Kognak), Fleischbrühe mit Ei und besonders Schleimsuppen (Reis-, Graupen- oder Haferschleim), die ganz dünn gekocht auch als Getränk gegeben werden können, ferner gegen den Durst kalter Tee, Rotwein mit Wasser u. dgl. Bei Kräfteverfall ist starker Kaffee, Wein und starke Fleischbrühe am Platze. Trotz des gewöhnlich sehr regen Verlangens der Kranken darf man festere Kost (Mehlsuppen, Brot, Fleisch) erst reichen, wenn das Fieber eine Woche lang vorüber ist; zeigt sich dann noch eine Erhöhung der Abendtemperatur, so muß man wieder zur flüssigeren Kost übergehen.

Ist das Fieber hoch, so bekämpfe man es durch kalte Umschläge (Eisbeutel) auf den Kopf, kalte Einwicklungen oder kühle Bäder (vgl. § 46). Die Mundpflege erfordert besondere Sorgfalt.

Als Arznei gebe man im Anfang der Krankheit zur Entleerung des Darmes ein bis zwei Eßlöffel Rizinusöl. Später kann man täglich einen Eßlöffel Salzsäurearznei (§ 45 Nr. 28) reichen.

Steigt die Zahl der Stühle über sechs in 24 Stunden, so gebe man anstatt der Salzsäurearznei abends acht Tropfen Opiumtinktur. Tritt in oder nach der dritten Woche Verstopfung ein, so darf kein Abführmittel angewendet, wohl aber muß ein Klistier gegeben werden.

Vorbeugung. Dem Unterleibstyphus ist mit denselben Maßnahmen vorzubeugen wie der Ruhr; man vergleiche die dort gegebenen Ratschläge (S. 113).

§ 58.

Tuberkulose.

Die Tuberkulose ist eine der am meisten verbreiteten ansteckenden Krankheiten, der jährlich in allen Kulturländern zahllose Menschen zum Opfer fallen. Sie wird durch den Tuberkelbazillus erzeugt und befällt nicht nur den Menschen, sondern auch Tiere (Rinder, Schweine, Vögel). Beim Menschen tritt die Krankheit vor allem in den Lungen auf (Lungentuberkulose, Lungenschwindsucht, Auszehrung), kann aber auch andere Körperteile (Kehlkopf, Darm, Knochen, Nieren, Haut usw.) befallen. Die Lungentuberkulose ist für die Verbreitung der Krankheit besonders von Bedeutung, weil sich in dem Auswurf des Kranken die die Krankheit erzeugenden Tuberkelbazillen befinden und durch Einatmung mit dem Staube usw. aus dem Auswurf in die Lungen Gesunder gelangen können. Die Krankheit befällt alle Lebensalter; Kinder und jugendliche Personen sind vor allem gefährdet. Junge, schwächliche Leute mit blasser Hautfarbe und langem schmalem Brustkasten werden von der Schwindsucht häufiger ergriffen als kräftige, breitschultrige, gut genährte Männer. Bei dem engen Zusammenleben an Bord überträgt sich die Krankheit besonders leicht, und zwar meist dadurch, daß beim Zusammenwohnen mit Personen, die an Lungenschwindsucht leiden, die von diesen ausgehusteten Tuberkelbazillen entweder in feinen, in der Luft schwebenden Tröpfchen des Auswurfs oder Speichels oder mit dem Staube des Zimmers eingeatmet werden und nun auch bei andern die Krankheit erzeugen. Daher ist vor allem auf Unschädlichmachung des Lungenauswurfs der Kranken zu achten (vgl. weiter unten).

Verlauf. Die Lungenschwindsucht beginnt in der Regel schleichend, zuerst mit trockenem Husten, bald aber auch mit Auswurf; bisweilen treten indes die Erscheinungen mehr plötzlich nach einer stärkeren Erkältung oder Überanstrengung auf. Trotz entsprechender Behandlung weicht der Husten nicht, er wird stärker, auch der Auswurf mehrt sich. Der Kranke klagt über Schmerzen auf der Brust, zwischen den Schulterblättern oder in den Seiten; er wird kurzatmig

und magert ab. Auch über Mangel an Appetit und Magenbeschwerden wird häufig geklagt. Es stellt sich Fieber ein,
besonders abends, auch nächtliches starkes Schwitzen, wodurch
der Kranke sehr entkräftet wird. Nicht selten entstehen Blutungen
in der Lunge, die sich meist durch eine blutige Färbung des Auswurfs bemerkbar machen (Blutspeien, Bluthusten), zuweilen aber
einen gefahrdrohenden Umfang erreichen (Blutsturz). Gewöhnlich
hält der Blutauswurf mehrere Tage an, führt jedoch selten unmittelbar zum Tode. Meist zieht sich die Lungenschwindsucht
jahrelang hin. Bei weiterer Ausbreitung der Erkrankung endet
sie unter zunehmender Schwäche töblich, doch ist, wenn die
Krankheit nicht weiter fortschreitet, der Ausgang in Genesung
wohl möglich.

Behandlung. Die Ansteckungsgefahr macht es erforderlich, daß
Tuberkulöse nicht mit anderen Personen zusammen wohnen und
schlafen, es ist ihnen hierzu ein besonderer Raum anzuweisen. Da
die Krankheitserreger im Auswurf enthalten sind, dürfen die Kranken nicht auf den Boden spucken; sie müssen beim Husten das Taschentuch oder wenigstens die Hand vor den Mund halten und ihren Auswurf nur in den vorschriftsmäßigen Spucknapf*) oder in ein anderes,
ihnen zu diesem Zwecke zu verabfolgendes Gefäß (Tasse oder dgl.)
entleeren, das verdünntes Kresolwasser enthält. Die von einem
Tuberkulösen benutzten Taschentücher sind für eine Stunde in verdünntes Kresolwasser zu legen und sodann sorgfältig zu waschen.
Das Eß- und Trinkgeschirr ist für seinen alleinigen Gebrauch zu bestimmen und nach Benutzung gesondert mit kochendem Wasser zu
reinigen.

Der Kranke bedarf vor allem guter Luft und leichtverdaulicher,
kräftiger Nahrung; dabei ist, da meist Appetitlosigkeit besteht, auf
Abwechslung in der Zubereitung der Speisen Bedacht zu nehmen;
womöglich ist viel Milch zu geben, unvermischt oder mit Zusatz
von Kaffee, Tee, Kognak oder dgl. Gegen den Husten gebe man Brustelixier oder, wenn er sehr quälend ist, Morphiumarznei (§ 45 Nr. 18).

---

*) Vgl. § 1 Nr. 11 der Bekanntmachung vom 2. Juli 1905, betr.
die Logis- usw. Räume auf Kauffahrteischiffen (S. 271ff.).

Bruſtſchmerzen und Seitenſtechen werden durch feuchtwarme Um=
ſchläge gemildert; gegen das Schwitzen ſind lauwarme naſſe Ab=
reibungen am Abend von Vorteil. Bei Lungenblutungen iſt ſtrenge
Bettruhe erforderlich und jede unnötige Bewegung zu vermeiden;
auch empfiehlt ſich das vorſichtige Auflegen einer Eisblaſe oder kalter
Umſchläge auf die Bruſt und die Verabreichung von Morphium=
arznei zur Linderung des Huſtenreizes. Über die Unterſcheidung
der Lungenblutungen von Magenblutungen ſiehe § 70.

Vorbeugung. Den beſten Schutz bieten die Fernhaltung Tuber=
kulöſer vom Schiffsdienſt (vgl. § 9) und die Unterbringung der
Schiffsleute in geräumigen, gut belichteten und gelüfteten Räumen
ſowie Sauberkeit der Leute und Reinlichkeit im Schiffe, für welche
der Kapitän zu ſorgen verpflichtet iſt (§ 10). Unter der Be=
ſatzung der Kauffahrteiſchiffe ſind beſonders die Aufwärter und
das Maſchinenperſonal von der Krankheit heimgeſucht, weniger
die Deckmannſchaft. Da die Lungentuberkuloſe in ihren erſten
Anfängen oft ſchwer zu erkennen iſt, ſo muß die Unterſuchung
vor der Anmuſterung bei Verdacht auf Tuberkuloſe beſonders ſorg=
fältig ſein und am beſten von einem Arzte vorgenommen werden.
Auch erkundige man ſich danach, ob der Anzumuſternde bereits
im Heere oder der Kriegsflotte gedient hat und ob er nicht vor=
zeitig wegen Krankheit aus dem Dienſte entlaſſen iſt. Nötigen=
falls laſſe man ſich die darauf bezüglichen Papiere
vorlegen, beſonders wenn der Betreffende Invaliden=
penſion bezieht.

Um die Verbreitung der Krankheit zu verhüten, iſt vor allem ſtreng
darauf zu achten, daß die Räume an Bord nicht durch Ausſpucken
verunreinigt und daß von den vorſchriftsmäßigen, mit feuchtem
Sande, feuchter Aſche oder feuchten Sägeſpänen gefüllten Spuck=
näpfen Gebrauch gemacht wird; ſie ſind häufig zu entleeren, am
beſten täglich, und ſtets ſauber zu halten, ohne Rückſicht darauf, ob
ein Lungenkranker an Bord iſt oder nicht. Das Ausſpeien auf den
Boden bewohnter Räume iſt auch den Geſunden zu unterſagen.

Da die Tuberkuloſe auch bei Tieren, vor allem bei Rindern,
vielfach vorkommt, ſo iſt der Genuß von roher Milch oder rohem

Fleische stets zu unterlassen, wenn nicht einwandfrei feststeht, daß das Tier, von dem die Nahrung stammt, gesund war. Da ein sicherer Beweis für letzteres meist nicht zu erbringen ist, so gewöhne man sich grundsätzlich daran, Milch nur in genügend (10 bis 15 Minuten) gekochtem Zustand zu genießen und auch Fleisch nur gut gekocht oder gut durchgebraten zu essen. Man schützt sich dadurch zugleich vor verschiedenen andern Krankheiten, die durch rohe Milch (z. B. Unterleibstyphus, vgl. § 57) oder rohes Fleisch (z. B. Bandwürmer, Trichinen, vgl. § 86) übertragen werden können.

§ 59.
Geschlechtskrankheiten.

Die Geschlechtskrankheiten sind ansteckende Krankheiten; sie kommen unter den Seeleuten häufig vor. Entgegen der vielverbreiteten, irrigen Ansicht, daß sie nur vorübergehende Leiden ohne größere Bedeutung darstellen, ist nachdrücklich zu betonen, daß es sich vielmehr um langwierige ernste Erkrankungen handelt, die den Kranken für lange Zeit erwerbsunfähig, bisweilen sogar für sein ganzes Leben unglücklich machen. Ein an diesen Krankheiten Leidender gefährdet nicht nur seine Arbeitsgenossen durch Ansteckung, sondern auch seine Familie, vor allem, wenn er verheiratet ist. Wenn die Ansteckung auch in den meisten Fällen auf den Geschlechtsverkehr mit einer an der betreffenden Krankheit leidenden Person zurückzuführen ist, so kann doch an Bord eine weitere Übertragung auf andere Leute durch gemeinsame Benutzung von Gebrauchsgegenständen, wie Rasiermesser, Handtücher usw., ferner des Waschwassers oder durch unmittelbare Übertragung infolge Berührung stattfinden. Der Kapitän soll es sich deshalb zur Pflicht machen, seine Mannschaft nach Möglichkeit vor diesen Krankheiten zu schützen.

Nach der Seemannsordnung vom 2. Juni 1902 kann der Schiffsmann vor Ablauf der Dienstzeit entlassen werden, wenn er mit einer geschlechtlichen Krankheit behaftet ist, die den übrigen an Bord befindlichen Personen Gefahr bringen kann; ob dies der Fall ist, bestimmt sich, sofern ein Arzt zu erlangen ist, nach dessen Gutachten

(Seemannsordnung § 70, Nr. 5). Jedoch erstreckt sich, entgegen früheren Bestimmungen, auch auf diese Krankheiten die Vorschrift, daß der Reeder bis zum Ablauf von drei bzw. sechs Monaten die Kosten der Verpflegung und Heilbehandlung trägt, wenn der Schiffsmann nach Antritt des Dienstes oder nach der Anmusterung erkrankt (Seemannsordnung § 59). Ausgenommen sind nur solche Erkrankungen, die der Schiffsmann sich durch eine strafbare Handlung zugezogen hat; ob dies der Fall ist, entscheidet zunächst das Seemannsamt (Seemannsordnung § 62).

Es ist zu hoffen, daß durch diese Bestimmungen die bisher häufige Verheimlichung von Geschlechtskrankheiten verhindert wird. Der Kapitän kann dazu beitragen, indem er die Mannschaft des öfteren vor den Folgen einer Verheimlichung warnt, denjenigen, welche geschlechtskrank geworden sind, in unbefangener Weise Hilfe leistet und ihnen vor allem die nötigen Verhaltungsmaßregeln gibt, um die Krankheit nicht unter der Mannschaft weiterzuverbreiten. Zugleich empfiehlt es sich, auch die gesunde Mannschaft über die Gefahren der Geschlechtskrankheiten und ihre Verhütung möglichst eingehend zu belehren und sie vor allem bei Antritt von Landurlaub vor dem Verkehre mit verdächtigen Frauenzimmern, dem Besuch übelberüchtigter Gasthäuser usw. zu warnen (weiteres vgl. unten).

Jeder Fall geschlechtlicher Erkrankung ist möglichst bald ärztlicher Behandlung zuzuführen, und nur, wenn ein Arzt nicht zu bekommen ist, ist die Behandlung von dem Kapitäne zu übernehmen, der sich durch äußerste Reinlichkeit, durch sorgfältiges Waschen und Desinfizieren der Hände bei den nachstehend erwähnten Handreichungen vor eigener Ansteckung zu schützen hat.

Zunächst ist zu bemerken, daß bei Leuten mit enger Vorhaut auch ohne geschlechtlichen Verkehr eine mit Rötung und Schwellung der Vorhaut und der Eichel des Gliedes sowie mit einer übelriechenden, eitrigen Absonderung verbundene Entzündung (sog. Eicheltripper) vorkommen kann. Diese Entzündung verschwindet meist nach wenigen Tagen, wenn die Vorhaut und die Eichel mehrmals täglich nach vorhergegangener Reinigung mit warmem

Wasser an den sich berührenden Flächen mit Salizylstreupulver (§ 45 Nr. 27) bestreut werden. Auch sorge man dafür, daß die nötige Reinigung des Gliedes zwischen Eichel und Vorhaut weiter fortgesetzt wird.

Bei dem Versuche, die zu enge Vorhaut über die Eichel zurückzuschieben, kann es vorkommen, daß die Vorhaut in einem Wulste hinter der Eichel liegen bleibt und unter starker Anschwellung die Eichel abzuschnüren droht (spanischer Kragen). Um die Vorhaut wieder zurückzubringen, genügt meist ein kräftiger Druck, der mit beiden Daumen auf die Spitze der Eichel ausgeübt wird, während beide Zeige- und Mittelfinger, hinter die einschnürende Stelle angelegt, die Vorhaut über die Eichel nach vorn zu schieben versuchen.

Bei einem angeblichen Eicheltripper, der erst nach einem geschlechtlichen Verkehr aufgetreten ist, denke man stets daran, daß es sich auch um Harnröhrentripper handeln kann, vor allem, wenn eitrige Absonderung nicht nur zwischen Eichel und Vorhaut besteht, sondern auch aus der Harnröhre fließt. Bei zu enger Vorhaut kann auch ein Schanker an einer nicht sichtbaren Stelle der Vorhaut oder Eichel sich nach einem unreinen Verkehr entwickeln und Eicheltripper vortäuschen.

a) Harnröhrentripper.

Unter Tripper (Gonorrhöe) versteht man eine Entzündung der Harnröhre mit einem sehr ansteckenden schleimig-eiterigen Ausfluß infolge geschlechtlichen Verkehrs mit einer an dieser Krankheit leidenden Person. 2 bis 3 Tage darauf beginnt die Krankheit mit Kitzelgefühl in der Harnröhre und Rötung ihrer Mündung, worauf bald Harndrang und heftige Schmerzen beim Harnlassen folgen. Aus der Harnröhre tropft reichlich dicker, grünlicher Eiter, welcher hier und da auch wohl kleine Blutstreifen enthält. Zugleich zeigt das Glied Schwellung und häufig sehr schmerzhafte Steifung. Bei entsprechender Behandlung läßt der Ausfluß allmählich nach, die Schmerzen beim Harnlassen verschwinden und nach etwa 3 bis 6 Wochen hört der Ausfluß ganz auf. In anderen Fällen wird der

Ausfluß zwar auch spärlicher, aber zugleich dünner, weißlich und klebrig und hält viele Wochen, ja Monate an.

Jede Trippererkrankung kann zu folgenden lästigen, teilweise sogar gefährlichen Folgekrankheiten Anlaß geben:

1. Vorhautentzündung. Bei langer und enger Vorhaut kann es zu entzündlicher Schwellung der Vorhaut kommen. Die gerötete und geschwollene Vorhaut bedeckt dann helmartig die Eichel (entzündliche Phimose) und verstopft die Harnröhre nahezu völlig, so daß das Harnlassen stark behindert wird.

2. Hodenentzündung (Sandklot, dicker Sack). Wenn der Tripperkranke sich körperlich viel bewegt, geht, läuft oder anstrengende körperliche Arbeit verrichtet, so kann die Tripperentzündung der Harnröhre durch den Samenstrang sich bis in einen oder beide Hoden fortsetzen. Der Hoden schwillt alsdann unter mehrere Tage dauerndem, oft sehr hohem Fieber zu einer geröteten und gespannten Geschwulst bis zur Größe eines Hühnereies an, während zugleich heftige Schmerzen im Hoden verspürt werden, die bis in die Unterbauchgegend in den Samenstrang ausstrahlen.

3. Harnröhrenverengerung. Im Verlauf eines längere Zeit währenden Trippers oder nach mehreren Trippern bildet sich vor allem bei unrichtiger oder ganz vernachlässigter Behandlung allmählich an einer meist dicht an der Blase gelegenen Stelle eine Verengerung der Harnröhre. Im Beginne dieses recht häufig vorkommenden Leidens erscheint der Harnstrahl entweder dünn oder spiralförmig gewunden, oder aber der Harn wird in einem Doppelstrahl entleert. Allmählich wird der Strahl immer dünner, zuletzt geht der Harn nur noch tropfenweise ab, auch wenn die Blase prall gefüllt ist.

4. Gelenkentzündungen und Tripperrheumatismus. Nicht selten kommt es im Verlaufe des Trippers zu entzündlicher Anschwellung und Rötung eines Gelenkes, vor allem eines Kniegelenkes. Fast stets wird nur ein Gelenk der einen Körperseite befallen. Das Leiden ist oft sehr hartnäckig und kann sich jahrelang hinziehen. Auch allgemeine rheumatische Beschwerden,

Gliederreißen usw. werden bei Tripper beobachtet. Wenn Fieber dabei auftritt, so ist es meist unbedeutend.

5. **Tripperentzündung der Augen.** Gelangt Trippereiter, z. B. durch Verspritzen oder mit dem Finger oder durch ein damit beschmutztes Handtuch, in das Auge, so entsteht eine sehr bösartige, sehr oft zur Erblindung führende Augenentzündung (vgl. § 141). Sie zeichnet sich durch die in wenigen Tagen eintretende starke Anschwellung der Augenlider, die dem Kranken das Öffnen des Auges unmöglich macht, und die reichliche eiterige Absonderung aus. Auch dieser Eiter ist äußerst ansteckend.

6. **Spitze Feigwarzen.** Diese bilden sich in Form kleiner kornartiger Wucherungen, gewöhnlich durch den Reiz von Trippereiter auf der Eichel und der Innenseite der Vorhaut und können sich von da auf die Haut der Umgebung, besonders der Geschlechtsteile weiterverbreiten und zu bald himbeer- oder blumenkohlartigen, bald hahnenkammähnlichen Gebilden heranwachsen.

7. **Blasenkatarrh** (vgl. § 89).

Abgesehen von diesen Folgekrankheiten ist ein vernachlässigter Tripper an sich sehr lästig und ungemein schwer heilbar. Dabei bleibt seine Ansteckungsfähigkeit ebensogroß wie die der frischen Erkrankung.

Behandlung des Trippers. Sobald das Leiden erkannt ist, gebe man dem Manne einen Tragebeutel, gewähre ihm so viel Ruhe wie möglich, verabfolge ihm keinen Branntwein, kein Salzfleisch, lasse ihn möglichst wenig gewürzte Speisen essen, aber viel Wasser trinken und sorge für regelmäßigen Stuhlgang, erforderlichenfalls durch Abführmittel (Bittersalz oder Rizinusöl). Die örtliche Behandlung besteht in Einspritzungen mit Zinksulfatlösung (Einspritzungspulver, § 45 Nr. 9). Man gieße von der Lösung etwa 3 Teelöffel voll in ein Gefäß (z. B. in eine nur hierfür bestimmte Salbenkruke) und ziehe die Hälfte der eingegossenen Flüssigkeit, ohne Luft eintreten zu lassen, in die Spritze. Mit dem so fertiggestellten Instrumente mache der Kranke sich nun — stets nach vorherigem Harnlassen — eine Einspritzung in folgender Weise: Die Spitze der Spritze wird in die Mündung der Harnröhre hineingesteckt und die Harnröhre mit den Fingern der linken Hand so an die Spitze angedrückt, daß, wenn die rechte Hand den Stempel der Spritze langsam vorschiebt, nichts von der Flüssigkeit vorbeiläuft. Darauf wird die Spritze entfernt und die Harnröhre drei bis fünf Minuten lang zugehalten; bei Nachlaß des Fingerdrucks muß dann die Einspritzungsflüssigkeit in einem Strahle heraustreten. Man tut gut, sich das ganze Verfahren von dem Kranken so oft vormachen zu lassen, bis er es richtig auszuführen versteht. Das vorherige Harnlassen dient dazu, den Eiter aus der Harnröhre zu entfernen.

Bei der Behandlung beachte man die große Ansteckungsfähigkeit des Ausflusses und mache auch den Kranken ausdrücklich darauf aufmerksam, namentlich sind die Hände sogleich sorgfältig zu waschen, damit nicht etwa Ansteckungsstoff in die Augen übertragen werde. Das dabei von dem Kranken benutzte Handtuch darf nicht für das Gesicht und von anderen Leuten überhaupt nicht benutzt werden. Auch vor dem Verspritzen von Eitertropfen muß man sich hüten. Das Glied ist sauber zu halten. Die Beschmutzung der Wäsche verhüte man durch Einführung eines, nach Bedarf zu erneuernden Wattebausches in die Vorhautmündung, bei fehlender Vorhaut durch einen Mull- oder Leinwandlappen, den man schürzenartig am Tragebeutel befestigt.

Die Einspritzungen sind in den ersten vier Tagen dreimal täglich, später viermal täglich zu wiederholen. Beim Auftreten von Blasenkatarrh oder Hodenentzündung werden die Einspritzungen ausgesetzt. Ist nach vier Wochen der Ausfluß nicht geschwunden, so nehme der Kranke morgens, mittags und abends je 10 bis 20 Tropfen Kopaivabalsam in schwarzem Kaffee nach dem Essen. Doch muß dies Mittel wieder ausgesetzt werden, sobald sich darnach andauernde Magenbeschwerden oder Schmerzen in der Nierengegend einstellen.

Wenn heftige Schmerzen bei der Entleerung des Harnes oder Kotes oder infolge Steifungen des Gliedes eintreten, so suche man sie durch warme Bäder von $\frac{1}{4}$ bis $\frac{1}{2}$stündiger Dauer zu mildern.

Behandlung der Folgekrankheiten.

1. Vorhautentzündung. Bei der entzündlichen Phimose streut man reichlich Salizylstreupulver auf, wie es oben (S. 122) für die Behandlung des Eicheltrippers angegeben ist.

2. **Hodenentzündung.** Der Kranke gehört ins Bett. Die etwa begonnene Einspritzungskur ist abzubrechen. Der Hodensack wird durch ein Kissen oder dgl. unterstützt und hoch gelagert. Auf den geschwollenen Hoden mache man die ersten 8 Tage Kaltwasserumschläge, nach dieser Zeit, oder, wenn sie nicht vertragen werden, warme Umschläge (§ 46). Sobald der Kranke aufsteht, hat er einen Tragebeutel anzulegen.

3. **Harnröhrenverengerung.** Die erschwerte Harnentleerung suche man durch warme Umschläge auf die Blasengegend oder dadurch anzuregen, daß man den Kranken jeweils für 1 bis 2 Stunden in ein warmes Bad setzt. Zugleich muß der Genuß von Getränken und flüssigen Speisen beschränkt und für regelmäßigen Stuhlgang, erforderlichenfalls durch Abführmittel, gesorgt werden. Man beschaffe außerdem sobald als möglich ärztliche Hilfe, zumal wenn völlige Harnverhaltung droht (vgl. § 46).

4. **Gelenkentzündung.** Der Kranke bedarf der Schonung, gewöhnlich der Bettruhe. Dabei ist auf bequeme Lagerung und Ruhigstellung der erkrankten Gelenke zu achten, für welche im Beginne das Auflegen von Eisblasen oder kühlen Umschlägen, später das Aufpinseln von Jodtinktur in Betracht kommt.

5. **Tripperentzündung der Augen.** Wenn, wie in der Regel, nur das eine Auge ergriffen ist, kommt es vor allem darauf an, das andere Auge vor der Ansteckung zu schützen. Zu diesem Zwecke legt man auf das gesunde Auge ein Stückchen Verbandmull oder Leinen und darüber Watte und ein etwas größeres Mullstück, in der Weise, daß die Augenhöhlung gänzlich ausgefüllt ist und der Verband namentlich nach der Nasenseite zu fest anliegt; man befestigt ihn mit einem großen Stücke Heftpflaster, das von allen Seiten der Haut fest ankleben muß. Vor allem soll dadurch verhütet werden, daß Absonderungsflüssigkeit vom kranken Auge in das gesunde hinüberläuft oder sonst hineingelangt; der Kranke kann hierbei helfen, indem er vermeidet, den Kopf auf die Seite des gesunden Auges zu legen. Aus dem kranken Auge ist der Eiter so häufig wie möglich durch Ausspülen zu entfernen, indem man Wattebäuschchen mit Wasser tränkt und unmittelbar über dem kranken Auge ausdrückt und den

Eiter abtupft; ist das Auge fest geschlossen, so suche man gleichzeitig es mit der anderen Hand zu öffnen. In der Zwischenzeit kühle man das Auge durch Auflegen von alle 2 bis 3 Minuten zu wechselnden kalten Umschlägen, die womöglich auf Eis gekühlt werden. Bei allen Handreichungen denke man an die Ansteckungsfähigkeit des Eiters. Sobald als irgend möglich ist ärztliche Hilfe zu beschaffen, da es sich um ein sehr ernstes, sehr oft zur Erblindung führendes Leiden handelt.

6. Spitze Feigwarzen. Diese behandelt man an Bord lediglich mit Sauberkeit. Ihre weitere Behandlung und namentlich ihre Entfernung überlasse man dem Arzte.

7. Blasenkatarrh. Die Behandlung ist die in § 89 angegebene.

b) Weicher Schanker.

Zeigen sich am 2. oder 3. Tage nach einem Beischlaf an der Vorhaut oder dem Gliede, namentlich an der Eichel oder dem Bändchen, kleine Geschwüre mit steilen, aber nicht harten Rändern und speckigem Grunde, so handelt es sich um weiche Schanker; ihre Umgebung ist in der Regel gerötet und geschwollen. Die Geschwüre sondern reichlich Eiter ab und haben die Neigung, sich zu vergrößern und ineinanderzufließen.

Eine häufige Folgekrankheit des weichen Schankers (in seltenen Fällen auch des Trippers) ist die Leistendrüsenentzündung (Bubo). Dabei schwellen die in der Leistenbeuge gelegenen Drüsen an und werden zu haselnuß- bis hühnereigroßen, roten, besonders bei Bewegungen schmerzhaften Geschwülsten, welche weiterhin meist aufbrechen und Eiter entleeren. Die schnelle Entwicklung, die große Schmerzhaftigkeit und die Rötung unterscheiden sie von den bei manchen chronischen Krankheiten, besonders bei Syphilis (s. weiter unten), auftretenden Drüsenschwellungen, welche langsam entstehen, wenig schmerzhaft und nicht gerötet sind.

Dagegen kommen Drüsenentzündungen mit ähnlich schnellem Verlauf auch aus anderen Ursachen, z. B. nach Stoß in die Leistengegend, selbst nach kleinen Verletzungen am Beine oder Fuße, vor und können ebenfalls zur Vereiterung führen. Liegt die Möglichkeit einer Pestansteckung vor, so ist, besonders bei stark fieberhaftem Krankheitsverlaufe, wohl daran zu denken, daß es sich um Pestbubonen handeln kann (§ 49).

Man muß sich davor hüten, einen eingeklemmten Bruch (§ 144) für einen Bubo zu halten; die genaue Beachtung der dort angegebenen Krankheitserscheinungen wird diese folgenschwere Verwechslung unmöglich machen.

Behandlung. Der Kranke hat längeres Gehen und anstrengende Bewegungen sowie den Genuß von Alkohol zu vermeiden. Für die Heilung ist das wichtigste die Sauberhaltung durch täglich vorzunehmende Waschungen z. B. mit Zinksulfatlösung (2 Einspritzungspulver — § 45 Nr. 9 — auf 200 g Wasser). Danach sind die Geschwüre mittels Wattebausches mit gelbem Wundpulver (§ 45 Nr. 10) zu bestreuen und mit einem Läppchen oder etwas Watte zu bedecken. Wenn nach Reinigung der Geschwüre die Benarbung nur langsam vorschreitet, erweisen sich statt des Wundpulvers oft Verbände mit der vorerwähnten Zinksulfatlösung als zweckmäßig.

Ist eine Leistendrüsenentzündung (Bubo) hinzugekommen, so gelingt es im Anfang bisweilen, durch strenge Bettruhe, Auflegen einer Eisblase oder von kalten Umschlägen und durch Einpinselung der Geschwulst mit Jodtinktur die Vereiterung zu verhüten. Wenn jedoch die Schmerzhaftigkeit und die Rötung immer mehr zunehmen, so ist die Erweichung der Geschwulst durch Breiumschläge zu befördern. Nach Eintritt vollständiger Erweichung wäscht man die Geschwulst mit Kresolwundwasser (§ 45 Nr. 17) sorgfältig ab und öffnet sie vorsichtig durch einen je nach der Länge der Geschwulst 2 bis 4 cm langen Schnitt mit dem ausgekochten oder gut desinfizierten Inzisionsmesser (§ 104). Dann entfernt man den Eiter mit Wattebäuschchen, die mit Kresolwundwasser getränkt sind, und stopft mit der ausgekochten oder gut desinfizierten Pinzette etwas ganz reinen Mull (am besten ein Stückchen Binde) so in die Höhlung hinein, daß das Ende draußen bleibt. Darüber legt man noch etwas Verbandmull und reichlich Watte. Der Verband ist anfangs täglich, später alle 2 bis 3 Tage zu wechseln; dabei ist das hineingestopfte

Gazestück, wenn es mit Eiter durchtränkt ist, durch ein neues zu ersetzen. Ist die Eiterung nur noch gering, so legt man bloß etwas
Mull auf und darüber Watte und befestigt den Verband mit einem
großen Stücke Heftpflaster. Die Heilung tritt oft erst nach langer
Zeit ein.

Der weiche Schanker ist nicht selten mit den Erscheinungen
eines harten Schankers (s. weiter unten) verbunden (gemischter
Schanker). Dann entwickelt sich im Anschluß daran die

c) Syphilis.

Die Syphilis ist eine chronische Infektionskrankheit, bei der die
Aufnahme des Ansteckungsstoffs an irgend einer Körperstelle eine
Durchseuchung des ganzen Körpers zur Folge hat; die Ansteckung
erfolgt gewöhnlich durch den geschlechtlichen Verkehr mit syphi-
litischen Personen, bisweilen auch durch Küssen, sie kann ferner
durch gemeinschaftlichen Gebrauch von Löffeln, Gläsern, Tabak-
pfeifen und dgl. sowie durch Hineingelangen des Ansteckungsstoffs
in Wunden (z. B. an den Fingern) stattfinden. Jedermann ist für
Syphilis empfänglich; die Krankheit ist sehr hartnäckig und schwer
zu heilen. Trotz der, besonders im Anfang, verhältnismäßig geringen Erscheinungen ist die Syphilis ein sehr ernstes Leiden, das
die Gesundheit des von ihr Befallenen für das ganze Leben schwer
schädigen kann und durch die leichte Übertragbarkeit auch dessen
Angehörige und Arbeitsgenossen gefährdet. Für die Schiffsleute,
die erfahrungsgemäß während des Aufenthalts in den Hafenstädten
häufig zu Ausschweifungen neigen, ist die Gefahr der Ansteckung
besonders groß; der Kapitän muß es deshalb als seine Pflicht betrachten, solchen Erkrankungen vorzubeugen (siehe unten); es liegt
dies auch in seinem eigenen Nutzen, da die Krankheit die Arbeits-
fähigkeit mehr oder minder beeinträchtigt.

Verlauf. Als erstes Zeichen der Erkrankung macht sich, oft
erst 4 Wochen nach der Ansteckung, ein kleines Knötchen oder
Geschwür an derjenigen Stelle bemerkbar, wo der Ansteckungsstoff
eingedrungen ist (an den Geschlechtsteilen, besonders an der Innenseite der Vorhaut oder an der Eichelfurche, am Munde, an der Zunge

usw.). Seltener treten mehrere Geschwüre auf. Das linsen- bis erbsengroße Geschwür zeichnet sich dadurch aus, daß es sich beim Betasten so hart anfühlt wie der Knorpel des Ohres (harter Schanker). Wird bei der Ansteckung mit dem Syphilisgifte zugleich der Ansteckungsstoff des weichen Schankers (s. oben) übertragen, so zeigt sich das Geschwür schon wenige Tage nach der Ansteckung, doch fehlt ihm die Härte; erst nach mehreren Wochen, in denen es unverändert bleiben, ja selbst heilen kann, zeigt sich der syphilitische Charakter an der Härte des Grundes und der Ränder des Geschwürs oder der Narbe. Als weiteres Krankheitszeichen läßt sich späterhin in der Regel ein allmähliches Anschwellen der in der Nähe des Geschwürs liegenden Lymphdrüsen — zumeist der Drüsen in der Leistenbeuge — bis zu Bohnen- und Kirschengröße bemerken (syphilitische Bubonen); sie sind schmerzlos und vereitern nicht, im Gegensatze zu denjenigen, die nach weichem Schanker oder sonstigen Infektionen (s. oben) entstehen. Nach weiteren 3 Wochen, also etwa 7 Wochen nach der Ansteckung, tritt als äußeres Zeichen der Durchseuchung des Körpers mit dem Syphilisgift ein gewöhnlich nicht juckender Hautausschlag auf, bestehend aus rötlichen Flecken von kleinstem Umfang bis zur Größe eines Zehnpfennigstücks oder aus Knötchen; am meisten ist der Rumpf betroffen, bisweilen auch Hals und Gliedmaßen, das Gesicht bleibt in der Regel frei. Manchmal besteht dabei leichtes Fieber. An Stellen, wo durch Berührung zweier Hautflächen oder infolge Behaarung sich Schweiß und dgl. ansammelt, z. B. an der hinteren Seite des Gliedes, dem Hodensacke, den anliegenden Teilen der Oberschenkel, um den After, ferner auf dem Kopfe, in der Achselhöhle und zwischen den Fingern oder Zehen, treten nässende Geschwüre auf. Bei Verdacht auf Syphilis ist besonders nachzusehen, ob an diesen Körperstellen sich solche Geschwüre finden. Ferner zeigen sich flache rötliche oder grauweißliche geschwürige Veränderungen an der Schleimhaut des Mundes, der Zunge, des Gaumens und des Rachens, die sich nach oben in die Nase, nach unten in den Kehlkopf erstrecken können und so einerseits näselnde, andererseits rauhe und tonlose Sprache hervorrufen. Häufig wird der Kranke von heftigen,

meist nächtlich auftretenden Schmerzen in den Schädel- und Schien-
beinknochen geplagt. Zeitweise tritt eine Besserung ein, auch
können die Krankheitserscheinungen nach Monaten oder Jahren ganz
verschwinden, um sich plötzlich von neuem einzustellen. Weiterhin
kann es zu Spätformen kommen, die man als tertiäre Syphilis bezeichnet: Ausschläge und zerfallende Geschwüre auf Haut und Schleimhaut, äußerst schmerzhafte Erkrankungen der Knochen, schwere Veränderungen der inneren Organe, besonders Leber- und Gehirnkrank-
heiten, sowie Rückenmarksleiden.

Die Feststellung der Syphilis kann nur durch eingehende Untersuchung des ganzen Körpers erfolgen; die sichersten Krankheitszeichen
sind die harte Beschaffenheit des zuerst auftretenden Geschwürs, die
schmerzlosen Lymphdrüsenschwellungen und für die weitere Zeit
namentlich die nässenden Geschwüre an den Geschlechtsteilen und deren
Umgebung und am After. Bei jedem Verdacht auf Syphilis
ist sobald wie möglich ärztlicher Rat einzuholen, da ein
Irrtum bei der Erkennung der Krankheit von schwersten
Folgen begleitet sein kann.

Behandlung. Bei der großen Ansteckungsgefahr ist es nötig,
daß der Kranke Eß- und Trinkgeschirr und sonstige Gebrauchsgegenstände (z. B. Handtücher, Pfeifen, Rasiermesser u. a.) nicht gemeinsam
mit anderen Personen, sondern nur allein benutzt; von dem Kranken
ist, auch an seinem Körper, auf größte Reinlichkeit zu achten. Sobald
sich Gelegenheit dazu bietet, ist der Kranke ärztlicher Behandlung
zuzuführen.

Ist noch kein Ausschlag vorhanden, sondern nur das Ansteckungs-
geschwür, so streue man auf dieses gelbes Wundpulver (§ 45 Nr. 10)
in dünner Schicht und schütze, wenn es geht, die Stelle durch einen
leichten Verband. Von drei zu drei Tagen überzeuge man sich davon, ob
auf Brust und Bauch ein Ausschlag erscheint. Zeigt sich ein solcher,
so kommt es darauf an, ob ärztliche Hilfe zu erreichen ist. Ist dies
länger als zwei Wochen nicht der Fall, so muß der Kapitän die eigentliche Behandlung vorläufig selbst übernehmen. Sie besteht in Einreibungen mit grauer Quecksilbersalbe (Schmierkur).

Die Schmierkur wird in folgender Weise ausgeführt: Nach

9*

einem Bade verreibt der Kranke ein Päckchen graue Salbe auf dem linken Arme eigenhändig so lange, bis die Salbe ordentlich in die Haut eingedrungen ist und die Haut wieder trocken erscheint, was ungefähr 20 Minuten in Anspruch nimmt. Sodann hat er tagsüber stündlich den Mund mit Kaliumchloratlösung (Mundwasserpulver, § 45 Nr. 19) gründlich auszugurgeln und auszuspülen, darf aber nichts von dem Gurgelwasser verschlucken. Auch die Zähne sind stets, am besten abends, zu putzen. Am folgenden Tage wird der rechte Arm, am dritten das linke Bein, am vierten das rechte Bein, am fünften der Bauch, am sechsten die Brust in gleicher Weise eingerieben und tagsüber stündlich gegurgelt. Abwaschen darf der Kranke das Eingeriebene nicht, er muß auch die sechs Tage hindurch dasselbe Unterzeug tragen. Am siebenten Tage indessen nimmt er ein Bad und kleidet sich rein. Am folgenden Tage wird wieder der linke Arm geschmiert usw., bis nach sieben Tagen die zweite Runde, vierzehn Tage später die dritte und letzte Runde beendet ist. Während dieser Schmierkur ist kräftige, aber nicht schwer verdauliche Kost zu reichen, der Genuß alkoholischer Getränke ist einzuschränken, das Tabakrauchen und -kauen zu unterlassen. Sobald sich vermehrte Speichelabsonderung zeigt oder das Zahnfleisch anschwillt, hat der Kranke zu baden, damit alle graue Salbe vom Körper heruntergeht; so lange das Speicheln andauert, ist mit dem Schmieren auszusetzen, jedoch muß doppelt so oft gegurgelt werden, wie vorher. Mehr als drei Runden soll man an Bord nicht schmieren lassen. Dagegen gebe man dann noch drei Flaschen Jodkaliarznei, und zwar morgens, mittags und abends je einen Eßlöffel voll nach dem Essen. Bei der Anwendung dieses Mittels stellt sich nicht selten Schnupfen oder Ausschlag ein; man setzt dann damit aus, bis die Erscheinungen verschwunden sind und läßt darauf etwas weniger von der Arznei nehmen.

Finden sich bei der Syphilis Geschwüre im Munde oder Halse, so ist auch außer der Zeit der Schmierkur häufiges Gurgeln mit Kaliumchloratlösung erforderlich. Syphilitische Hautgeschwüre (an den Geschlechtsteilen, dem After usw.) sind täglich abzuwaschen, gut abzutrocknen und danach mit einem in Salizylstreupulver getauchten Wattebausch einzupulvern.

§ 60.

Verhütung der Geschlechtskrankheiten.

Die Hauptquelle der Geschlechtskrankheiten bildet der Verkehr mit Frauenzimmern, die sich für Geld jedem Manne hingeben und daher oft mit einer Geschlechtskrankheit oder mit mehreren zugleich behaftet zu sein pflegen. Dem Nichtarzt ist es meist unmöglich, zu erkennen, ob eine derartige Person krank ist; auch gesundes Aussehen, Jugend, Schönheit sprechen nicht gegen das Bestehen der Erkrankung. Durch Reinlichkeit, desinfizierende Waschungen und die Anwendung besonderer Schutzmittel kann die Gefahr der Ansteckung wohl vermindert, aber nicht beseitigt werden. Den einzig sicheren Schutz bietet nur die Vermeidung jeden Verkehrs mit öffentlichen Frauenzimmern oder solchen, die sich heimlich für Geld oder Geschenke preisgeben. Da häufig auch derjenige, welcher in nüchternem Zustand der Verführung nicht unterliegen würde, nach dem Genusse geistiger Getränke seine Selbstbeherrschung verliert und sich durch Zureden und schlechtes Beispiel anderer verleiten läßt, seine Gesundheit aufs Spiel zu setzen, so ist besonders vor dem Besuche von Gastwirtschaften zu warnen, in denen mittelbar oder unmittelbar eine Anreizung zum Verkehre mit lockeren Frauenspersonen gegeben wird. Der Schiffsführer sollte Gelegenheit nehmen, besonders die unverheirateten und jugendlichen Mitglieder der Besatzung auf die Gefahren aufmerksam zu machen, denen sie sich in der angedeuteten Richtung an Land aussetzen können. Die Ansicht, Männer im geschlechtsreifen Alter müßten im Interesse ihrer Gesundheit von Zeit zu Zeit den Geschlechtsverkehr pflegen, ist durchaus irrig; nach dem übereinstimmenden Urteil der Ärzte ist Enthaltsamkeit in der Regel nicht gesundheitsschädlich.

Wenn es auch nicht angängig erscheint, zur Verhütung der Geschlechtskrankheiten den Schiffsleuten zu verbieten, in den Häfen an Land zu gehen, so sollte doch der Kapitän nicht versäumen, auf die Gefahr aufmerksam zu machen; namentlich ist dies in ausländischen Häfen erforderlich, wenn die Erkundigungen ergeben, daß diese Krankheiten dort besonders verbreitet sind oder, wie z. B. vielfach in Ostasien, besonders bösartig verlaufen. In solchen Fällen sind besondere Maßnahmen (Beschränkung des Landurlaubs, geringe Geldauszahlungen und dgl.) angezeigt. Unter keinen Umständen sind Prostituierte an Bord zu dulden. Sodann aber tut der Kapitän gut daran, den Leuten zu empfehlen, sich im Falle der Ansteckung sofort krank zu melden, damit eine zweckmäßige, wenn möglich ärztliche Behandlung so früh als möglich eingeleitet und die Gefahr der Weiterverbreitung der Krankheit an Bord beseitigt werden kann. Es mag hierbei darauf hingewiesen werden, daß jeder, der geschlechtlich erkrankt ist und, bevor er ärztlich als nicht mehr gefährlich erklärt ist, einen anderen Menschen ansteckt oder auch nur der Ansteckungsgefahr aussetzt, sich eines nach deutschem Rechte unter Umständen zivil- und strafrechtlich*) zu ahndenden schweren Vergehens schuldig macht.

§ 61.

Windpocken, Masern, Röteln.

Diese drei Krankheiten kommen bei den Angehörigen der europäischen Kulturländer fast nur im kindlichen Alter vor und befallen in der Regel den Menschen nur einmal. Ereignen sich an Bord derartige Krankheitsfälle, so ist wohl zu beachten, daß es sich um an-

---

*) Strafgesetzbuch f. d. D. Reich. § 223. Wer vorsätzlich einen Anderen . . . . . an der Gesundheit beschädigt, wird wegen Körperverletzung mit Gefängnis bis zu drei Jahren oder mit Geldstrafe bis zu eintausend Mark bestraft . . . . .

§ 224. Hat die Körperverletzung zur Folge, daß der Verletzte ein wichtiges Glied des Körpers, das Sehvermögen auf einem oder beiden Augen, das Gehör, die Sprache oder die Zeugungsfähigkeit verliert, oder in erheblicher Weise entstellt wird, oder in Siechtum, Lähmung oder Geisteskrankheit verfällt, so ist auf Zuchthaus bis zu fünf Jahren oder Gefängnis nicht unter einem Jahre zu erkennen . . . . .

§ 230. Wer durch Fahrlässigkeit die Körperverletzung eines Anderen verursacht, wird mit Geldstrafe bis zu neunhundert Mark oder mit Gefängnis bis zu zwei Jahren bestraft . . . . .

§ 231. In allen Fällen der Körperverletzung kann auf Verlangen des Verletzten neben der Strafe auf eine an denselben zu erlegende Buße bis zum Betrage von sechstausend Mark erkannt werden . . . . .

ſteckende Krankheiten handelt, und der Weiterverbreitung durch Ab=
ſonderung vorzubeugen.

Verlauf. Bei den Windpocken (Varizellen) zeigen ſich etwa
zwei Wochen nach der Anſteckung unter mäßigem Fieber hanfkorn= bis
linſengroße Blaſen mit waſſerhellem, ſpäter leicht getrübtem Inhalt,
beſonders auf Rücken und Bruſt, zuweilen auch in der Mundhöhle.
Die Blaſen trocknen im Verlauf einer Woche ein und verſchwinden.
Man denke jedoch namentlich bei Erwachſenen ſtets daran, daß
auch die echten Pocken gelegentlich in leichter Form auftreten und
dann mit Windpocken verwechſelt werden können. Windpocken=
kranke ſind daher wie Pockenkranke zu behandeln, falls Verdacht
einer Pockenanſteckung vorliegt.

Die Maſernkrankheit beginnt gewöhnlich eineinhalb Wochen
nach der Anſteckung mit Rötung der Augen und Lichtſcheu (Brennen),
Schnupfen, Heiſerkeit und Huſten ſowie Kopf= und Gliederſchmerzen.
Dabei beſteht Fieber von 39 bis 40°. Nach drei bis vier Tagen zeigt
ſich zuerſt im Geſichte, dann am ganzen Körper ein Hautausſchlag, der
aus zahlreichen linſen= bis bohnengroßen, etwas erhabenen Flecken
beſteht. Darauf fällt das Fieber ab und in einigen Tagen verſchwin=
det der Ausſchlag unter kleienförmiger Abſchilferung der Haut.

Werden Erwachſene von der Krankheit befallen, ſo zeigt dieſe
oft einen viel ſchwereren Verlauf als bei Kindern.

Bei den Röteln tritt zwei bis drei Wochen nach der Anſteckung
ein maſernartiger Hautausſchlag auf, jedoch verläuft die Krankheit
weit gelinder; meiſt werden die Kranken gar nicht bettlägerig.

Behandlung. An Windpocken oder an Röteln Erkrankte be=
dürfen in der Regel keiner beſonderen Behandlung. Für Maſern=
kranke iſt bis zur Abſchilferung Bettruhe bei leichter Diät zu empfeh=
len. Solange Lichtſcheu beſteht, ſchütze man den Kranken durch leichte
Verdunklung des Krankenraums vor grellem Lichte. Gegen den
Huſten mache man feuchtwarme Umſchläge um den Hals und gebe
Bruſtelixier. Bei hohem Fieber ſind kalte Umſchläge auf den
Kopf, kühle Einwicklungen und Bäder (§ 46) angebracht. Während
und nach der Abſchilferung ſoll ſich der Kranke durch Seifenwaſchungen
und Bäder reinigen.

§ 62.

Scharlach. Diphtherie.

Auch diese sehr ansteckenden Krankheiten befallen vorwiegend Kinder, sie kommen jedoch auch bei Erwachsenen vor und verlaufen bei ihnen nicht selten recht schwer. Der Erreger des Scharlachs ist noch unbekannt, die Diphtherie wird durch den Diphtheriebazillus hervorgerufen. Bisweilen ist mit dem Scharlach Diphtherie verbunden. Herrscht eine dieser Krankheiten in einem Hafen in größerer Ausdehnung, so ist den Leuten das Betreten der am meisten betroffenen Stadtteile zu untersagen.

a) Scharlach.

Verlauf. Die Krankheit beginnt eine halbe bis eine Woche nach der Ansteckung in der Regel plötzlich mit lebhaftem, oft mit einem Schüttelfrost einsetzenden Fieber und heftigen Halsschmerzen, Unwohlsein und Kopfschmerzen, bisweilen auch Benommenheit. Nach ein bis zwei Tagen erscheint gewöhnlich zuerst am Rumpfe, dann auf dem übrigen Körper ein scharlachroter Hautausschlag, der anfangs aus lauter kleinen roten Punkten besteht und sich bald zu einer gleichmäßigen Röte vereinigt; am meisten pflegt der Rücken betroffen zu sein, während im Gesichte die Nase und das Kinn durch ihre Blässe auffallen. Die Zunge zeigt starken Belag, der sich unter Hinterlassung einer himbeerartigen roten Fläche abstößt. Nach drei bis vier Tagen verblaßt der Ausschlag, das Fieber sinkt, die Haut schuppt sich in größeren Blättern ab. Bei günstigem Verlaufe tritt nach ein bis zwei Wochen die Genesung ein; nicht selten aber ereignen sich Verschlimmerungen durch Hinzutreten von diphtherischen Erscheinungen im Halse, Vereiterung der Kieferlymphdrüsen, Mittelohrentzündung, Gelenkschwellungen u. a. m. Am Ende der zweiten Woche oder noch später stellt sich bisweilen Nierenentzündung mit den Erscheinungen der Wassersucht ein (geschwollene Augenlider, dicke Füße, geschwollener Hodensack, dicker Leib). Die Genesung kann sich lange hinziehen.

Behandlung. Jede Person, die unter den Erscheinungen des Scharlachs erkrankt, ist sofort abzusondern und womöglich auszu-

schiffen. Bleibt der Kranke an Bord, so ist für Bettruhe und leichte
Diät (vorwiegend flüssige Nahrung) zu sorgen. Als Pfleger ist womöglich eine Person zu wählen, die schon Scharlach überstanden hat.
Bei hohem Fieber (40° C und mehr) macht man kalte Umschläge
auf den Kopf, kühle Einwicklungen oder Bäder von 32 bis 29° C
= 26 bis 23° R (§ 46). Gegen die Halsentzündung sind feuchtwarme Umschläge um den Hals von Nutzen; ist der Kranke dazu imstande, so lasse man mit Kaliumchloratlösung (Mundwasserpulver,
§ 45 Nr. 19) recht häufig (womöglich stündlich) gurgeln. Bei Anzeichen von Nierenentzündung (s. oben) ist völlige Bettruhe und
reizlose Kost, am besten Milch und Suppen, von besonderer Wichtig-
keit; bei stärkeren Erscheinungen von Wassersucht ist nach der in § 88
gegebenen Weisung zu verfahren.

Solange Abschuppung besteht, ist der Kranke noch für seine Umgebung gefährlich, er soll sich deshalb wiederholt gründlich mit Seife
abwaschen und baden; das dabei benutzte Wasser ist sofort in See ablaufen zu lassen oder nach Desinfektion (§ 38 zu II a) über Bord
zu gießen, die Wanne und die sonst gebrauchten Gegenstände sind zu
desinfizieren. Letzteres hat nach der Genesung oder dem Tode des
Kranken mit der von ihm benutzten Kleidung, Wäsche usw. und mit
dem Krankenraume gemäß der in § 38 unter III gegebenen Anleitung zu geschehen. Leichen der am Scharlach gestorbenen Personen sind unter den ebendort angegebenen Vorsichtsmaßregeln zu
bestatten.

b) Diphtherie.

Verlauf. Die Krankheit beginnt in der Regel wenige Tage
nach der Ansteckung mit Schlingbeschwerden, Unwohlsein, Kopf- und
Nackenschmerzen und allmählich ansteigendem Fieber; die Zunge ist
stark belegt, die Halsdrüsen am Kieferwinkel sind geschwollen und
schmerzhaft. Die deutlichsten Krankheitszeichen bieten der Rachen
und die Mandeln; um sie zu erkennen, sehe man in den Hals, indem
man den Mund weit öffnen läßt und den Zungenrücken mit einem
Löffelstiele hinabdrückt, doch muß man sich wegen der Ansteckungsgefahr davor hüten, von dem Kranken angehustet zu werden. (Vgl.
Abbildung 8 auf Seite 64.)

Rachen und Mandeln sind gerötet und geschwollen und zeigen grauweiße Flecke oder schmierige, bei Berührung blutende Beläge. Im weiteren Verlaufe der Krankheit kann der Belag mehr oder weniger rasch an Ausdehnung gewinnen und in schweren Fällen auf das Zäpfchen, den Gaumen, die Nasenschleimhaut (Nasendiphtherie) sowie auf den Kehlkopf (Kehlkopfdiphtherie, diphtherischer Krupp) übergreifen. Meist wird der Kranke von heftigen Schmerzen im Halse gequält, die Zunge ist trocken, er klagt über großen Durst, fiebert mehr oder weniger heftig; der Atem ist übelriechend, Eßlust fehlt.

Bei günstigem Verlaufe sinkt das Fieber bald, der Belag löst sich und wird oft in hautartigen Stücken ausgestoßen. In solchen Fällen kann die Krankheit innerhalb einer Woche in Genesung übergehen. Jedoch stellen sich nicht selten infolge der Aufnahme des Diphtheriegifts in den Körper Nachkrankheiten ein, welche zum Teil das Leben noch nach Wochen ernstlich gefährden können (Nierenentzündung, Herzschwäche, Herzlähmung und Lähmung verschiedener Muskeln, namentlich derjenigen des Schlundes und gewisser Augenmuskeln).

In ungünstig verlaufenden Fällen liegt häufig der Kranke mit fahler Gesichtsfarbe matt und teilnahmlos, wie schwer vergiftet, da und unter allmählicher Abnahme der Herzkraft tritt der Tod ein.

Beim Übergreifen der Krankheit auf den Kehlkopf und die Luftröhre kann der Tod auch durch Erstickung erfolgen.

Behandlung. Diphtheriekranke sind sofort abzusondern und womöglich auszuschiffen. Der Ansteckungsstoff ist hauptsächlich in den Belägen und dem Nasenschleim enthalten und kann beim Husten, Niesen usw. nach außen befördert und durch das Eßgeschirr, die Bett- und Leibwäsche (besonders die Taschentücher) und die Kleider des Kranken weiter verschleppt werden. Der Pfleger hat sich durch die in § 41 angegebenen Reinlichkeits- und Vorsichtsmaßregeln vor Ansteckung zu schützen, namentlich hat er sich davor zu hüten, von dem Kranken angehustet zu werden.

Das beste Heilverfahren bei Diphtherie ist die frühzeitige Einspritzung von Diphtherieheilserum; es empfiehlt sich deshalb, wenn es irgend geht, ärztliche Hilfe zu beschaffen, auf See womöglich durch Ansprechen eines mit einem Schiffsarzt versehenen Dampfers.

Außerdem ist häufiges Gurgeln mit Kaliumchloratlösung (Mund-wasserpulver § 45 Nr. 19) zweckmäßig sowie die Anwendung häufig zu wechselnder Kaltwasserumschläge um den Hals (§ 46). Ist das Fieber hoch, so sind kalte Umschläge auf den Kopf, kühle Bäder usw. am Platze. Durch leichte, aber kräftige Kost ist der Kranke bei Kräften zu erhalten (§ 43); verschlechtert sich das Allgemeinbefinden, so sind Hoffmannstropfen, starker Kaffee oder Wein zu geben.

Den Auswurf soll der Kranke in ein Gefäß mit verdünntem Kresol-wasser entleeren; auch können zum Auffangen des Nasenschleims und Auswurfs, zum Abwaschen des Mundes usw. mit Vorteil Läppchen aus Mull, Leinwand oder dergleichen benutzt werden, die nach dem Gebrauche zu verbrennen oder in verdünntes Kresolwasser zu legen und später über Bord zu werfen sind. Die von dem Kranken oder bei seiner Pflege benutzten Gegenstände (auch Trink- und Eß-geschirr, Löffel usw.) sind jedesmal nach erfolgter Benutzung, und ehe sie aus dem Krankenraume hinauskommen, nach den in § 38 unter II gegebenen Weisungen zu desinfizieren. Nach der Genesung oder dem Tode sind Kleider und Wäsche und sonstige von dem Kranken sowie die von dem Pfleger benutzten Sachen zu desinfizieren, ebenso der Krankenraum (vgl. § 38 unter III).

§ 63.
Influenza (Grippe).

Die Influenza ist eine sehr weit verbreitete, durch den In-fluenzabazillus hervorgerufene Infektionskrankheit, die vor allem sich durch heftige Entzündungen der Schleimhäute (Katarrhe) der Luftwege (Nase, Kehlkopf, Luftröhre, Lungen) bemerkbar macht. In den Absonderungen dieser Schleimhäute findet sich meist der Bazillus der Influenza in großen Mengen. Die Krankheit tritt bei jugendlichen oder im kräftigen Alter stehenden Personen für gewöhnlich leicht auf, doch kommen bei ihnen auch schwerere Fälle mit langbauerndem Kranksein und starkem Fieber vor. Außer den Erscheinungen des Katarrhs der Luftwege (Schnupfen, Husten, Auswurf) werden häufig auch Magenkatarrh mit hartnäckigem Appetitverluste, starker Kopfschmerz und Rücken(Kreuz-)schmerzen sowie große Schwäche und Abgeschlagenheit beobachtet. Das Fieber ist meist nur gering. Die Genesung zieht sich oft lange hin, da häufig Rückfälle eintreten. Die Krankheit hinterläßt häufig langdauernde allgemeine Schwäche, vor allem aber kommt es nicht selten zu gefährlichen Nachkrankheiten (Lungenentzündung, Rippenfellentzündung, Lungentuberkulose, Ohreiterungen usw.). Namentlich bei älteren Leuten führt die Influenza mit ihren Nachkrankheiten unter zunehmender Herzschwäche oft rasch zum Tode, doch sterben auch jüngere Leute nicht selten nach bereits überstandener Influenza an einer der Nachkrankheiten.

Behandlung. In leichteren Fällen ist eine besondere Behandlung meist nicht nötig. Man hüte sich nur vor Verschlimmerung durch hinzutretende Erkältungen. In schwereren Fällen mit starkem Krankheitsgefühle, Kopfschmerzen usw. muß längere Bettruhe innegehalten werden. Gegen den Husten gebe man Brustelixier und mache feuchtwarme Einwicklungen der Brust.

Zu frühzeitiges Verlassen des Bettes rächt sich oft durch schwere Rückfälle. Zugleich wird dadurch die Gefahr einer Nachkrankheit befördert. Bei den sich anschließenden Nachkrankheiten ist zu verfahren wie bei diesen angegeben. Der Lungenauswurf und der Nasenschleim der Influenzakranken ist ansteckend und daher gesondert aufzufangen und zu desinfizieren. Das Ausspeien auf den Boden des Wohnraums ist streng zu untersagen.

2. Einige andere wichtige Krankheiten.

§ 64.

Lungenentzündung.

Die Lungenentzündung entwickelt sich bisweilen im Verlauf eines heftigen Lungenkatarrhs, meist jedoch beginnt sie ohne Vorboten plötzlich mit einem Schüttelfroste von $\frac{1}{2}$ bis 1 stündiger Dauer; der Kranke fiebert stark, ist appetitlos und unruhig, in schweren Fällen auch benommen. Bald machen sich stechende Schmerzen in der Brust, meist nur in einer Seite, erschwerte Atmung und quälender Hustenreiz bemerkbar; mit dem Husten wird zäher, mit

Blut gemischter Schleim von mehr oder weniger rostbrauner Färbung ausgeworfen. Bei Gewohnheitstrinkern kommt es häufig schon im Anfang der Krankheit zum Ausbruch des Delirium tremens (§ 95).

Im weiteren Verlaufe bleibt das Fieber andauernd hoch, fällt jedoch in günstigen Fällen am 5. oder 7. Krankheitstag unter reichlichem Schweiße plötzlich ab, und es beginnt die Genesung. Doch kann sowohl das hohe Fieber der ersten Tage als auch eine plötzlich eintretende Schwäche in oder bald nach dem Fieberabfalle schnell zum Tode führen. Zieht sich die Genesung mit Husten und abendlichem Fieber wochenlang hin, so ist das Bestehen von Lungentuberkulose oder einer anderen schweren Lungenerkrankung zu befürchten und auch noch zu dieser Zeit womöglich ärztlicher Rat einzuholen.

Besonders zu beachten ist, daß bisweilen die Pest in der Form einer Lungenentzündung auftritt. Es ist deshalb jede Erkrankung an Lungenentzündung an Bord während des Aufenthalts in einem pestverseuchten Hafen oder bei einer Person, die der Ansteckung mit Pest ausgesetzt gewesen ist, oder wenn Pestratten oder ein auffälliges Rattensterben an Bord vorgekommen sind, als pestverdächtig anzusehen; es ist dann nach den in § 49 gegebenen Ratschlägen zu verfahren.

Behandlung. Der Kranke ist in den Krankenraum überzuführen, auch ist ihm ein Pfleger zu geben. Spricht er irre, so lege man einen Eisbeutel oder kalte Umschläge auf den Kopf. Ist das Fieber höher als 40,5° C, so sind kalte Einwicklungen oder Bäder (§ 46) am Platze; auch kann man 1 Chininpulver in Oblaten geben; bei geringerem Fieber lagere man ihn kühl und gebe ihm säuerliches, kühlendes Getränk und leichte Kost. Der Auswurf ist von dem Kranken in ein stets bereit zu haltendes Gefäß zu entleeren, das zur Hälfte mit verdünntem Kresolwasser gefüllt ist. Zur Erleichterung des Hustens gebe man Brustelixier (§ 45 Nr. 6). Gegen das Seitenstechen versuche man feuchtwarme Einwicklungen oder Auflegen mit Senfspiritus (§ 45 Nr. 29) getränkter Läppchen. Bei Schwächeanfällen sind Hoffmannstropfen, starker Kaffee oder Wein zu reichen, namentlich ist dies bei Gewohnheitstrinkern erforderlich, denen man zur Beruhigung auch 10 bis 15 Opiumtropfen geben darf. Erscheint beim Rückgang des Fiebers der Kranke verfallen und blaß, fühlen sich die Füße und Hände kalt an, treten Anwandlungen von Ohnmacht ein, dann sind warme Getränke (starker Kaffee, Glühwein, Grog) sowie heiße mit Tüchern umwickelte Kruken, an die Hände und Füße gelegt, von guter Wirkung. Wenn die Genesung fortschreitet, ist kräftigere Kost zu gewähren, unter Zusatz des Krankennährmittels der Ausrüstung nach Verzeichnis II.

<h3 style="text-align:center">§ 65.</h3>

<h3 style="text-align:center">Brust- und Rippenfellentzündung.</h3>

Entzündungen des Brust- und Rippenfells schließen sich gewöhnlich an Erkältungen oder an Lungenentzündung und andere Lungen-, bisweilen auch an Infektionskrankheiten an.

Die Krankheit beginnt meist allmählich mit Appetitlosigkeit, Mattigkeit und Seitenstechen, welches so heftig werden kann, daß der Kranke kurzatmig wird und der Aufforderung, tief Atem zu holen, vor Schmerzen nicht Folge leistet; jede Bewegung des Oberkörpers beim Bücken, Gähnen, Husten usw. vermehrt den Schmerz. Der Husten ist trocken, der Auswurf gering. Fieber ist nicht immer vorhanden und meist mäßig. In vielen Fällen kommt es zur Absonderung einer wässerigen oder eiterigen Flüssigkeit in dem Raume zwischen Rippen- und Brustfell; vermehrt sich die Flüssigkeit schnell, so ist heftige Atemnot die Folge. Nur der Arzt vermag festzustellen, ob die Flüssigkeit wässerig oder eiterig ist; in letzterem Falle ist eine operative Eröffnung erforderlich. Gewöhnlich dauert die Krankheit 4 bis 6 Wochen, häufig länger. Ein ungünstiger Ausgang kann durch die schädigende Einwirkung auf Herz und Lungen herbeigeführt werden. Nicht selten zeigt sich nachträglich das Vorhandensein einer Lungentuberkulose.

Behandlung. In leichteren Fällen genügen Bettruhe und feuchtwarme Umschläge auf die kranke Brustkorbseite. Bei heftigen Seitenstichen sind auch Breiumschläge auf die schmerzende Stelle

von Nutzen. Gegen den Husten gebe man Brustelixier oder, solange
er sehr quälend ist, tagsüber alle 2 Stunden 1 Eßlöffel voll Morphiumarznei (§ 45 Nr. 18). Sind die Seitenstiche sehr heftig, so darf
abends 1 Morphiumpulver gegeben werden. Es ist für nahrhafte Kost
und regelmäßigen Stuhlgang, erforderlichenfalls durch Klistiere, zu
sorgen. Auch wenn die Genesung eintritt, ist möglichste Schonung
erforderlich. Sobald als möglich ist ärztlicher Rat einzuholen.

§ 66.
Herzleiden.

Herzleiden bei vorher nicht herzkranken Leuten treten meist im
Verlauf oder im Anschluß an schwere Krankheiten, besonders Gelenkrheumatismus, auch bei Alkoholismus und Syphilis auf; an
Bord entstehen sie jedoch auch häufig schon infolge Überanstrengungen,
namentlich bei dem Maschinenpersonale (siehe auch Hitzschlag § 98).
Herzleiden sind als ernste Erkrankung zu betrachten. Wenn bei
einem Manne, der nicht lungenkrank ist, schon bei geringen Anstrengungen Kurzatmigkeit auftritt und dabei das Herz auffallend stark
schlägt, so muß an ein Herzleiden gedacht werden. In der Herzgegend fühlt der Kranke in der Regel heftiges Klopfen, Druck,
Spannung oder Schmerzen. Auch ist meist Kopfdruck und Schwindel
vorhanden. Bisweilen führt der Anfall unter heftiger Atemnot
und schweren Angstzuständen zum Tode; in anderen Fällen vermindern sich die Erscheinungen und treten von Zeit zu Zeit wieder
heftiger auf. Es kommt dann im Laufe des oft langjährigen Leidens
zu Anschwellungen der Füße in der Knöchelgegend und schließlich
auch zu Bauchwassersucht.

Behandlung. Einen Herzkranken befreie man von jedem
schweren Dienste und nähre ihn möglichst gut. Werden die Schmerzen
in der Herzgegend und das Herzklopfen heftiger, so muß der Mann
sofort zu Bett und liegen bleiben, bis Besserung eintritt. Die Beschwerden werden meist durch Auflegen einer Eisblase oder von
kalten Umschlägen auf die Herzgegend gemildert; auch kann man
ein mit Senfspiritus getränktes Stück Löschpapier in die Herzgegend legen. Beim Auftreten der Anschwellungen sorge man

durch Bittersalz für regelmäßigen Stuhlgang. Jeder einer Herz=
krankheit Verdächtige ist sobald als möglich einem Arzte vorzustellen.

§ 67.

Gelenkrheumatismus und Gicht.

a) Fieberhafter (akuter) Gelenkrheumatismus.

Der fieberhafte (akute) Gelenkrheumatismus beginnt gewöhnlich
unter Frost oder wiederholtem Frösteln mit Fieber und Gelenk=
schmerzen. Meist werden mehrere Gelenke nacheinander oder auch
gleichzeitig befallen, zunächst gewöhnlich die Knie=, dann die Hand=,
Fuß=, Schulter= usw. Gelenke. Bei Erkrankung nur eines Gelenkes
muß man an Tripperrheumatismus (S. 123) oder Gicht (s. unten)
denken. Die betroffenen Gelenke werden von dem Kranken geschont,
da sie bei Bewegung sowie bei Druck schmerzhaft sind; oft sind sie
auch heiß, gerötet und geschwollen. Meist besteht heftiges Fieber
bei verminderter Absonderung von dunklem Harne und Neigung zu
starken Schweißen. Die Krankheit dauert bisweilen mehrere Wochen;
sie führt sehr selten zum Tode, doch schließen sich oft an sie Herz=
leiden an. Bleibt nach einem Gelenkrheumatismus Herz=
klopfen oder Kurzatmigkeit zurück, so ist der Mann als
herzkrank anzusehen und nach § 66 zu behandeln. Rückfälle
sind häufig.

Behandlung. Der Kranke bedarf der Bettruhe. Die Gelenke
wickele man in Watte ein und sorge für bequeme Lage. Man gebe
ihm alle 2 Stunden ein Rheumatismuspulver in einer Oblate
oder in einem Eßlöffel Wasser (oder zur Geschmacksverbesserung in
schwarzem, nicht gesüßtem Kaffee oder in Wein), bis zu 6 Pulvern
täglich. Haben die Schmerzen und das Fieber nachgelassen (etwa
vom vierten Tage an), so genügt es, für weitere 4 Tage dreistündlich
ein Pulver zu geben. Durch den Gebrauch der Pulver entstehen
oft Ohrensausen und Schwerhörigkeit; nur wenn beide sehr stark
werden, ist das Mittel auszusetzen. Die Kost sei anfänglich knapp,
das Getränk reichlich. Man sorge für regelmäßigen Stuhlgang,
erforderlichenfalls durch Abführmittel. Wegen der starken Schweiße

ist die Leib- und Bettwäsche des Kranken öfter zu wechseln, dabei beachte man das in § 41 Gesagte. Das Aufstehen ist erst zu gestatten, wenn sämtliche Gelenke einige Tage vollkommen schmerzfrei waren. Der Kranke soll, auch wenn er schon umhergehen darf, die befallenen Gelenke noch eine Zeitlang mit Flanellbinden, Wollbinden oder dgl. eingewickelt halten.

b) Chronischer Gelenkrheumatismus.

Der chronische Gelenkrheumatismus ist eine sehr allmählich und langsam ohne Fieber sich entwickelnde Erkrankung eines oder mehrerer Gelenke, bei welcher diese schließlich in mehr oder weniger hohem Grade ihre Beweglichkeit verlieren und versteifen. Die Erkrankung setzt meist von Anfang an schleichend ein. Häufige Erkältungen, Durchnässungen, schwere körperliche Arbeit begünstigen sie. Die Gelenke der Gliedmaßen werden vorzugsweise betroffen. Unter häufigen Schmerzanfällen treten allmählich Verminderung der Beweglichkeit und Verdickung der Gelenke ein, die schließlich nicht mehr gestreckt werden können, sondern dauernd gebeugt gehalten werden. Dies kommt besonders an den Fingern und Zehen vor. Oft spürt man bei Bewegungen in den Gelenken ein Knarren und Reiben. Eine Behandlung der sehr langsam verlaufenden, jahrelang sich hinziehenden Erkrankung ist an Bord nicht angängig. Schmerzanfälle suche man durch warme Einwicklungen der Gelenke, heiße Umschläge oder dgl. zu bessern.

c) Gicht.

Die Gicht tritt oft unter ähnlichen Erscheinungen wie der akute Gelenkrheumatismus auf. Mit Vorliebe werden zuerst die Gelenke der großen Zehen befallen. Unter Fiebererscheinungen entwickelt sich eine sehr schmerzhafte entzündliche Schwellung der befallenen Gelenke. Die Haut über der Schwellung ist heiß, gerötet und gespannt. Die Gicht ist eine sehr langwierige, in Anfällen von Zeit zu Zeit wiederkehrende Krankheit, die oft auf erblicher Anlage beruht. Nach längerem Bestehen entwickeln sich vielfach an Händen und Füßen, auch an dem Knorpel der Ohrmuscheln, die sog. Gichtknoten; es sind dies für gewöhnlich schmerzlose Knoten bis zu Walnußgröße, die aber gelegentlich sich entzünden und aufbrechen können und dann eine weißliche krümelige Masse entleeren. Auch Verdickungen der Gelenke treten bei längerem Bestehen der Gicht häufig auf.

Die Behandlung des Gichtanfalls ist der des akuten Gelenkrheumatismus im allgemeinen gleich. Die entzündeten Gelenke sind warm und ruhig zu halten, am besten in Watte zu wickeln. Die Ernährung sei möglichst einfach und reizlos. Fleisch wird während des Anfalls und einige Zeit nach ihm am besten ganz vermieden. Für Stuhlgang ist zu sorgen. Als Getränk ist Wasser oder Mineralwasser reichlich zu gestatten, auch dünner Kaffee oder Tee, dagegen sind geistige Getränke ganz zu verbieten. Der Gichtkranke hat auch nach überstandenem Anfall Magenüberladungen und fettreiche oder übermäßig fleischhaltige Ernährung mit starken Gewürzen zu vermeiden. Der Genuß geistiger Getränke ist soviel wie möglich einzuschränken.

<h2 style="text-align:center">§ 68.</h2>

<h3 style="text-align:center">Magengeschwür.</h3>

Das Magengeschwür stellt eine Magenerkrankung dar, bei der es zur Bildung eines Geschwürs von Pfennig- bis Markstückgröße oder mehr in der Magenschleimhaut kommt. Das Geschwür kann schließlich in die Bauchhöhle durchbrechen und dadurch zu einer meist tödlich verlaufenden Bauchfellentzündung (§ 69) Anlaß geben. Häufig sind Blutungen aus dem Geschwüre, die unter Umständen einen solchen Umfang annehmen können, daß der Kranke verblutet. Das mit der aufgenommenen Nahrung im Magen sich vermischende und der Verdauung unterliegende Blut verleiht oft dem Stuhlgang eine teerartig schwarze Färbung.

Verlauf. Das Magengeschwür entwickelt sich oft ganz unbemerkt. In anderen Fällen gehen längere Zeit die Zeichen eines chronischen Magenkatarrhs vorher, vielfach verbunden mit saurem

Aufstoßen nach dem Essen (Sodbrennen). An ein Magengeschwür ist zu denken, wenn kurz nach jedem Essen mehr oder weniger heftige, nicht selten krampfartige (§ 81) Magenschmerzen auftreten und zugleich ein Teil des Genossenen wieder erbrochen wird. Das Erbrochene ist stark sauer. Auch Blutbrechen kann eintreten (vgl. § 70).

Behandlung. Das Magengeschwür ist stets als ernste Erkrankung anzusehen und der Kranke sobald als möglich ärztlicher Behandlung zuzuführen. Der Kranke beobachtet am besten Bettruhe, jedenfalls dann, wenn bereits Blutungen aufgetreten sind. Die Nahrung sei zunächst flüssig (Schleimsuppen, Milch). Verboten sind saure, scharf gewürzte und salzige Speisen, grobes Brot, Obst, Kaffee, geistige Getränke. Nach einer Magenblutung gebe man die ersten drei Tage möglichst wenig Nahrung und lasse nur gegen den Durst kleine Stückchen Eis, falls vorrätig, und in kleinen Mengen gekühlte Milch oder kalte Schleimsuppen nehmen. Heftige Magenschmerzen versuche man mit heißen Umschlägen auf die Magengegend zu bekämpfen, hüte sich aber, die Haut des Kranken dabei zu verbrennen. Vor jedem Essen gebe man 2 Messerspitzen voll Stopfpulver (basisches Wismutnitrat § 45, Nr. 30), in einem Glase Trinkwasser verrührt. Erst wenn längere Zeit keine Blutungen aufgetreten sind, auch der Stuhlgang die übliche Farbe zeigt, beginne man vorsichtig mit etwas reichlicherer Ernährung (Fleischbrühe mit Eigelb, Krankennährmittel, geschabter Schinken oder Schabefleisch, Kartoffelbrei usw.). Die einzelne Mahlzeit soll nur klein sein, kann aber öfter am Tage gegeben werden.

Magenkrebs. Der Magenkrebs kommt bei jüngeren Personen nur selten vor, dagegen häufiger nach dem 40. Lebensjahre. Er entwickelt sich öfters in der Narbe eines verheilten Magengeschwürs. Seine Zeichen sind gestörte Verdauung mit dumpfem Schmerze in der Magengegend, Abmagerung, Erbrechen von Blut oder kaffeesatzähnlichen Massen und eine bei fortschreitender Krankheit häufig fühlbare, feste Geschwulst in der Magengegend. Eine erfolgreiche Behandlung des Leidens ist nur durch Operation möglich. Da nur eine möglichst frühzeitige Operation dauernde Heilung erwarten läßt, so ist jeder Kranke, dessen Leiden den Verdacht auf Magenkrebs erweckt, sobald als möglich ärztlich zu untersuchen.

Das gleiche gilt von dem durch Störungen der Verdauung oder durch Blutungen im Stuhlgang sich zuerst bemerkbar machenden Darmkrebs (besonders Mastdarmkrebs).

§ 69.

Wurmfortsatzentzündung (Blinddarmentzündung).

Bei plötzlich auftretenden, heftigen und andauernden Schmerzen in der rechten Unterbauchgegend, etwa handbreit über der Leistenbeuge, denke man an eine Entzündung des Wurmfortsatzes oder des Blinddarms, besonders wenn zugleich Fieber, Erbrechen, allgemeines Unwohlsein bestehen. Häufig ist Verstopfung vorhergegangen. Der Bauch ist etwas aufgetrieben und bei Berührung, die aber nur sehr vorsichtig und behutsam erfolgen darf, namentlich in der Blinddarmgegend schmerzhaft; man fühlt dort manchmal eine wurstförmige Schwellung. Die Bauchdecke in der entzündeten Gegend ist oft brettartig hart gespannt und bei der leisesten Berührung schmerzhaft. Die große Gefahr der Wurmfortsatzentzündung besteht darin, daß sie nicht selten schon in kürzester Zeit auf das Bauchfell übergreift und eine Bauchfellentzündung*) hervorruft. Die Schmerzen verbreiten sich dann über den ganzen Bauch und werden schon durch geringe Bewegungen und leisesten Druck außerordentlich gesteigert. Die Auftreibung des Bauches nimmt zu, Stuhlgang und Harn sind angehalten, ihre Entleerung schmerzhaft. Verfällt der Kranke sichtlich, so ist ein ungünstiger Ausgang zu befürchten. Besonders ungünstig ist das Auftreten eines hartnäckigen leeren Aufstoßens, des sog. Schluckers. Der Kranke selbst befindet sich oft bei vollem Bewußtsein und äußert sogar manchmal Zeichen einer anscheinenden Besserung, obwohl der tödliche Ausgang bevorsteht.

Behandlung. Wenn es gelingt, die Wurmfortsatz- oder die Blinddarmentzündung auf den Ort ihrer Entstehung möglichst

---

*) Bauchfellentzündung kann auch aus anderen Ursachen (Verletzungen der Baucheingeweide, Tuberkulose usw.) entstehen.

zu beschränken, so tritt bei richtigem Verhalten oft Besserung ein. Vor allem ist es streng verboten, eine etwa bestehende Verstopfung durch Abführmittel beseitigen zu wollen. Erfolgt nicht von selbst Stuhlgang, so unterlasse man jeden Versuch, ihn künstlich herbeizuführen. Vermeidung jeder unnötigen Körperbewegung ist notwendig. Der Kranke muß ganz ruhig im Bette bleiben und erhält zunächst 20 Tropfen Opiumtinktur und sodann, bis die Schmerzen nachlassen oder Schlaf eintritt, täglich stündlich 5 bis 10 Tropfen, jedoch in 24 Stunden nicht mehr als insgesamt 60 Tropfen. Auf die schmerzhafte Bauchgegend lege man möglichst leichte feuchte Umschläge, die man, je nachdem es dem Kranken am angenehmsten ist, heiß oder kalt anwenden kann. Die Empfindlichkeit des Bauches ist oft so groß, daß selbst das Gewicht der Bettdecke nicht ertragen wird. In diesem Falle lasse man ein Gestell von Holz- oder Drahtreifen anfertigen, das über den Leib des Kranken gestellt werden kann und die Bettdecke trägt. Nahrung wird in den ersten Tagen am besten überhaupt nicht gegeben und auch gewöhnlich nicht verlangt. Man lasse nur kalte Milch in kleinen Schlucken gegen den Durst nehmen oder kleine Eisstückchen verschlucken, die auch das Erbrechen oft zurückhalten. Bei drohendem Kräfteverfalle, Herzschwäche mit kleinem und sehr raschem, oft kaum fühlbarem Pulse gebe man starken Kaffee, Wein oder Hoffmannstropfen. Erst bei eintretender Besserung (Abfall des Fiebers, Nachlaß der Schmerzen auch beim vorsichtigen Betasten der entzündeten Bauchgegend, besserem Allgemeinbefinden) ist flüssige Nahrung (Suppen) in kleinen Mengen zu geben und allmählich zu fester Kost überzugehen. Der Kranke muß sich ruhig verhalten, bis auch ohne Opiumtropfen die letzte Spur von Schmerz im Leibe verschwunden ist. Erst zu dieser Zeit ist, wenn nötig, ein Klistier zur Stuhlentleerung zu geben. Tritt vorher von selbst Stuhlgang auf, so ist dabei stets ein Steckbecken zu benutzen, das Verlassen des Bettes in jedem Falle zu verbieten. Rückfälle der Krankheit sind häufig und mit Sicherheit nur zu vermeiden, wenn der erkrankte Wurmfortsatz von einem Arzte durch eine Operation beseitigt wird.

§ 70.

Magenblutung.

Blutungen aus dem Magen können bei ernsteren Magenleiden (besonders Magengeschwüren und Magenkrebs) und als Krankheits=erscheinung bei Skorbut, Gelbfieber, Wechselfieber oder infolge Verletzungen sich ereignen. Da eine Verwechslung von Magen=blutungen mit Lungenblutungen, die nicht selten bei Lungen=tuberkulose oder infolge einer Verletzung oder einer Erschütterung des Brustkastens vorkommen, leicht möglich, die einzuschlagende Behandlung beider Erkrankungen aber sehr verschieden ist, sind im folgenden ihre Kennzeichen und die Ratschläge zu ihrer Behandlung nebeneinander aufgeführt.

Sehen wir von den durch äußere Gewalt, durch Skorbut, Gelb= und Wechselfieber entstandenen Blutungen ab, so erkennt man die

<table>
<tr><td align="center">Blutungen aus den
Lungen</td><td align="center">Blutungen aus dem
Magen</td></tr>
<tr><td colspan="2" align="center">an folgendem:</td></tr>
<tr><td>1. Es gehen Husten oder Bruststiche voraus (doch kommt Bluthusten auch ohne diese vor).</td><td>1. Es gehen Magenbeschwer=den voraus.</td></tr>
<tr><td>2. Der Kranke hustet das Blut aus.</td><td>2. Der Kranke bricht das Blut aus.</td></tr>
<tr><td>3. Das Blut ist hell, bei starken Blutungen mehr oder weniger schaumig.</td><td>3. Das erbrochene Blut ist meistens dunkel, braunrot, oft klumpig, mit Speiseresten ge=mischt.</td></tr>
<tr><td>4. Es wird in den meisten Fällen nur wenig Blut auf ein=mal entleert.</td><td>4. Es werden gewöhnlich größere Massen dunklen Blutes erbrochen.</td></tr>
<tr><td>5. Ohnmacht ist selten.</td><td>5. Ohnmacht ist häufig.</td></tr>
<tr><td>6. Der Stuhlgang hat an demselben und am folgenden Tage seine gewöhnliche Farbe.</td><td>6. Der Stuhlgang erscheint an demselben oder am folgenden Tage teerartig dunkel.</td></tr>
</table>

Behandlung
der

| Lungenblutung. | Magenblutung. |

Lungenblutungen sind selten töblich. Es ist jedoch vollkommene Bettruhe erforderlich. Der Kranke kommt in eine halb liegende Stellung und muß sich ganz ruhig verhalten. Ist Eis vorhanden, so wird auf die Brust eine Eisblase gelegt, sonst werden häufig, aber vorsichtig (ohne den Kranken zu bewegen), frische Kaltwasserumschläge gemacht; zugleich kommen Wärmflaschen an Hände und Füße. Außerdem gebe man ein Morphiumpulver oder Morphiumarznei. Zuweilen ist es von Nutzen, einige Teelöffel Salz mit Wasser gemischt trinken zu lassen. Außer Ruhe und Beruhigung des Kranken ist nichts nötig. Sprechen ist dem Kranken zu verbieten.

Der Durst wird durch kleine Gaben kalten, säuerlichen Getränkes gestillt. Wein, überhaupt geistige sowie auch heiße Getränke sind schädlich. Die Kost sei knapp und anfänglich kalt; für regelmäßigen, aber dünnen Stuhl ist zu sorgen. Da sich die Blutungen nicht selten wiederholen, ist der Mann nach Eintritt der Besserung nur noch zu leichten Arbeiten zu verwenden.

Magenblutungen sind immer lebensgefährlich. Der Kranke werde flach mit tief liegendem Kopfe ins Bett gelegt. Ist Eis vorhanden, so erhält er dieses innerlich in kleinen Stückchen und äußerlich in einem Eisbeutel auf den Magen gelegt; fehlt Eis, so mache man kalte, alle Minuten zu wechselnde Umschläge auf den Magen. Innerlich gebe man bald nach dem Brechen ein Morphiumpulver.

Das einzige Nahrungsmittel, welches die ersten drei Tage von dem Kranken genossen werden darf, ist kalte Milch (häufig, aber in kleinen Mengen zu geben!). Vom vierten bis zehnten Tage sind kalte, durchgeschlagene Suppen gestattet; feste Speisen dürfen nicht vor dem vierzehnten Tage genossen werden. Auch späterhin ist noch große Schonung notwendig und ärztlicher Rat einzuholen.

§ 71.

Skorbut und Segelschiffsberiberi.

a) Skorbut.

Der Skorbut ist eine Krankheit, die auf See fast ausschließlich auf Schiffen mit langen Reisen, besonders auf Segelschiffen vorkommt, auf denen eine ungenügende, namentlich abwechslungslose und eintönige Verpflegung, oft unter Verwendung alter und mehr oder minder verdorbener Nahrungsmittel, stattfindet; vor allem wirkt langdauernder Salzfleischgenuß und Mangel an frischer Kost, namentlich an frischer Pflanzenkost (grünem Gemüse und frischen Kartoffeln) sehr nachteilig. Begünstigt wird der Ausbruch der Krankheit durch schlechte gesundheitliche Verhältnisse allgemeiner Art an Bord (ungenügend gelüftete, enge und dunkle Wohnräume, Unsauberkeit, Überanstrengung durch schwere Arbeit, mangelhafte Zubereitung der Speisen usw.).

Verlauf. Nachdem Appetitlosigkeit, Abgeschlagenheit und andere Zeichen von Blutarmut einige Zeit bestanden haben, zeigt sich gewöhnlich zunächst eine blaurote Anschwellung des Zahnfleisches mit Neigung zur Blutung und Lockerung der Zähne. In der Haut, besonders an den Beinen, entstehen kleine oder größere, rote bis blaurote Flecken und Verdickungen (Blutunterlaufungen), welche auf leichten Fingerdruck nicht verschwinden und, wie eine gequetschte Hautstelle, sich blau, grün und zuletzt gelb färben können. Auf anderen Blutunterlaufungen entstehen Blasen, aus welchen sich schlecht heilende Geschwüre entwickeln. Auch kommen Blutungen aus Zahnfleisch, Nase, Magen, Darm (teerfarbig aussehender Stuhl) und Nieren (braunroter Harn) vor. In schweren Fällen treten auch Erscheinungen von Wassersucht, namentlich an den Beinen, und Atemnot auf; der Kranke ist bettlägerig und kommt mehr und mehr von Kräften. Auch die Nachtblindheit (§ 142) ist oft ein Zeichen des Skorbuts. Wenn keine Hilfe wird, siecht der Kranke allmählich dahin, oder er stirbt plötzlich an Herzlähmung oder Gehirnschlag.

b) Segelschiffsberiberi.

Die Segelschiffsberiberi ist eine skorbutähnliche Erkrankung, die gleichfalls auf Segelschiffen im Verlaufe langer Reisen bei abwechslungsloser, eintöniger Ernährung mit Dauerproviant beobachtet wird. Die Krankheit tritt auch auf gut gehaltenen Schiffen mit einwandfreien gesundheitlichen Verhältnissen und gesunder Mannschaft auf. Der Dauerproviant braucht keine anderen Veränderungen zu zeigen als die durch Alter und längeres Lagern unvermeidlichen. Er kann im übrigen durchaus gut und auch gut zubereitet sein. Dennoch beobachtet man oft Erkrankungen, wenn längere Zeit hindurch kein frisches Gemüse, frische Kartoffeln und dgl. gegeben wurden. Die Segelschiffsberiberi befällt sehr häufig zuerst den Kapitän und die Schiffsoffiziere und greift erst dann auf das Mannschaftslogis über. Ein sicherer Zusammenhang mit dem Trinkwasser hat sich ebensowenig wie beim Skorbute feststellen lassen.

Verlauf. Die Segelschiffsberiberi unterscheidet sich vom Skorbute durch das Fehlen der Blutungen unter die Haut und aus den Schleimhäuten, hat aber im übrigen in ihrem Verlaufe viel Ähnlichkeit mit dem Skorbut und namentlich mit der in früherer Zeit beobachteten Abart des Skorbuts, dem sog. bleichen Skorbute, bei dem die Blutungen ebenfalls fast ganz fehlten. Die Krankheit beginnt mit Appetitlosigkeit, Erbrechen, Verstopfung, Mattigkeit. Fieber besteht nicht. Bald stellen sich Anschwellungen in der Gegend der Fußknöchel ein, die immer höher steigen und schließlich den Unterleib und selbst die Brust erreichen. Oft wird über ein Gefühl von Taubheit und Ameisenkribbeln in den Füßen geklagt. Während die Kranken zunächst noch umherzugehen vermögen, werden sie schließlich durch die zunehmende Anschwellung des Körpers und die immer größere Schwäche und mit Herzklopfen verbundene Kurzatmigkeit genötigt, die Koje nicht mehr zu verlassen. Trotz aller Behandlungsversuche mit inneren Mitteln und stärkender Kost pflegt die Krankheit bei Fortdauer der Verpflegung mit Dauerproviant häufig unter hochgradigster Schwäche zum Tode zu führen. Sobald jedoch ein Wechsel der Kost unter Verwendung

frischer Nahrungsmittel, namentlich frischen Gemüses, vorgenommen wird, stellt sich in den meisten Fällen schnelle und anhaltende Besserung ein, besonders sobald die Kranken an Land
geschafft sind und dort behandelt werden.

Behandlung. Mit Rücksicht auf die überraschende Besserung,
die man sowohl beim Skorbute wie auch bei der Segelschiffsberiberi
von der Beigabe frischen Gemüses, frischer Kartoffeln, frischen
Fleisches zur Kost der Kranken sieht, versäume der Kapitän nicht,
sich diese frischen Nahrungsmittel sobald als möglich in ausreichender Menge entweder durch Ansprechen anderer Schiffe oder durch
Anlaufen eines Hafens zu verschaffen. Ist es nicht angängig,
den Kranken sobald als möglich auszuschiffen und an Land in gute
Pflege zu geben, so sorge man an Bord nach Möglichkeit für luftige,
aber trockene und geschützte Lagerung, sorgfältige Hautpflege und
vor allem für gute und abwechslungsreiche Beköstigung; namentlich sind schon von Anbeginn der Erkrankung an frische Kartoffeln
und frische Gemüse und Früchte zu reichen. Salzfleisch werde
fortgelassen und so viel wie möglich durch präserviertes Fleisch
ersetzt. Die vorgeschriebenen Rationen Zitronensaft (vgl. § 31)
sind zu verdoppeln und zu zwei verschiedenen Tageszeiten zu
reichen. Als Getränk ist vor allem Bier zu empfehlen, es
wirkt geradezu als Heilmittel; nur wenn kein Bier an Bord ist,
gebe man Wein mit Wasser, bitteren Likör oder ein Gläschen
Branntwein.

Gegen die Zahnfleischentzündung beim Skorbute sind regelmäßige Ausspülungen mit Essigwasser (1 Teil Essig auf 6 bis 10
Teile Wasser) oder mit Kaliumchloratlösung (Mundwasserpulver,
§ 45 Nr. 19) vorzunehmen. Die übrigen Krankheitserscheinungen
(Magenblutungen, Wassersucht usw.) sind nach den hierfür gegebenen Ratschlägen zu behandeln.

Vorbeugung. Da der Skorbut und die Segelschiffsberiberi
sich bei ihrem Auftreten an Bord nicht auf einzelne Fälle zu beschränken pflegen, sondern nach und nach einen so großen Teil
der Besatzung befallen, daß dadurch der Dienst an Bord und die
Weiterreise des Schiffes oft aufs höchste gefährdet werden, so ist

es Pflicht des Kapitäns, schon bei den ersten Anzeichen der Krankheit Vorbeugungsmaßregeln zu ergreifen, d. h. vor allem für frischen Proviant zu sorgen, auch wenn der an Bord befindliche Dauerproviant anscheinend noch einwandfrei ist. In den Häfen, die ein Schiff auf längeren Reisen anläuft, sollte die Mannschaft möglichst nur frische Lebensmittel, vor allem frisches Gemüse, Kartoffeln, Obst, erhalten, falls sonst keine gesundheitlichen Bedenken dagegen sprechen und der Hafen nicht mit bestimmten Krankheiten verseucht ist, die den Bezug derartiger Nahrungsmittel aus dem verseuchten Lande verbieten (z. B. Ruhr, Cholera). Ebenso empfiehlt es sich, möglichst vielen, frischen Proviant an frischen Gemüsen, Kartoffeln, Obst in jedem Hafen einzukaufen und auf die Reise mitzunehmen. Nach Verbrauch der frischen Gemüse sind präservierte Kartoffeln, eingemachte und später getrocknete, grüne Gemüse zu gewähren, und zwar, wenn angängig, die Portion auf zwei Tage verteilt, um so eine bessere Ausnutzung zu erzielen (vgl. auch § 25). Über den Wert einer guten Zubereitung der Speisen an Bord vgl. § 19.

Auf längeren Reisen ist die regelmäßige wöchentliche Verausgabung von frischem, eingemachtem oder getrocknetem Gemüse oder Kartoffeln sowie — nach höchstens sechswöchigem Salzfleischgenusse — von präserviertem Fleische unbedingt erforderlich. — Der namentlich zur Vorbeugung des Skorbuts bestimmte Zitronensaft (§ 31) kann für sich allein keinenfalls vor Erkrankungen schützen, wenn auch seine tägliche Verausgabung von großem Nutzen ist und deswegen auch darauf gehalten werden muß, daß die Mannschaft den Zitronensaft regelmäßig nimmt. Die Weigerung eines Schiffsmanns, den Saft zu gebrauchen, vermerke der Kapitän zu seiner eigenen Sicherstellung im Schiffstagebuche. Leuten, welche vor kurzem an einer schweren Krankheit (einschließlich Skorbut und Syphilis) gelitten haben, gibt man besser die doppelte Portion.

§ 72.

Beriberi.

Die Beriberikrankheit kommt hauptsächlich auf den ostasiatischen und ostindischen Inseln und den angrenzenden Teilen des Festlandes, ferner an der Küste Brasiliens und der benachbarten Länder sowie auf den Inseln und an den Küsten des tropischen Afrikas vor. Sie befällt nur selten Europäer, dagegen häufig Chinesen, Japaner und indische Laskaren, und zwar an Bord oft mehrere Leute gleichzeitig oder nacheinander; bisweilen kommen auf demselben Schiffe trotz Wechsels der Mannschaft immer wieder Fälle vor. Jedoch scheint die Krankheit nicht von Person zu Person ansteckend zu sein. Bei der Anmusterung von Farbigen aus den oben bezeichneten Gegenden erkundige sich der Kapitän, ob sie etwa schon an Beriberi gelitten haben, und weise solche Leute zurück.

Verlauf. Für gewöhnlich zeigt die Krankheit einen langsamen, in mancher Hinsicht an die Segelschiffsberiberi (§ 71) erinnernden Verlauf. Nach längere Zeit anhaltenden Vorboten (allgemeines Unbehagen, Schwäche in den Beinen mit Gefühl von Ameisenkribbeln, Taubheit in den Füßen und starkem Herzklopfen schon bei geringen Anstrengungen) stellen sich fortschreitende Abmagerung und Lähmungserscheinungen an den Gliedmaßen und dem übrigen Körper ein. Zugleich entwickeln sich zuerst an den Beinen, später am ganzen Körper wassersüchtige Anschwellungen und unter zunehmender Herzschwäche erfolgt schließlich der Tod. In leichteren Fällen können die Erscheinungen wieder zurückgehen und zum völligen Verschwinden kommen, doch sind Rückfälle häufig.

Nicht selten wird aus dem Auftreten wassersüchtiger Anschwellungen und allgemeiner Hinfälligkeit allein auf Beriberikrankheit geschlossen. Handelt es sich um farbige Schiffsleute, so ist diese Annahme in der Regel richtig; bei weißen ist aber eher an andere mit den Erscheinungen der Wassersucht (vgl. § 88) einhergehende Krankheiten. wie Herz- oder Nierenleiden, und besonders an Segelschiffsberiberi (§ 71) zu denken.

Behandlung. Beriberikranke sind möglichst bald auszuschiffen und ärztlicher Behandlung zuzuführen. Solange sie an Bord sind, sorge man für Unterbringung in einem besonderen, luftigen und hellen Raume und für gute und abwechslungsreiche, kräftige Kost. Auch bei Behandlung der Beriberi ist vor allem Wert auf Zugabe frischen grünen Gemüses und frischen Obstes zur Kost zu legen; wenn es möglich ist, lasse man bei denjenigen Farbigen, welche sich in der Hauptsache von Reis nähren, den Reis entweder ganz aus der Kost fort oder ersetze den geschälten polierten Reis, der für gewöhnlich gebraucht wird, durch solchen, der zwar von der Hülse, aber nicht von der Kleie befreit ist (halbgeschälter Reis).

Zur Vorbeugung von Beriberierkrankungen unter der farbigen Mannschaft sorge der Kapitän dafür, daß möglichst nur derartiger halbgeschälter oder auch ungeschälter Reis für die tägliche Nahrung der Farbigen verwendet wird, daß ferner die Nahrung der farbigen Schiffsmannschaft nicht nur aus Reis, Fisch und Tee bestehe, sondern daß sie auch Fett, Fleisch und Gemüse in ausgiebigem Maße enthalte, und daß das Logis sauber und luftig sei.

3. Sonstige Erkrankungen, insbesondere einzelner Organe und Körperteile.

§ 73.

Kopfschmerzen.

Kopfschmerzen sind häufig eine Begleiterscheinung von Infektionskrankheiten (§ 48 ff.) und anderen inneren, namentlich fieberhaften Erkrankungen; zur Feststellung der Ursache überzeuge man sich durch Befragung und Untersuchung, ob noch andere Krankheitszeichen (Temperaturerhöhung, Schmerzen im Halse, in der Brust, im Leibe, Auswurf, Erbrechen, Durchfall, Hautausschlag usw.) bestehen. Bisweilen treten jedoch Kopfschmerzen auch ohne ersichtlichen Zusammenhang mit einem anderen Leiden auf.

Behandlung. Wenn ein anderes Leiden den Kopfschmerzen zugrunde liegt, ist nach den dort gegebenen Ratschlägen zu verfahren; bei fieberhaften Kopfschmerzen sind kalte Umschläge (§ 46) auf den Kopf von Nutzen. Besteht Verstopfung, so ist durch Bittersalz oder Rizinusöl für Stuhlgang zu sorgen. Andernfalls kann man Hoffmannstropfen geben; bisweilen ist auch ein halbes Chininpulver von guter Wirkung.

§ 74.
Nasenbluten.

Nasenbluten tritt nicht selten im Beginne von Infektionskrankheiten sowie im Verlaufe von Herz- und Nierenleiden, häufig bei Skorbut auf; bei manchen Personen kommt es auch schon bei geringfügigen Verletzungen der Nase, selbst bei heftigen Körperbewegungen zustande.

Behandlung. Bei heftigerem Nasenbluten lasse man den Kranken mit etwas hinten übergebeugtem Körper und erhöhtem Kopfe sitzen und sich völlig ruhig verhalten, auch alles Schnauben und Wischen vermeiden; kalte Umschläge auf Nase und Stirn oder auf die Nackengegend sind oft von Vorteil. Hilft das nicht, so bringe man einen Watte- oder Mullstreifen etwa von der Länge und Dicke des kleinen Fingers des Erkrankten möglichst weit in das blutende Nasenloch und ersetze ihn durch einen neuen Streifen nur, wenn das Blut hindurchtropft. Man kann auch reines kaltes Wasser mit Zusatz von etwas Essig oder Alaun (§ 45 Nr. 1) in die Nase aufziehen lassen, um die Blutung zu stillen.

§ 75.
Mundentzündung.

Die Mundentzündung äußert sich in üblem Geruch aus dem Munde und in Rötung und Schwellung, bisweilen auch Geschwürsbildung der Mundschleimhaut und des Zahnfleisches; bei Nichtbeachtung nimmt sie bisweilen erhebliche Grade an (Mundfäule). Sie kann durch Vernachlässigung der Mund- und Zahnpflege (Nichtgebrauch der Zahnbürste namentlich bei schlechten Zähnen oder im Verlaufe von Krankheiten, besonders des Skorbuts und der Syphilis) entstehen; bei letzterer Krankheit auch infolge unrichtiger Ausführung der Quecksilberschmierkur (§ 59 c).

Behandlung. Man lasse den Kranken mit lauwarmem Wasser und einer Zahnbürste, die nur von ihm benutzt werden darf, Mund und Zähne reinigen und dann häufig, zunächst stündlich, mit Kaliumchloratlösung (Mundwasserpulver, § 45 Nr. 19) den Mund ausspülen und gurgeln, doch darf der Kranke dabei nichts von der Lösung verschlucken. Handelt es sich um Skorbut oder Syphilis, so sind außerdem die für diese Krankheiten gegebenen Ratschläge zu beachten, doch mag noch darauf hingewiesen werden, daß eine etwaige Schmierkur sofort abzubrechen ist. Nach eingetretener Besserung ist für ordentliche Mundpflege zu sorgen durch fleißige Anwendung der Zahnbürste und regelmäßiges Mundspülen (abends und morgens) mit einer Lösung von zwei Natriumsalizylatpulvern (Rheumatismuspulver, § 45 Nr. 25) auf eine Weinflasche Wasser, dem ein Gläschen Branntwein zugesetzt ist.

§ 76.
Hals- und Mandelentzündung.

Diese Erkrankung tritt unter Frösteln, Fieber, Unbehagen, Halsschmerzen, Schwere im Kopfe und Beschwerden beim Schlucken auf. Zur Feststellung der Krankheit drücke man mit einem Löffelstiel den hinteren Teil der Zunge hinunter, wobei man sich davor in acht nehmen muß, von dem Kranken angehustet zu werden. Man sieht dann, daß die Schleimhaut des Rachens (hinten im Halse) und die hinter dem Zäpfchen zu beiden Seiten liegenden Mandeln dunkelrot und geschwollen sind. Manchmal sind kleine weiße Flecken und Punkte auf den Mandeln sichtbar. Sind jedoch größere zusammenhängende Belagbildungen zu bemerken, so denke man an Diphtherie und verfahre wie in § 62 angegeben.

Behandlung. Man mache dem Kranken einen feuchtwarmen Umschlag um den Hals (§ 46) und lasse etwa viermal täglich mit Kaliumchloratlösung (Mundwasserpulver, § 45 Nr. 19) oder, falls das Leiden länger anhält, mit Alaunlösung (§ 45 Nr. 1) gurgeln. Ist die Schwellung stark, so lasse man womöglich kleine Eisstückchen schlucken oder recht kalte Getränke in kleinen Schlucken nehmen; auch ist für flüssige Nahrung zu sorgen. Zur Vorbeugung von Ansteckungen muß der Kranke Eß- und Trinkgeschirre zu seinem ausschließlichen Gebrauch erhalten. Um Verschlimmerungen und Rückfälle zu verhüten, ist der Kranke für längere Zeit vor Zug und Erkältungen zu schützen.

§ 77.

Kehlkopfkatarrh.

Kehlkopfkatarrh tritt am häufigsten infolge Erkältung, ferner nach Überanstrengung der Stimme, Einatmung scharfer Gase und bei einigen Krankheiten wie Masern, Diphtherie, Tuberkulose u. a. auf. Gekennzeichnet ist er durch Heiserkeit, dabei besteht ein Gefühl von Wundsein und Kitzel im Halse und Reiz zum Räuspern und zu kurzen Hustenstößen; es wird aber nur spärlicher zäher Schleim herausgebracht.

Behandlung. Ist der Kranke gut bei Kräften, so nehme er, falls keine ernstere Erkrankung zu grunde liegt, ein heißes Fußbad (etwa 38° C oder 30° R), trinke eine große Tasse heißen Tee oder Kamillentee und lasse sich dann in mehrere wollene Decken wickeln, um einige Stunden lang tüchtig zu schwitzen; ferner ist ein feuchtwarmer Umschlag um den Hals während der Bettruhe von Nutzen. Der Kranke hüte sich vor Zug und Erkältung, vermeide das Sprechen und trinke reichlich warme Getränke (z. B. heiße Milch mit Selterswasser). Bei längere Zeit hindurch bestehender Heiserkeit ist ärztlicher Rat einzuholen.

§ 78.

Luftröhren- und Lungenkatarrh.

Der Katarrh der tieferen Luftwege kommt gewöhnlich infolge Erkältung, sodann aber als Krankheitszeichen z. B. bei Herzfehlern und bei Lungenleiden, besonders bei Lungentuberkulose vor. Die bei einfacher Erkältung gewöhnlich fieberlos oder mit geringem Fieber verlaufende Krankheit äußert sich in Husten mit mehr oder weniger Auswurf, dabei besteht meist das Gefühl von Wundsein unter dem Brustbeine. Reichlicher Auswurf ist gewöhnlich von schleimig-eitriger

Beschaffenheit. Ein nicht vernachlässigter, richtig behandelter Husten, von einer Erkältung herrührend, soll bei jungen Leuten in ungefähr 8 bis 14 Tagen verschwinden. Geschieht dies nicht, so ist daran zu denken, daß dem Husten ein anderes Leiden zugrunde liegt, und deshalb ärztlicher Rat erforderlich. Bei älteren Leuten, bei denen bisweilen schon krankhafte Veränderungen in den Lungen bestehen, dauert der Husten oft sehr lange; bei diesen Kranken muß man zufrieden sein, wenn ihr Leiden gemäßigt wird.

Behandlung. Im Beginn eines Luftröhrenkatarrhs ist die für den Kehlkopfkatarrh (§ 77) angegebene Behandlung einzuschlagen, jedoch ist anstatt des feuchtwarmen Umschlags um den Hals ein solcher um den Brustkorb zu machen. Zur Erleichterung des Aushustens gebe man Brustelixier; wird der Kranke von dem Husten sehr gequält, so darf eine Flasche voll Morphiumhustenarznei (1 Eßlöffel voll alle zwei Stunden tagsüber) gegeben werden, aber nicht Kindern (vgl. § 45 Nr. 18). Bei sehr starkem Auswurf, besonders älterer Leute, kann man auch ½ Teelöffel Terpentin auf ein Stück Papier gießen und dies auf der Brust tragen lassen, damit die Terpentindämpfe eingeatmet werden.

§ 79.

Brustbeklemmung (Asthma).

Bei sonst durchaus nicht kurzatmigen Menschen können plötzlich, zumal in der Nacht heftige, eine halbe bis mehrere Stunden dauernde Anfälle hochgradiger Atemnot eintreten, so daß die Kranken sich aufsetzen müssen und bei dem angestrengten, pfeifenden Atmen sich mit beiden Händen festhalten. Bisweilen besteht Husten mit spärlichem Auswurfe.

Behandlung. Man gibt im Anfall ein Morphiumpulver und, wenn keine Besserung eingetreten ist, ½ Stunde später ein zweites; auch nützt oft ein auf die Brust gelegtes, mit Senfspiritus befeuchtetes großes Stück Löschpapier oder eine Tasse sehr starker Kaffee. Kehren die Anfälle zu gewissen Zeiten, also regelmäßig wieder und liegt Verdacht auf früheres Wechselfieber (§ 52) vor, so reiche man 3 Stunden vor dem Anfall ein Chininpulver.

Auch ist die Jodkaliarznei (§ 45 Nr. 13), dreimal täglich ein Eßlöffel voll nach dem Essen, zur Vorbeugung der Anfälle oft von guter Wirkung.

§ 80.
Magenkatarrh.

Dieses Leiden wird durch Unmäßigkeit im Essen, Trinken oder Rauchen oder durch den Genuß verdorbener Speisen hervorgerufen; auch Erkältung kann der Grund sein. Letztere ziehen sich Seeleute und Heizer leicht zu durch den Genuß mit Eis versetzter Getränke (das Getränk darf nur kühl, aber nicht eiskalt sein). Die Einförmigkeit der schwer verdaulichen Schiffskost kann ebenfalls Veranlassung zu Verdauungsstörungen bilden, besonders bei schlechter Zubereitung (vgl. § 19).

Appetitlosigkeit, schlechter Geschmack im Munde, graue, belegte Zunge, Druck oder Schmerz in der Magengrube, Übelkeit nach dem Essen, Erbrechen, Verstopfung oder leichter Durchfall, Kopfschmerzen sind die gewöhnlichen Zeichen des Magenkatarrhs. Meistens schwindet, wenn die Ursache gehoben ist, das Leiden bald. Bleibt aber die Ursache bestehen, z. B. Genuß starker Getränke, zu vieles Rauchen, schlechte oder schwere Kost, so bleibt auch die Krankheit und wird immer schwerer heilbar (chronischer Magenkatarrh).

Behandlung. Für 1 bis 2 Tage ist möglichste Nahrungseinschränkung geboten und nur der Genuß von dünnem Haferschleim oder schwachem, nicht gesüßtem Tee am Platze. Ferner ist ein feuchtwarmer Umschlag auf die Magengegend von Nutzen. Bei Magenüberladung etwa vorhandenen Brechreiz suche man dadurch zu fördern, daß man den Kranken lauwarmes Wasser trinken oder seinen Finger tief in den Hals hineinstecken läßt. Besteht dagegen andauerndes Erbrechen, so lasse man womöglich kleine Eisstücke schlucken oder kaltes Getränk in kleinen Schlucken nehmen. In den nächsten Tagen ist leichte Krankenkost (§ 43) zu reichen. Auch gebe man dreimal täglich nach den Mahlzeiten eßlöffelweise die Salzsäurearznei (§ 45 Nr. 28). Hilft diese Arznei, einige Zeit fortgebraucht, nicht, so lasse man sie weg und gebe morgens, oder morgens und abends ½ Stunde vor dem Essen ¼ Teelöffel Rhabarbertropfen.

Bei längere Zeit bestehendem Magenkatarrhe kommt es vor allem darauf an, den Genuß geistiger Getränke, starken Tabaks und fetter, saurer oder stark gewürzter Speisen auszuschließen. Bei der Kost bevorzuge man schleimige Nahrung (Grütze, Graupen, Sago, Reis), und gebe nur frisches oder präserviertes Fleisch. Morgens nehme der Kranke einen Eßlöffel Bittersalz in einem halben Glase warmen Wassers gelöst und ein bis zweimal täglich ¼ Teelöffel Rhabarbertropfen (§ 45 Nr. 24), falls diese aber nicht nützen, nach jeder Mahlzeit 10 Tropfen Salzsäure in Wasser oder 1 Eßlöffel voll Salzsäurearznei (§ 45 Nr. 28).

Gegen das Sodbrennen (saure Aufstoßen) ist eine Messerspitze voll doppeltkohlensaures Natrium in Wasser das beste Mittel.

§ 81.

Magenkrampf.

Infolge starker Reizung des Magens, z. B. durch sehr kalte Getränke, und im Verlauf anderer Magenleiden entstehen bisweilen heftige Anfälle von zusammenschnürenden Schmerzen der Magengegend mit Ohnmachts- und Todesangstgefühl, kaltem Schweiße und starkem Würgen, durch das nur etwas Schleim entleert wird.

Behandlung. Man bringe den Kranken zu Bett, bedecke die Magengegend mit trockenen heißen Tüchern; läßt danach der Krampf nicht nach, so gebe man 1 Morphiumpulver und, wenn dies nicht in kurzer Zeit hilft, noch eins. Auch kann man mit Senfspiritus getränkte Läppchen (§ 45 Nr. 29) auf die Magengrube legen. Im übrigen lasse man den Kranken nichts essen und trinken, bevor er mehrere Stunden von Anfällen frei ist. Danach ist für längere Zeit vorsichtige Diät erforderlich; auch kann man zweimal täglich eine Messerspitze voll Stopfpulver (§ 45 Nr. 30) in etwas Wasser geben.

§ 82.

Darmkatarrh.

Sehr oft ist der Darmkatarrh nur eine Fortsetzung des Magen=
katarrhs, beruht auf denselben Ursachen und kann mit denselben
Mitteln geheilt werden; doch kommt er auch selbständig vor. Das
wesentlichste Zeichen des Darmkatarrhs ist der Durchfall, d. h. un=
gewöhnlich häufiger Stuhlgang mit dünnbreiigen oder wässerigen
Entleerungen. Gewöhnlich sind Appetitlosigkeit, Durst und heftige
Leibschmerzen kurz vor dem Stuhlgang vorhanden.

Nicht selten besteht mäßiges Fieber. Ist besonders der Mast=
darm befallen, so zeigt sich meist sehr schmerzhafter andauernder
Stuhldrang. Enthalten die Entleerungen Blut, so ist an Ruhr
(§ 56) oder an Hämorrhoiden (§ 90) zu denken. Ist der Kranke
der Gefahr einer Cholera= oder Typhusansteckung ausgesetzt gewesen
oder ereignet sich der Fall in einem cholera= oder typhusverseuchten
Hafen, so ist wegen Verdachts dieser Krankheiten nach den in §§ 37
und 50 bzw. 57 gegebenen Ratschlägen zu verfahren.

Bei geeigneter Kost und Behandlung geht der Durchfall meist
bald vorüber, in einzelnen Fällen aber, besonders bei verkehrtem
Verhalten, verschwindet er nicht völlig, wenn auch die Stühle an
Zahl abnehmen. Im Unterleibe bleibt ein Gefühl von Vollsein und
Druck bestehen, der Appetit schwindet, und allmählich magern die
Kranken ab. In anderen Fällen wechselt Durchfall mit Verstopfung.

Behandlung. Man gebe dem Kranken schmale Kost, besonders
Suppen, aber weder Hülsenfrüchte noch Salzfleisch, lasse ihn kein
Wasser, sondern ungesüßten Tee oder schleimige Suppen trinken.
Der Unterleib werde durch eine Leibbinde oder ein wollenes Tuch
recht warm gehalten. Im Anfang der Erkrankung gebe man dem
Kranken, damit die den Darm reizenden Stoffe entfernt werden,
1 bis 2 Löffel Rizinusöl und 12 Stunden später 10 Opiumtropfen,
denen man, wenn keine Besserung eingetreten ist, nach mehreren
Stunden die gleiche Menge folgen lassen darf. Legen sich die
Leibschmerzen durch vorstehende Mittel nicht bald, so werden sie
durch heiße Breiumschläge (§ 46) gelindert. (Nicht die Haut des

Kranken verbrennen!) Zieht sich der Durchfall länger hin, so gebe man unter genauer Überwachung der Kost dreimal täglich eine Messerspitze voll Stopfpulver (§ 45 Nr. 30) und morgens ¼ Teelöffel Rhabarbertropfen.

§ 83.
Brechdurchfall.

Der Brechdurchfall verläuft unter den Erscheinungen eines heftigen Magen- und Darmkatarrhs, besonders heftigen Leibschmerzen, starkem Erbrechen und häufigen Durchfällen. Die Kranken verfallen, die Haut ist kalt und bläulich, die Gliedmaßen ziehen sich schmerzhaft zusammen (Wadenkrämpfe). Ähnliche Erscheinungen können auch durch Cholera (§ 50) und durch Vergiftungen (§ 99) hervorgerufen werden.

Behandlung. Zunächst ist völlige Nahrungsenthaltung erforderlich, es dürfen nur gegen den Brechreiz kleine Eisstückchen, gegen den Durst geringe Mengen Schleimsuppen und Rotwein gegeben werden. Der Kranke ist durch Auflegen von heißen trocknen Tüchern zu erwärmen. Von Arzneimitteln gebe man Morphiumpulver oder Opiumtropfen in der für die Behandlung des Magenkatarrhs und des Darmkatarrhs angegebenen Weise; auch die weitere Behandlung ist wie bei diesen Krankheiten zu gestalten. Bei Kräfteverfall suche man den Kranken durch Hoffmannstropfen, starken Kaffee, Tee oder Wein zu beleben.

§ 84.
Verstopfung.

Die Verstopfung ist ein bei Seeleuten sehr häufiges Leiden, welches mit Kopfschmerzen, schlechter Laune, Unbehagen und dem Gefühle des Vollseins im Leibe einhergeht. Bisweilen zeigt der Kranke, auch wenn es sich nur um einfache Verstopfung handelt, die Zeichen schwerer Erkrankung, hohes Fieber, Abgeschlagenheit oder leichte Benommenheit.

Hartnäckige Verstopfung zusammen mit sehr heftigen Leibschmerzen kommt auch bei Bleivergiftung vor. An dieser können Leute erkranken, welche viel mit Bleifarben umgehen, z. B. bei den Malerarbeiten auf dem Schiffe, oder welche, was an Bord heutzutage wohl seltener vorkommt, Wasser trinken, das — sei es durch Aufbewahrung in Gefäßen mit bleihaltigen Wandungen oder durch Destillieren in einem stark bleihaltig verzinnten Apparate — mit Blei verunreinigt ist. Außer den Leibschmerzen, die gewöhnlich vom Nabel ausstrahlen, und der Stuhlverstopfung zeigt sich an dem Zahnfleisch ein blaugrauer Saum, auch ist der Puls meistens bis unter 60 Schläge in der Minute gesunken. In weiter vorgeschrittenen Fällen kommen Gliederschmerzen hinzu und Lähmung der Arme, welche sich im Anfang durch verminderte Beweglichkeit äußert. Derartig Erkrankte bedürfen einer besonderen Behandlung, welche unten angegeben ist.

Behandlung. Bei jeder Klage über Verstopfung ist durch Befragung des Kranken und Untersuchung festzustellen, ob er etwa einen eingeklemmten Bruch (§ 144) hat, und dann nach der dort gegebenen Anweisung zu verfahren. Ist dies nicht der Fall, so lasse man durch Verabfolgung von Rizinusöl, Bittersalz oder eines Klistiers ordentlich abführen. Bei Leuten, die dauernd an Verstopfung leiden, gehe man nicht eher, als unumgänglich nötig, mit Arzneimitteln vor. Der Leidende suche zuerst durch reichliches Wassertrinken, besonders morgens nüchtern, den Stuhlgang zu befördern; im Hafen halte er sich, soweit angängig, an frische Kost, genieße viel Früchte. Er gewöhne sich, den Abort zu bestimmter Stunde am Tage aufzusuchen, auch wenn kein Bedürfnis vorliegt. Kommt er auf diese Weise nicht zum Ziele, so lasse er sich jeden zweiten Tag eine Darmausspülung machen. Hilft auch dies nichts, so gebrauche er die Abführmittel. Das mildeste ist das Rizinusöl, 1 bis 2 Eßlöffel morgens nüchtern mit schwarzem Kaffee genossen; dann folgt das Bittersalz, 1 Eßlöffel voll in warmem Wasser gelöst, nüchtern, langsam und schluckweise zu trinken. Wenn Abführmittel längere Zeit gebraucht werden, ist mit ihnen abzuwechseln.

An Bleivergiftung Erkrankte müssen vor allem den schädigenden Einflüssen entzogen werden, d. h. sie dürfen nicht mehr mit Bleifarben arbeiten, kein bleihaltiges Wasser mehr genießen usw. Oft ist es allerdings sehr schwer, mit Sicherheit festzustellen, woher die Bleivergiftung stammt. Auch Mehl, eingemachte Speisen usw. können manchmal Blei enthalten. Bei Genuß derartiger Nahrungsmittel oder bleihaltigen Trinkwassers pflegen gleichzeitig mehrere Personen zu erkranken, die sämtlich davon genossen haben. Dadurch wird manchmal die Auffindung der Ursache erleichtert. Zur Behandlung der Krankheit gibt man zwei-, auch dreimal 10 Opiumtropfen und läßt darauf eine Ausspülung des Darmes folgen. Die heftigen Leibschmerzen bekämpfe man durch warme Breiumschläge.

§ 85.

Gelbsucht.

Gelbsucht ist keine Krankheit für sich, sondern nur ein Krankheitszeichen, das die Anwesenheit von gewissen Gallenbestandteilen im Blute anzeigt. Sie kommt besonders beim Gelbfieber, bei Leber- und Gallenblasenleiden, auch infolge von Magendarmkatarrhen vor und äußert sich darin, daß das Weiße des Auges, die Haut und der Schweiß deutlich gelb sind. Es besteht meist lästiges Hautjucken, Verstopfung und Mattigkeit; der Harn erscheint braun, dahingegen der Stuhlgang hell, lehmfarben. Nach etwa einer Woche pflegt die nicht durch eine schwerere Krankheit erzeugte Gelbsucht wieder abzunehmen. Längere Dauer und schwerer Verlauf sind selten.

Behandlung. Der Kranke bedarf der Schonung und leichter Nahrung; der Genuß schwerverdaulicher, namentlich aller fetten Speisen, ist zu verbieten. Von Arzneimitteln gebe man täglich morgens ½ bis 1 Eßlöffel Bittersalz sowie dreimal täglich ½ Teelöffel Rhabarbertropfen; auch kann man Klistiere und feuchtwarme Umschläge auf den Leib anwenden. Das erste Zeichen der Besserung ist, daß der Kot wieder seine gewöhnliche Farbe erhält.

Ist die Gelbsucht eine Folge anderer schwererer Leiden (Gelbfieber, Leberleiden u. dgl.), so richtet sich die Behandlung nach dem Grundleiden. Leberleiden bedürfen stets baldiger ärztlicher

Behandlung. Sie können z. B. nach der Ruhr auftreten (Leber=
vereiterung) oder bei Säufern (Leberschrumpfung).

Eine nicht seltene Ursache der Gelbsucht sind Gallensteine,
die den in den Darm mündenden Ausführungsgang der Gallen=
blase verstopfen. Es kommt dabei zu lebhaften Schmerzen in der
Lebergegend unter dem rechten Rippenrand, hohem Fieber und
Gelbsucht. Die Schmerzen suche man durch Bettruhe, heiße Um=
schläge, nötigenfalls durch Opiumtropfen, zu bekämpfen. Die
sonstige Behandlung s. oben.

§ 86.

Eingeweidewürmer und Trichinen.

Von den Eingeweidewürmern ist für den Seemann am
wichtigsten der Bandwurm, welcher sich im Darme des Menschen

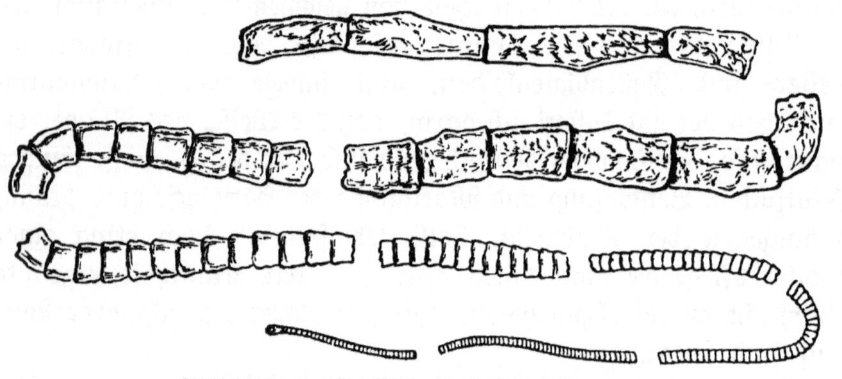

Abbildung 9. Stücke eines Bandwurms
(natürl. Größe, das dünne Ende stellt den Kopf dar).

nach dem Genusse von finnigem Fleische entwickelt (§ 21). Es
werden die verschiedensten Beschwerden angegeben, aus welchen auf
einen Bandwurm geschlossen wird, doch ist das einzige sichere
Zeichen das Abgehen von Bandwurmstücken aus dem After.
Diese sind meist etwa 1 cm lang, platt, weißlich und bewegen
sich, so lange sie frisch und warm sind, ziemlich lebhaft (vgl.
Abbildung 9).

Der Kranke muß sich davor hüten, die Finger an den Mund
zu bringen, wenn sie etwa mit seinen Abgängen (z. B. beim Stuhl=

gang) beschmutzt sind. Das Abtreiben des Bandwurms überlasse man dem Arzte. Wird die Krankheit durch den zahlreichen Abgang der Stücke lästig, so gebe man einmal morgens nüchtern 4 Natriumsalizylatpulver bald nacheinander, lasse etwas warmen Kaffee nachtrinken und reiche zwei Stunden später eine Portion Bittersalz, worauf ein großes Stück des Tieres abgehen wird.

Von anderen Eingeweidewürmern ist noch der Spulwurm zu erwähnen. Er ist in seiner Form dem Regenwurm ähnlich, weißlich von Farbe und wird 25 bis 40 cm lang; gewöhnlich lebt er in größerer Zahl im Dünndarm, doch kann er gelegentlich durch den After zutage kommen oder unter Erbrechen aus dem Magen entleert werden. Ist festgestellt, daß jemand an Spulwürmern leidet, so gebe man ihm Abführmittel und Klistiere; die Abtreibung durch Arzneien verbleibt besser dem Arzte.

Sehr lästig kann der sog. Pfriemenschwanz (auch Madenoder Springwurm genannt) werden; die kleinen, nur $\frac{1}{4}$ bis 1 cm langen Würmchen leben besonders im Mastdarm und rufen durch ihre Bewegungen fast unerträgliches Jucken hervor. Eine Besichtigung des Afters und des Stuhlganges läßt die Ursache erkennen. Man wendet hiergegen Wasserklistiere mit Essigzusatz (1 Eßlöffel Speiseessig auf 1 l Wasser) und häufiges Abwaschen des Afters (mindestens nach jeder Entleerung) an.

Andere krankheitserregende Eingeweidewürmer, welche zum Teil mit bloßem Auge nicht sichtbar sind, haben eine große Verbreitung bei der Bevölkerung warmer Länder (so z.B. in Ägypten, an den Küsten des tropischen Afrikas, Mittel- und Südamerikas usw.). Die Übertragung erfolgt oft durch unreinlich gehaltene Nahrungsmittel (Früchte, Backwaren u. a.), besonders auch durch schlechtes Trinkwasser. Der Kapitän belehre hierüber seine Leute und warne vor dem Genusse roher Speisen und Getränke.

Die Trichinenkrankheit wird durch den Genuß trichinenhaltigen Fleisches hervorgerufen (vgl. § 21). Sie beginnt gewöhnlich mit Magenbeschwerden und Durchfällen, nach 8 bis 14 Tagen stellen sich Anschwellungen und heftige Schmerzen in den Muskeln ein, die bei Druck und Bewegung zunehmen, ferner Kau- und Schlingstörungen, Heiserkeit und Atembeschwerden, auch wohl wässerige Anschwellungen im Gesichte, besonders an den Augen, und starke Schweiße. Die Kranken fiebern und klagen über Kopfschmerzen und Abgeschlagenheit. Verschlimmerungen mit tödlichem Ausgang sind nicht selten; die Genesung erfolgt meist langsam in Wochen und Monaten.

Behandlung. Im Anfang sollen die Kranken an 2 bis 3 Tagen kräftig abführen und nach 8 Tagen wiederum. Gegen die Schmerzen sind warme Bäder oder abends ein Morphiumpulver, gegen das Fieber nachmittags ein Chininpulver und gegen die Schweiße Abwaschungen mit Essig und Wasser anzuwenden.

Die Kost sei kräftig und reichlich, damit die Kranken bei Kräften bleiben.

§ 87.
Nierenentzündung.

Nierenentzündungen entstehen im Verlaufe von Infektions- und anderen schweren Krankheiten und bei Vergiftungen, zuweilen auch nach starken Erkältungen. Der Harn ist trübgelblich oder infolge Blutbeimischung rötlich bis dunkelrot; seine Entleerung ver- ursacht gewöhnlich Brennen, bisweilen sind Schmerzen in der Nierengegend vorhanden. In der Regel stellt sich auch Wassersucht (§ 88) ein, die bei dem gewöhnlichen günstigen Verlauf unter lebhaften Schweißen in wenigen Wochen wieder verschwindet. Das Auftreten von Kopfschmerzen und Erbrechen zeigt eine Verschlim- merung der Krankheit an. Der Ausgang ist meist vom Grund- leiden abhängig. Nicht selten geht die Entzündung in ein chro- nisches Nierenleiden über, das jahrelang dauern kann, aber schließ- lich zum Tode zu führen pflegt, wobei oft vor dem Ende gleich- falls wassersüchtige Anschwellungen auftreten, die bis zum Tode andauern. In andern Fällen entwickelt sich das Leiden vom An- fang an schleichend und unbemerkt ohne erkennbare Ursache und wird dann oft erst spät oder durch Zufall erkannt. Nierenleiden sind stets sehr ernste Erkrankungen. Häufig bemerkt der Kranke bei langsamer Entwicklung des Leidens zuerst eine gewisse Ver-

mehrung des täglichen Urins, der zugleich sehr hell und blaßgelb
ist. Die vermehrte Absonderung nötigt ihn, oft auch nachts den
Urin zu entleeren, wozu er früher nicht gezwungen war. Falls
zugleich auffallender Durst besteht, der auch durch stärkere Aufnahme von Flüssigkeit nur vorübergehend gelöscht wird, so ist an
Zuckerkrankheit zu denken. In jedem Falle tut der Kranke gut,
beim Auftreten derartiger, früher nicht bemerkter Erscheinungen
baldigst einen Arzt an Land zu befragen.

Behandlung. Frische Nierenentzündungen erfordern völlige
Bettruhe bei warmer Bedeckung und sehr vorsichtige Diät (am
besten nur Milch). Gegen die etwa vorhandene Wassersucht gehe
man mit der in § 88 angegebenen Schwitzkur vor. Verfällt der
Kranke, so sind Hoffmannstropfen, starker Kaffee oder starker
Wein zu reichen. Im übrigen aber sind Wein und sonstige
alkoholische Getränke, wie auch stark gewürzte und schwer verdauliche
Kost auch nach der Genesung nur mit Vorsicht zu genießen.
Dies gilt erst recht bei chronischen Nierenleiden. Leidet die
Nahrungsaufnahme unter Appetitmangel und Brechreiz, so kann
Salzsäurearznei (§ 45 Nr. 28) gegeben werden.

§ 88.

Wassersucht.

Wassersucht ist keine Krankheit für sich, sondern immer nur
ein Zeichen einer Herz-, Nieren-, Lungen- oder Leberkrankheit, auch
tritt sie bei Skorbut und bei Beriberi auf. Am frühesten schwillt
die Gegend der Knöchel an („die Beine werden dick"); drückt man
mit dem Finger ein, so entsteht eine Grube, welche sich erst langsam
wieder ausgleicht. Weiterhin schwillt oft der Hodensack an, oder es
sammelt sich Wasser im Bauche, welcher dadurch ausgedehnt wird;
auch das Gesicht und die Augenlider können der Sitz von wässerigen
Anschwellungen sein. Das Auftreten von Wassersucht ist stets ein
ernstes Zeichen; sie begünstigt auch die Entstehung von Wundrose,
Zellgewebsentzündungen u. dgl.

Behandlung. Im allgemeinen genügt die Behandlung des
Leidens, welches der Wassersucht zugrunde liegt. Ist sie aber hoch-

grabig und der Kranke noch leiblich bei Kräften, so lasse man ihn einen um den anderen Tag schwitzen, indem man ihn womöglich nach einem Bade von etwa 38° C (30° R) Wärme und von ½stündiger Dauer für 1 Stunde in halbsitzender Stellung in wollene Decken einwickelt; bei Schwächeanfällen gebe man Hoffmannstropfen oder Wein.

Wassersüchtige liegen sich leicht durch; es sind daher die im § 140 angegebenen Regeln sorgfältig zu beobachten.

§ 89.

Blasenkatarrh.

Im Verlaufe von Nierenerkrankungen und von Tripper, seltener infolge Erkältungen, kann es zu Entzündungen der Blase kommen. Auch durch Katheterisieren mit nicht völlig reinen Kathetern kann Blasenkatarrh hervorgerufen werden. Dieser Katarrh macht sich durch lebhaften Harndrang bemerkbar, dabei wird häufig trüber, übelriechender Harn in geringen Mengen unter Schmerzen entleert. In schweren Fällen bestehen Kopfschmerzen, Mattigkeit und Fieber. Blasenkatarrh ist stets ein ernstes Leiden.

Behandlung. Solange die Krankheitserscheinungen lebhaft sind, gehört der Kranke ins Bett, er erhält reizlose Kost (vorwiegend Milch) und reichlich Wasser oder dünnen Tee zum Trinken. Von Arzneimitteln wird mit Vorteil Natriumsalizylatpulver (Rheumatismuspulver § 45 Nr. 25) (viermal täglich je 1 Pulver in Oblaten) genommen. Bei beginnendem Ohrensausen, Herzklopfen ist das Mittel jedoch wieder auszusetzen. Bei Schmerzen in der Blasengegend lege man auf diese feuchtwarme oder Breiumschläge (§ 46). Die Nahrung sei auch bei eintretender Besserung zunächst noch möglichst reizlos und einfach (§ 43).

§ 90.

Hämorrhoiden.

Hämorrhoiden (englisch: piles) sind Blutaderknoten am After. Sie fallen gewöhnlich durch Schleimabsonderung und Jucken lästig und können durch Platzen zu Blutverlusten führen.

Behandlung. Hauptsächlich ist für regelmäßigen Stuhlgang zu sorgen (s. Verstopfung § 84). Sind Blutaderknoten aus dem Mastdarm durch den After hindurch hervorgetreten, so drücke man sie mit dem Finger, den man mit in Öl getauchter Leinwand umwickelt, wieder hinein. Abwaschungen des Afters mit kaltem Wasser nach jedem Stuhlgang, Einfettung mit Bor- oder Paraffinsalbe und kalte Sitzbäder sind von Vorteil.

§ 91.
Blutarmut.

Auf langen Reisen, besonders in den Tropen, werden die Leute bei dem Einerlei der schwerverdaulichen Schiffskost leicht appetitlos, unlustig zur Arbeit, ermüden leicht und sehen blaß aus. Am meisten leiden die Leute, welche sich viel in heißen Räumen und unter Deck befinden. Solche Krankheitserscheinungen sind wohl zu beachten, zumal sie nicht selten Vorläufer des Skorbuts oder der Segelschiffsberiberi (§ 71) sind.

Behandlung. Man überzeuge sich durch genaue Befragung und Untersuchung des Mannes (§ 40), ob etwa ein anderes Leiden vorliegt. Ist dies nicht der Fall, so suche man eine Besserung dadurch herbeizuführen, daß man ihn von Anstrengungen fernhält und ihn möglichst viel frische Luft an Deck und kräftige Kost genießen läßt. Namentlich ist für Abwechselung im Küchenzettel, auch durch verschiedene Zubereitung der Speisen zu sorgen; möglichst viel sind Gemüse und Kartoffeln zu geben. Auch die Verabreichung von Bier, Rotwein oder Portwein ist oft von Vorteil. Man sorge für regelmäßige Körperpflege (§ 18) und achte darauf, ob sich etwa Zeichen von Skorbut (§ 71) einstellen. Die vorschriftsmäßige Verabreichung von Zitronensaft (§ 31) darf nicht verabsäumt werden.

§ 92.
Muskelrheumatismus.

Nach Erkältungen, weniger nach körperlicher Überanstrengung, treten oft in einzelnen Muskelgruppen (z. B. in den Halsmuskeln, Schultermuskeln usw.) mehr oder minder heftige Schmerzen auf,

die bei Bewegungen des betreffenden Körperteils schlimmer werden
(sog. Gliederreißen); auch der Hexenschuß gehört hierzu. Im
Gegensatze zum Gelenkrheumatismus verläuft dieses Leiden, welches
nicht die Gelenke, sondern das „dicke Fleisch" betrifft, fieberlos.
Heftige Schmerzen in den Muskeln kommen auch bei Trichinenkrankheit vor (§ 86).

Behandlung. Man reibe die schmerzhaften Stellen einmal
oder mehrmals täglich mit Opodeldok ein, wasche sie morgens kalt ab,
worauf man sie schnell mit einem rauhen Handtuch trocken reibt,
und halte sie warm. Ist man im Massieren geübt, so kann man
auch dieses anwenden. Auch heiße Getränke mit Einpackung in
wollene Decken zum Schwitzen sind oft nützlich. Leute, welche an
Rheumatismus leiden, sollen sich vor Erkältungen und Durchnässungen hüten und warme Kleidung tragen.

§ 93.
Seekrankheit.

Die Zeichen der Seekrankheit sind bekannt. Zur Vorbeugung
wie zur Bekämpfung der Krankheit tut man am besten, sich
möglichst viel an Deck in frischer Luft, womöglich mittschiffs
aufzuhalten oder, wenn dies nicht geht, sich in die Koje
oder noch besser in eine Hängematte mittschiffs zu legen und
die Augen zu schließen. Speise und Trank sind, in geringen
Mengen genossen, dienlich; bei unaufhörlichem Erbrechen lasse man
kalte Getränke (Milch u. dgl.) schluckweise trinken und Eisstückchen
schlucken. Von Arzneimitteln, die vielfach angepriesen werden, ist
mit Sicherheit ein Erfolg nicht zu erwarten. Meist hilft geregelte
Tätigkeit über die Seekrankheit hinweg. Für Stuhlgang ist zu
sorgen.

§ 94.
Fallsucht.

Die Fallsucht (Epilepsie) äußert sich in Anfällen, bei denen
der Kranke plötzlich bewußtlos niederstürzt und in krampfhafte
Zuckungen verfällt. Kurze Zeit vor einem Anfall fühlt der Kranke

oft schon, daß ein solcher bevorsteht, man bringe den Mann dann möglichst an einen freien Platz. Tritt der Anfall ein, so sorge man vor allem dafür, daß der Kranke sich nicht durch Auf- und Umherschlagen verletzt; womöglich lagere man ihn auf eine Matratze, Decken oder dgl., öffne die Kleidung und suche etwa im Munde befindlichen Kautabak herauszunehmen. Gewaltsames Fest- halten, Aufbiegen der Daumen, Aufbrechen der Hände sind zu unterlassen. Eine Behandlung der Krankheit ist an Bord nicht ausführbar.

Fallsüchtige eignen sich nicht zum Schiffsdienst (§ 9), keinen- falls dürfen sie in der Takelage verwendet werden. Man erkennt sie oft an Narben an der Zunge, die durch die Bisse entstehen, welche sie sich gewöhnlich bei den Anfällen zufügen. Man lasse sich daher bei Untersuchung eines Mannes vor der Anmusterung (§ 9) die Zunge zeigen.

<h2 style="text-align:center">§ 95.</h2>

<h3 style="text-align:center">Geistesstörung und Säuferwahnsinn.</h3>

Personen, die irre reden oder verkehrte Handlungen ausführen oder sonst den Eindruck der Geistesstörung erwecken, sind sorg- fältig zu überwachen, damit sie nicht sich oder anderen Schaden zu- fügen. Tobsüchtige suche man nicht durch Festhalten zu bändigen, sondern bringe sie in einen luftig und hell gelegenen, nur mit einer wollenen Decke und einer Matratze versehenen Raum und lasse sie austoben; man tut gut, ihnen und überhaupt allen Geistes- kranken gefährliche Werkzeuge (Messer, Schlüssel usw.) fortzu- nehmen, ebenso schwere Stiefel, Hosenträger u. dgl.

Eine eigentliche Behandlung ist an Bord nicht möglich. Ständige Überwachung ist nötig, auch wenn der Kranke schein- bar ruhig ist. Man reiche dem Kranken kräftige Kost, womöglich in solcher Zubereitung, daß sie mit dem Löffel gegessen werden kann, damit Messer und Gabel dem Kranken nicht in die Hand gegeben zu werden brauchen. Sobald als möglich ist ärztlicher Rat einzuholen und der Kranke auszuschiffen.

Säuferwahnsinn (Delirium tremens) kommt bei Gewohnheits=
trinkern vor. Die Leute fangen an, unsinniges Zeug zu sprechen,
sehen als Wahnvorstellungen kleine Tiere (Ratten, Mäuse, Fliegen)
usw., bisweilen sind sie streitsüchtig. Sehr oft bricht das Delirium
im Anschluß an eine schwere Krankheit (z. B. Lungenentzündung)
oder eine Verletzung (z. B. Knochenbruch) aus und bedingt dann
stets Lebensgefahr.

Diese Kranken sind ebenfalls gut zu überwachen. Kalte Umschläge auf den Kopf wirken oft beruhigend. Hilft dies nicht, so
gebe man 10 bis 15 Opiumtropfen, doch nicht mehr als zweimal
am Tage, oder abends 30 Tropfen auf einmal. Alten Säufern
entziehe man den Alkohol nicht plötzlich, sondern verabreiche ihnen
etwa ein Sechstel der sonstigen Menge täglich während der Krankheit,
außerdem bei der oft eintretenden Herzschwäche starken Kaffee
oder dgl.

<h2>§ 96.</h2>

<h3>Ohnmacht.</h3>

Durch Blutleere des Gehirns und Herzschwäche nach Blutverlust, Überanstrengung, schweren Krankheiten und bei Herzleiden
kann es zur Ohnmacht kommen. Der Kranke wird blaß und schwin-
delig und sinkt bewußtlos um, der Puls ist kaum zu fühlen, die
Atmung schwach. Zuweilen treten Erbrechen, kalter Schweiß,
Zuckungen und Krampfanfälle auf.

Behandlung. Man lege den Kranken ganz flach hin, so daß
der Kopf niedrig liegt, löse die beengenden Kleidungsstücke am Halse,
Brust und Bauche, bespritze Gesicht und Brust mit Wasser und
kitzele in der Nase mit einem Federbarte.

Hält die Ohnmacht an, so reibe man die Fußsohlen und die
inneren Handflächen mit Bürsten, den übrigen Körper mit
Flanelltüchern. Sobald der Kranke wieder schlucken kann, erhält
er kühles Wasser, schwarzen Kaffee oder Hoffmannstropfen. Ist
Herz= und Pulsschlag nicht mehr zu fühlen, so ist wie bei Scheintod
(§ 100) zu verfahren.

§ 97.

Schlaganfall (Gehirnschlagfluß).

Der Schlaganfall beruht auf der Berstung eines Blutgefäßes im Gehirn, in das sich alsdann das Blut ergießt. Der Mann sinkt plötzlich um, liegt schlaff da ohne Bewußtsein und Empfindung, atmet schwer und röchelnd, der Puls ist langsam, das Gesicht gerötet. Der Zustand kann minuten- bis tagelang andauern. Entweder stirbt der Kranke in dem Anfall, oder er kommt langsam wieder zur Besinnung. Im letzteren Falle ist oft eine Seite gelähmt, die Sprache ganz oder teilweise verloren, auch besteht oft unwillkürlicher Abgang oder Verhaltung von Kot und Harn. Die Lähmungen können allmählich zurückgehen.

Behandlung. Man bringe den Kranken zu Bett und lagere ihn mit erhöhtem Kopfe, mache auf diesen kalte Umschläge und lege Wärmflaschen auf die Hände, Füße und Beine. In den nächsten Tagen müssen die Umschläge fortgesetzt werden; man sorge täglich für regelmäßigen Stuhlgang, erforderlichenfalls durch Klistiere, und entleere den Harn, wenn der Kranke ihn nicht lassen kann, einmal täglich mit dem stets gut gereinigten Katheter (§ 46). Der Körper des Kranken und das Bett sind sorgfältig sauber zu halten, Bettuch und Hemd sind häufig glatt zu ziehen, um dem Durchliegen (§ 140) vorzubeugen. Zeitweise lagere man den Kranken, durch Kissen unterstützt, auf die Seite. Bei der Nahrungsaufnahme achte man darauf, daß er sich nicht verschluckt (Hochlagerung, kleine Bissen und kleine Schlucke). Die Kost sei leicht (§ 43); geistige Getränke vermeide man ganz. — Späterhin muß sich der Geheilte, um der Wiederkehr eines Anfalls vorzubeugen, auch vor dem Genusse starken Tees und Kaffees, vor zu reichlichem Essen sowie vor Einwirkung der Sonnenstrahlen und vor schwerer Arbeit hüten und für regelmäßigen Stuhlgang sorgen. Für den weiteren Dienst an Bord ist er meist untauglich.

Nicht zu verwechseln mit dem Gehirnschlag ist der Herzschlag, d. h. eine plötzlich auftretende Herzlähmung mit sofortigem Tode. Der Herzschlag wird häufig bei Herzleiden nach oft jahrelanger

Dauer des Leidens beobachtet. Er kann auch bei anscheinend gesunden Leuten infolge von Überanstrengung, Erschöpfung oder plötzlichem Schrecke vorkommen.

§ 98.

Hitzschlag und Sonnenstich.

a) Hitzschlag.

Der Hitzschlag wird durch eine Wärmestauung im Körper erzeugt, die besonders infolge anstrengender körperlicher Arbeit in heißer Luft bei ungenügender oder mangelnder Abkühlung durch Luftzug, Wind oder dgl. eintritt. An Bord von Seeschiffen ist vor allem das Personal der Heiz- und Maschinenräume auf Dampfern dem Hitzschlag ausgesetzt, wenn bei hoher Luftwärme die natürliche Lüftung der Arbeitsräume infolge ungünstigen oder fehlenden Windes versagt und auch künstlich erzeugter Luftzug nicht oder nicht ausreichend vorhanden ist. Begünstigend wirkt dabei hoher Feuchtigkeitsgehalt der Luft, wie z. B. im Golfstrome. Besonders gefährdet sind Gewohnheitstrinker, ferner durch Entbehrungen oder vorhergegangene Krankheit geschwächte Leute, wenn sie zugleich nicht an die Arbeit in den Maschinen- und Heizräumen gewöhnt sind (Überarbeiter).

Verlauf. Oft stürzen die Kranken ohne Vorboten plötzlich während der Arbeit bewußtlos nieder und sterben in kurzer Zeit. In andern Fällen stellt sich zunächst Beklemmungsgefühl mit Brustschmerzen, Schwindel, Mattigkeit ein, der Befallene wird „schlapp". Wird die Arbeit jetzt unterbrochen, so können die Erscheinungen wieder vorübergehen, wenn der Erkrankte sich unter geeigneter Behandlung an einem kühlen Orte erholt. In anderen Fällen, besonders bei Fortsetzung der Arbeit, manchmal aber auch trotz ihrer Unterbrechung, wird nunmehr die vorher stark schweißbedeckte Haut des Kranken trocken und heiß, die Körperwärme steigt bis auf 40° C und mehr, der Puls ist stark beschleunigt, oft kaum fühlbar, die Atmung unregelmäßig und erregt, oft keuchend. Der Kranke fängt an irre zu reden und zu taumeln; wenn das

Gesicht zugleich gerötet wird und die Augen einen gläsernen Blick erhalten, wie dies oft zu beobachten ist, so macht der Kranke ganz den Eindruck eines Betrunkenen. In anderen Fällen wird die Gesichtsfarbe bleich, das Aussehen elend. Ein Teil der Kranken verfällt unter lautem Rufen und Schreien in tobsuchtartige Krämpfe von oft kaum zu bezwingender Gewalt, bei anderen kommt es nur zu einzelnen Zuckungen, während sie fortwährend unverständliche Worte vor sich hinmurmeln. Mit wachsender Schwäche tritt alsdann bei einer nicht geringen Zahl der Kranken unter aussetzender Atmung und zunehmender Herzschwäche der Tod ein. Andere erholen sich bei geeigneter Behandlung wieder. In einem Teile der Fälle erfolgt jedoch noch nach Tagen trotz anscheinender Besserung der Tod.

Sehr bemerkenswert ist die im Beginne der Erkrankung oft zu beobachtende Neigung zum Überbordspringen. Die Kranken laufen vielfach ohne weiteres von der Arbeit an Deck und springen ins Meer. Hält man sie vorher auf und stellt Fragen an sie, so erhält man keine oder unrichtige Antworten, woraus zu erkennen ist, daß der Kranke bereits nicht mehr bei klarem Verstand ist.

Feuerleute, die sich während oder nach der Arbeit mit allgemeinen Beschwerden, Kopfschmerzen und Mattigkeit krank melden, sind, ehe man an Trägheit oder Simulation denken darf, jedenfalls erst auf die Körpertemperatur und den Puls zu untersuchen. (Vgl. § 34.) Beträgt die Körpertemperatur mehr als 38°, oder ist die Pulszahl in der Minute höher als 100, so ist der Mann ohne Zweifel krank und von der Arbeit einstweilen zu entbinden. Nicht selten treten bei diesen Leuten, abgesehen von dem oben geschilderten Krankheitsverlauf, als Folge der Hitzeeinwirkung Krämpfe der Gliedmaßen und der Bauchmuskulatur ohne oder mit Bewußtseinstörung auf (Heizerkrämpfe). Oft kommt es auch dabei infolge der geistigen Störung zum Selbstmord durch Überbordspringen.

Behandlung. Es kommt darauf an, den überhitzten Körper so rasch als möglich abzukühlen. Zu dem Zwecke wird der Kranke sofort an Deck oder doch an einen Platz gebracht, wo ihn der Luftstrom voll trifft. Dann wird er entkleidet und wiederholt mit Seewasser eimerweise übergossen, dabei kann die Herztätigkeit durch leichte Schläge mit einem nassen Handtuch auf die Brust angeregt werden. Sobald er zu schlucken vermag, verabfolge man ihm etwas starken Kaffee, dem ein Teelöffel voll Hoffmannstropfen zugesetzt ist.

Verfällt der Kranke, ist die Haut des Körpers heiß, während Hände und Füße kühl werden, so müssen die Übergießungen des Oberkörpers noch fortgesetzt, die Gliedmaßen aber mit wollenen Lappen gerieben werden; auch gebe man starken Kaffee oder ein Glas Kognak (oder Branntwein) mit Hoffmannstropfen oder schluckweise starken Wein. Kann der Kranke nicht mehr schlucken, oder nützen die inneren Mittel nichts und stockt die Atmung, so leite man die künstliche Atmung ein (§ 100). Wenn der Kranke sich besser befindet, trockne man ihn ab und lege ihn auf Oberdeck leicht bedeckt an eine luftige, schattige Stelle, beobachte ihn aber gut, da Rückfälle, welche in derselben Weise behandelt werden müssen, gar nicht selten sind. Auch die Neigung der Kranken zum Selbstmord ist stets zu berücksichtigen.

Die Genesung dauert in vielen Fällen nur wenige Tage, mitunter aber zieht sie sich in die Länge oder bleibt unvollständig. Die Leute bedürfen noch längere Zeit der Schonung und kräftiger Kost.

Der Hitzschlag ist stets als ernste lebensgefährliche Erkrankung aufzufassen. Über seine Verhütung vgl. § 34.

b) Sonnenstich.

Der Sonnenstich entsteht durch direkte Einwirkung der Sonnenstrahlen auf den nicht oder nicht genügend bedeckten Kopf. Er verläuft entweder ähnlich wie der Hitzschlag, oder es entwickelt sich allmählich unter heftigen Kopfschmerzen eine Hirnhautentzündung, die oft zum Tode führt. In leichteren Fällen bleibt es bei Kopfschmerzen und vorübergehendem Unwohlsein.

Die Behandlung bestehe in kalten Umschlägen auf den Kopf, Bettruhe und Sorge für den Stuhlgang, nötigenfalls durch Abführmittel. Besonders ist der Puls zu beobachten und eine etwaige Herzschwäche mit Hoffmannstropfen, starkem Kaffee oder Port wein zu bekämpfen. Bei ausgebrochener Hirnhautentzündung ist möglichst bald ärztliche Hilfe nachzusuchen. Die Vorbeugung des Sonnenstichs wird vor allem durch ausreichende Bedeckung des Kopfes (Tropenhelm) erzielt. Auch vermeide man es, sich den Strahlen der Sonne in den Tropen unnötig auszusetzen und schütze die Mannschaft durch Sonnensegel u. dgl.

§ 99.

Vergiftungen.

Bei Vergiftungen ist in der Regel rasche Hilfe nötig. Wenn ohne Verzug ein Arzt zu haben ist, ist er zu holen. Bis zu seiner Ankunft, oder wenn man auf sich selbst angewiesen ist, richte man sich nach folgenden Ratschlägen:

1. Bei Vergiftungen durch Verschlucken von Säuren, z. B. Salzsäure, Salpetersäure, Schwefelsäure (Vitriolöl), Scheidewasser, Kleesalz, Zuckersäure, Karbolsäure, gebe man zunächst frisches oder Seewasser oder, wenn vorhanden, Milch, Hafer- oder Gerstenschleim, während dessen schaffe man eine laugenartige Flüssigkeit (Seifenwasser, Kalkwasser, schwache Sodalösung) herbei und lasse davon reichlich trinken. Die Nachbehandlung besteht in der Verabreichung von Eisstückchen, bei heftigen Schmerzanfällen in der Verabfolgung von Morphiumpulvern, doch dürfen hiervon nicht mehr als täglich höchstens zwei zur Anwendung kommen. Für mindestens 14 Tage ist nur flüssige Kost zu verabfolgen, besonders schleimige Suppen.

2. Bei Vergiftungen mit Laugen, z. B. Kalilauge (Pottasche), Natronlauge (Soda), Salmiakgeist, Kalk, läßt man zunächst rasch Wasser trinken und holt während dessen verdünnten Essig oder Zitronen- (Limonen-) Saft und gibt hiervon größere Mengen. Die weitere Behandlung ist die gleiche wie bei Säurevergiftungen.

3. Hat jemand Sublimat (ein sehr starkes Gift), Arsenik oder Phosphor (Rattengift) genommen, so bringe man den Mann so schnell wie möglich durch Trinkenlassen großer Mengen von lauwarmem Wasser, Kitzeln im Schlunde oder Verabreichung von Brechwurzelpulver zum Brechen und gebe nachher bei Sublimat-

und Arsenikvergiftung große Mengen von Milch oder Eiweiß, danach einen Eßlöffel voll Bittersalz, bei Phosphorvergiftung jedoch keine Milch, sondern halbstündlich 30 Tropfen des an Bord befindlichen, gewöhnlichen Terpentinöls und schleimige Suppen sowie ein Abführmittel, vermeide aber jedes Fett. In allen Fällen haben schleimige Suppen für längere Zeit die einzige Kost zu bilden.

4. Bei Vergiftungen durch pflanzliche Gifte (Opium, Morphium usw.), durch Alkohol (übermäßige Trunkenheit) muß ebenfalls zuerst versucht werden, den Mann zum Brechen zu bringen. Alsdann verabfolge man sehr starken Kaffee in reichlichen Mengen und bedecke den Kopf mit kalten Tüchern, oder, was vorzuziehen ist, mache Übergießungen von kaltem Wasser auf Kopf und Brust und halte während der Zeit Hände und Füße warm. So oft die Atmung stockt, ist die künstliche Atmung (§ 100) einzuleiten. Die Kranken müssen bis zu ihrer Wiederherstellung unter steter Aufsicht bleiben, weil sehr oft plötzlich gefahrbringende Atmungsschwäche auftritt. Durch Opium oder Morphium Vergiftete dürfen nicht zum Schlafe kommen, man suche sie durch Herumführen u. dgl. wach zu halten.

5. Fleischvergiftungen kommen teils nach dem Genusse von solchem Fleische zustande, das von bereits kranken und deshalb meist notgeschlachteten Tieren stammt, teils werden sie durch den Genuß faulender Fleischnahrungsmittel hervorgerufen. Die Fäulnis ist bisweilen an dem Geruch oder der schmierigen (matschigen) Beschaffenheit des Fleisches zu erkennen. Besonders gefährlich ist der Genuß derartigen Fleisches in rohem oder nur mangelhaft gekochtem oder gebratenem Zustande. Hierher gehören auch die Wurst- und die Fischvergiftungen. Letztere werden teils durch Krankheit oder faule Beschaffenheit des Fischfleisches, teils dadurch hervorgerufen, daß die Fische an sich giftig sind (vgl. § 22).

Die Krankheitserscheinungen sind in den meisten Fällen Übelkeit und Erbrechen mit Kopfschmerzen, Schwindel und Mattigkeit; in anderen Fällen, besonders bei schwerem Verlaufe, zeigen sich Rötung der Haut, Schwellung des Gesichts, Störungen im Sehen und Sprechen. Zuweilen, z. B. nach dem Genusse des sehr giftigen Fisches des Kaps der guten Hoffnung, treten allgemeines Unwohlsein, lähmungsartige Schwäche, sehr schneller Kräfteverfall und in schlimmen Fällen schon nach wenigen Minuten der Tod ein. (Über Verletzungen durch giftige Fische und Schlangen siehe § 111.)

Behandlung. Wenn nicht von selbst ausgiebiges Erbrechen erfolgt, ist so rasch wie möglich ein Brechwurzelpulver zu geben und reichlich warmes Wasser zum Trinken zu reichen; erfolgt innerhalb 15 Minuten kein Erbrechen, so wird nochmals ein Pulver gegeben und durch Kitzeln im Halse oder Einführung des Fingers in den Hals zum Brechen gereizt. Sodann gebe man ein Abführmittel. Darauf geht man zur Behandlung der übrigen Krankheitszeichen über. Man macht bei Kopfschmerzen und Schwindelgefühl kalte Umschläge auf den Kopf und legt ein mit Senfspiritus durchtränktes Stück Löschpapier auf den Magen, wenn dort Schmerzen bestehen. Gegen den Kräfteverfall, welcher das schlimmste Zeichen ist, sind starker Kaffee, Kognak und starker Wein (besonders Schaumwein) die besten Mittel; zwischendurch erhalte der Kranke 20 bis 25 Hoffmannstropfen, oft tut auch Reiben und Bürsten der Haut gute Dienste.

Erwähnt möge noch werden, daß auch nach Genuß von Austern, Krebsen, Hummern und Miesmuscheln Vergiftungserscheinungen, mitunter mit tödlichem Verlauf, auftreten können. Es ist hierbei dieselbe Behandlung erforderlich. Beim Genuß ausländischer Austern und Muscheln in rohem Zustand achte man besonders darauf, daß die Austern nicht aus schmutzigem, durch Kanalwasser verunreinigtem Meer- oder Hafenwasser stammen, da nach dem Genusse derartiger Austern und Muscheln nicht selten der Unterleibstyphus (§ 57) auftritt.

6. Vergiftungen durch Gase ereignen sich an Bord nicht selten infolge mangelhafter Beschaffenheit der Öfen oder ihrer Abzugsrohre (vgl. § 10 Abs. 4), bisweilen auch durch das Betreten von Lade- oder anderen Schiffsräumen (z. B. leeren Tanks oder Kesseln), in denen sich giftige Gase aus der Ladung oder aus anderer Ursache angesammelt haben (vgl. § 14). Die in dem Raume befindlichen, meist bewußtlosen Leute sind so schnell wie möglich daraus zu entfernen. Hierbei müssen sich die

Helfer zunächst vor eigener Vergiftung schützen, indem sie durch erforderlichenfalls gewaltsame Öffnung der Fenster, Türen, Luken usw., bei tiefliegenden Räumen durch häufiges Auf- und Abziehen eines aufgespannten Regenschirms oder dgl. oder durch Ein- und Auspumpen, für Zutritt reichlicher frischer Luft in den Raum sorgen und ihn selbst erst dann betreten, nachdem sie einen mit Essig getränkten Schwamm lose vor den Mund gebunden und, wenn sie hinabsteigen müssen, sich mit einem Rettungsseil und einer Signalleine nach vorheriger genauer Verabredung über die zu gebenden Zeichen versehen haben. In dunkle Räume ist eine Sicherheitslampe mitzunehmen; offenes Licht ist nicht zu verwenden, wenn es sich um explosible Gase handeln kann. Ist der Verunglückte an die frische Luft gebracht, so ist, wenn er nicht ordentlich atmet, sofort die künstliche Atmung einzuleiten und auch weiterhin wie bei Scheintod zu verfahren (§ 100).

Bei jedem Falle von Vergiftung tut der Kapitän gut, wegen der späteren gerichtlichen Verhandlungen, sich möglichst genaue Aufzeichnungen über den Fall und seine Nebenumstände zu machen und noch vorhandene Reste der giftigen Substanz für eine etwaige gerichtliche Untersuchung aufzuheben.

§ 100.

Scheintod.

Es gibt nur ein sicheres Zeichen des Todes; dies ist die eintretende Fäulnis, die sich am deutlichsten in der Auftreibung und grünlichen Verfärbung des Unterleibs zeigt, aber auch am Leichengeruch und dem Erguß übelriechender Flüssigkeit aus Nase und Mund kenntlich wird. Weitere Zeichen des Todes sind unregelmäßig geformte, große blaurote Flecke (Totenflecke), die besonders an den am tiefsten liegenden Teilen der Leiche sich finden, ferner eine bald eintretende Steifheit der Gliedmaßen (Leichenstarre), die sich später wieder löst, und schließlich eine auffallende Weichheit der Augäpfel, infolge deren Fingereindrücke sichtbar bleiben. Beim Auftropfen von heißer Flüssigkeit oder von Siegellack auf die Haut entsteht keine Entzündungsröte mehr; wie während des Lebens;

ebenso bleibt bei fester Umschnürung eines Fingers oder einer Zehe die sonst eintretende Rot- oder Blaufärbung des Gliedes aus.

Solange der Tod nicht zweifellos feststeht, nehme man, besonders bei plötzlichen Todesfällen, an, daß Scheintod vorliegt. Dieser Zustand, bei dem das Empfindungs- und Bewegungsvermögen völlig, Pulsschlag und Atmung aber nur scheinbar erloschen sind, findet sich am häufigsten bei Leuten, die dem Tode durch Ertrinken, Erhängen, Erfrieren, Ersticken ausgesetzt waren. Auch nach Blitzschlag und nach Berührung elektrischer Leitungen kommt er vor.

In jedem Falle von Scheintod ist ohne Verzug zur Hervorrufung des Atmens Brust und Hals, nötigenfalls durch Aufschneiden der Kleider, zu entblößen und die sog. künstliche Atmung in der Weise einzuleiten, wie unten beim Ertrinken näher ausgeführt ist. Sind diese Bemühungen von Erfolg, und atmet der Bewußtlose wieder selbständig und regelmäßig, so lege man ihn auf die Seite, sorge für Ruhe und reichliche frische Luft, achte aber darauf, ob die Atmung nicht wieder unregelmäßig wird oder aussetzt, um dann von neuem mit der künstlichen Atmung zu beginnen.

1. Die Behandlung anscheinend Ertrunkener. Der Verunglückte wird sofort von den nassen beengenden Kleidungsstücken — Halstuch, Hosenbund u. dgl. — befreit und mit dem Oberkörper über die Knie eines sitzenden Helfers gelegt oder auf dem Boden so weit auf die Seite gelagert, daß Flüssigkeit und Erbrochenes aus dem Munde herauslaufen. Ihn zu diesem Zwecke auf den Kopf zu stellen, ihn auf Fässern zu rollen oder in ein warmes Bad zu setzen, ist nicht statthaft. Durch Reiben oder sanftes Schlagen des Rückens in der Gegend zwischen den Schulterblättern kann man das Erbrechen des etwa noch im Magen befindlichen Wassers anregen; dadurch wird zugleich die Herausbeförderung des in die Lungen aufgenommenen Wassers wirksam unterstützt. Hierauf reinigt man mit dem mit einem Taschentuch oder dgl. umwickelten Finger die Mundhöhle und den Schlund von Schleim und etwaigen Fremdkörpern (tief eindringen, Achtung auf künstliche Gebisse!). Alsdann wird die Zunge nach vorn herausgezogen und von einem Gehilfen mit einem Tuche festgehalten. Stellt sich nunmehr nicht

bereits wieder von selbst regelmäßige ausgiebige Atmung ein oder bleibt die sich einstellende Atmung schwach und unregelmäßig, so ist der Verunglückte lang ausgestreckt auf den Rücken zu legen und sofort

die künstliche Atmung

zu beginnen. Diese kann in zweierlei Weise ausgeführt werden:

a) Es wird aus den zusammengerollten Kleidern des Verun=glückten, aus einer Decke oder dgl. eine Art Rollenpolster gebildet und dieses dem Scheintoten so unter den Rücken geschoben, daß die Magengrube am höchsten steht und der untere Rand des Brustkorbes hervortritt. Nunmehr kniet der Helfer rittlings über dem Scheintoten, mit dem Gesichte diesem zugekehrt, in gleicher Höhe mit den Hüften des Verunglückten, legt beide Hände flach an den vorderen und seitlichen unteren Teil des Brustkorbes und preßt langsam, aber kräftig den Brustkorb zusammen. Der Druck auf den Brustkorb darf nicht stoßweise geschehen. Währenddessen stemmt der Helfer die Ellbogen gegen seinen Leib und beugt sich mit dem Oberkörper so weit vornüber, daß sein Gesicht dem des Scheintoten sich nähert (vgl. Abbildung 10). Diesen Druck, der die bei der natürlichen Atmung erfolgende Ausatmung ersetzen soll, übt der Helfer zwei bis drei Sekunden lang aus und richtet sich dann schnell unter Loslassen der Hände wieder in die Höhe, so daß der Brustkorb sich wieder ausdehnt und dabei Luft in die Lungen eintritt (Einatmung, vgl. Abbildung 11). Der Helfer beginnt dann nach etwa drei Sekunden das Zusammendrücken der Brust von neuem, um das Verfahren in regelmäßigem Wechsel von Druck und Nachlaß — am besten unter lautem Zählen „1, 2" — 3", 4", damit die Bewegungen nicht zu schnell und dadurch unwirksam werden — etwa fünfzehnmal in der Minute zu wieder-holen.

Bei Rippenbruch ist das Verfahren nicht anzuwenden!

b) Ein anderes Verfahren ist folgendes: Unter die Schultern des auf dem Rücken liegenden Scheintoten legt man eine kleine feste Unterlage aus zusammengelegten Kleidungsstücken oder Tauwerk

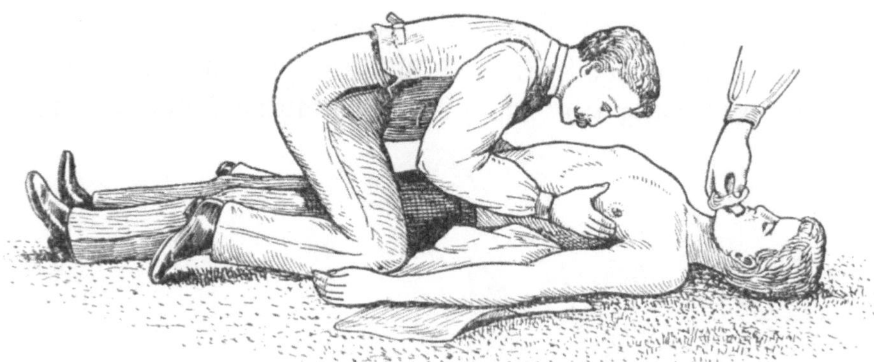

Abbildung 10. Künstliche Atmung. Erstes Verfahren: Ausatmung.

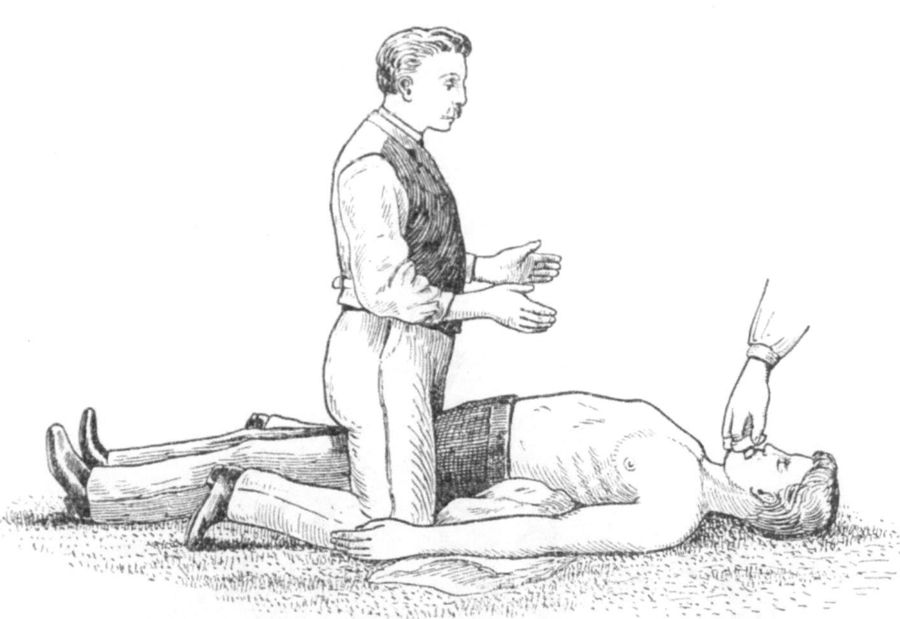

Abbildung 11. Künstliche Atmung. Erstes Verfahren: Einatmung.

und läßt die Zunge, wie angegeben, weit herausgezogen halten. Dann kniet oder stellt man sich oberhalb des Kopfes des Scheintoten, ergreift seine Oberarme dicht über den Ellbogen, führt sie sanft und gleichmäßig in der horizontalen Ebene, also so, daß sie nahezu mit dem Boden oder der Unterlage in Berührung bleiben, nach außen

und bis über den Kopf nach hinten zurück und hält sie möglichst
weit nach hinten ausgestreckt oberhalb des Kopfes zwei Sekunden
lang (vgl. Abbildung 12). Durch dieses Verfahren kommt Luft in

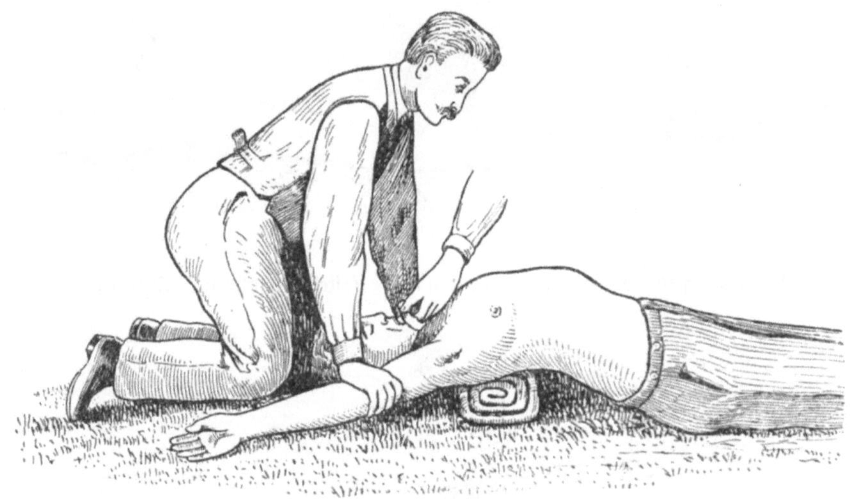

Abbildung 12. Künstliche Atmung. Zweites Verfahren: Einatmung.

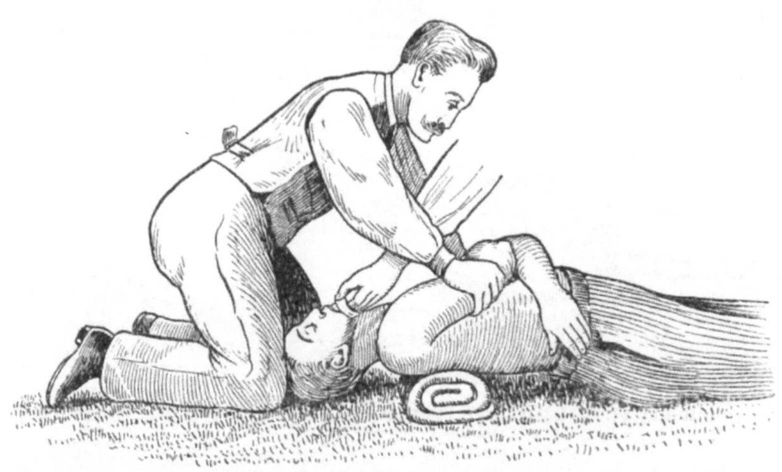

Abbildung 13. Künstliche Atmung. Zweites Verfahren: Ausatmung.

die Lunge (Einatmung). Dann führt man die Arme zurück,
und preßt sie nun kräftig gegen den Brustkorb; dadurch wird
die Ausatmung nachgeahmt. Man wiederholt beide Bewegungen

abwechselnd vorsichtig und anhaltend ungefähr fünfzehnmal in der Minute, wobei man wieder „1, 2" — 3, 4" zählt. Das Verfahren ist nicht anzuwenden, wenn der Verunglückte einen Armbruch erlitten hat.

Zwischen den beiden angegebenen Verfahren soll abgewechselt werden, bis Atmung eintritt. Sind zwei Helfer zur Stelle, so ist es vorteilhaft, die zuerst angegebene Art der künstlichen Atmung durch die andere zu unterstützen. Wiederbelebungsversuche müssen lange, oft stundenlang, fortgesetzt werden, da der Erfolg in vielen Fällen erst spät eintritt.

Der Beginn der Atmung kündigt sich durch einen größeren Widerstand des Brustkorbes gegen den Druck und durch geringes selbständiges Heben der Brustwand an. Ist das der Fall, so setze man die künstliche Atmung probeweise aus, beginne aber sofort wieder, wenn nicht wiederholte tiefere Atemzüge folgen. Geschieht dieses, so kann man noch die Herztätigkeit durch Herzmassage unterstützen. Hierzu stellt oder kniet man sich an die linke Seite des auf dem Rücken liegenden Kranken und legt die linke Hand so auf die Herzgegend, daß der Zeigefinger die Brustwarze, der kleine Finger den Brustbeinrand berührt, und führt nun mit der Handwurzel kurze, schnelle Stöße unter den Rippenbogen aus, 90 bis 120 in der Minute. Häufig wird dann am Unterarme der Puls bald wieder deutlich fühlbar. Auch mit einem nassen Tuche auf die Herzgegend ausgeführte kurze Schläge in gleicher Zahl können die Herztätigkeit wieder beleben. Um den Blutumlauf und die Körperwärme zu befördern, befreit man sodann den Mann von seinen nassen Kleidern und bedeckt ihn mit trockenen Decken, reibt unter gleichmäßigem festem Drucke die Glieder von unten nach oben mit Tüchern, und zwar unter der Bedeckung; ferner legt man Kruken mit warmem Wasser an die Hände, Füße, Arme und Beine, oder schlägt den ganzen Körper in gewärmte wollene Decken ein. Ist das Bewußtsein zurückgekehrt, so tut heißer Kaffee, Tee, Glühwein oder dgl., zunächst löffelweise gegeben, gute Dienste.

Der erste Schlaf eines Geretteten muß überwacht werden, weil immer noch die Atmung wieder aussetzen kann.

2. Erhängte schneidet man ab, hat dabei jedoch dafür zu sorgen, daß sie nicht durch Hinfallen Verletzungen erleiden. Dann legt man sie flach hin, löst den Strick, zieht die Zunge vor und leitet die künstliche Atmung ein. Ebenso ist bei Erdrosselten und Erwürgten zu verfahren. Wenn dabei die künstliche Atmung versagt, weil der Kehlkopf eingedrückt ist, suche man durch sanftes Streichen und Drücken am Kehlkopf der Luft den Weg in die Lungen frei zu machen.

3. Ist jemand in loser Ladung, Kohlen oder dgl. durch Verschüttung erstickt, so grabe man ihn so schnell wie möglich, aber vorsichtig aus, sorge jedoch vorher durch geeignete Maßnahmen (Absteifen mit Brettern u. dgl.) dafür, daß nicht nachrutschende Massen von neuem den Verschütteten und den Helfer begraben. Dann reinige man Mund und Nase des Verschütteten von den eingedrungenen Massen und leite vorsichtig die künstliche Atmung ein, wobei auf etwaige Verletzungen (bes. Rippenbrüche) Rücksicht zu nehmen ist.

Durch Gase Erstickte behandelt man nach den im § 99 unter 6. gegebenen Weisungen.

Auch verschluckte große Bissen können, wenn sie im Schlunde stecken bleiben, Erstickung verursachen. Der Erstickende wird plötzlich blaurot im Gesichte, die Augen scheinen vorzutreten, er kann nicht sprechen, faßt mit den Händen an den Hals und stürzt bewußtlos zusammen. Man öffne sofort den Mund des Betreffenden, wenn nötig mit Gewalt, und halte ihn durch seitliches Einschieben eines festen Gegenstandes zwischen die Zahnreihen offen, dann fasse man mit zwei Fingern tief in den Schlund hinein und suche den verstopfenden Bissen zu fassen und heraus zu ziehen. Gelingt das nicht, so lege man den Mann mit dem Bauche fest gegen eine Tischkante, lasse ihn von hintenher dagegen pressen und drücke selbst die Brust plötzlich und kräftig zusammen, damit die ausströmende Luft den Brocken herausschleudere oder doch lockere, worauf dann das Ausziehen mit den Fingern erfolgt. Bis der Mann wieder regelmäßig atmet, ist die künstliche Atmung auszuführen.

4. Vom Blitze getroffene oder durch einen elektrischen Strom betäubte Personen sind in der Regel schwer ohnmächtig oder schein-

tot und müssen durch Einleitung künstlicher Atmung und Anregung der Herztätigkeit (Herzmassage, S. 189) behandelt werden. Ist der Verunglückte mit dem elektrischen Strome noch in Berührung, so ist er sofort davon zu befreien, am besten durch Abstellung des Stromes; ist dies nicht möglich, so muß der Helfer sich selbst vor dem Strome schützen, indem er den Mann nur mit gut isolierten, d. h. mit trockenen Tüchern, Kleidungsstücken usw. dick umwickelten Händen anfaßt.

5. Durch Kälte Erstarrte werden zunächst in einen kalten, aber vor Wind geschützten Raum gebracht, von den Kleidern, welche zu durchschneiden sind, befreit und mit Schnee oder kaltem Wasser und nassen Tüchern tüchtig abgerieben. Dazwischen führt man die künstliche Atmung aus. Wenn der Mann wieder selbständig atmet, die Glieder biegsam werden, die bläuliche Farbe und die Blässe schwinden, kommt er in einen nur mäßig erwärmten Raum und in ein kaltes Bett, worin er zuerst mit einer kalten, wollenen Decke und erst später mit warmen Decken gerieben und zugedeckt wird. Nun kann man auch versuchen, durch Kitzeln in der Nase usw. das Bewußtsein wieder zurückzurufen. Erfrorene Körperteile sind nach § 112 b zu behandeln.

II. Verletzungen und äußere Krankheiten.

A. Allgemeine Vorschriften über die Behandlung von Verletzungen.

§ 101.
Untersuchung, Fortschaffung, Lagerung und Pflege des Verletzten.

Wenn der Verletzte, wie gewöhnlich bei schweren Unfällen, nicht imstande ist, sich fortzubewegen, so stelle man, noch ehe man ihn in den Krankenraum oder die Koje schafft, durch Befragung und Untersuchung fest, welche Verletzung vorliegt. Leicht Verletzte untersucht man gleich an einem geeigneten, hellen Platze, wo man auch die Behandlung einleiten kann.

Zunächst lasse man sich von dem Verletzten, wenn er dazu fähig ist, oder von Augenzeugen kurz angeben, wie die Verletzung zustande gekommen ist, und ob und wo er Schmerzen empfindet. Darauf wird der schmerzende Körperteil vorsichtig freigelegt, wenn nötig nach Entkleidung, und besichtigt. Beim Entkleiden müssen zuerst die Kleidungsstücke an der gesunden Seite, darauf die an der kranken Seite ausgezogen werden. Oft ist es nötig, durch Aufschneiden der Kleider und Stiefel in oder neben der Naht die verletzte Körperstelle zugängig zu machen.

Besteht die Vermutung, daß es sich um eine Verstauchung, Verrenkung oder einen Knochenbruch handelt, so wird der Körperteil vorsichtig betastet und leicht bewegt (siehe bei diesen Verletzungen), jedoch darf eine etwa vorhandene offene Wunde dabei nicht berührt werden. Bei Besinnungslosen ist ein Körperteil nach dem anderen, also zuerst der Kopf, dann der Hals, die Brust und der Bauch, sowie Arme und Beine durch Besichtigen und Betasten zu untersuchen. Besteht eine Blutung, so ist diese zunächst zu stillen (§ 105).

Die Fortschaffung des Verletzten hat vor allem so zu erfolgen, daß der verletzte Körperteil besonders in acht genommen und keinen Zerrungen oder Bewegungen ausgesetzt wird. Gehfähige Kranke mit Verletzungen der oberen Gliedmaßen oder leichten Beschädigungen an Kopf, Brust, Bauch oder Rücken sind unter aufmerksamer Schonung des verletzten Körperteils zu unterstützen. Schwer Verletzte und Kranke mit Verletzungen der unteren Gliedmaßen müssen meist liegend fortgetragen werden. In Ermanglung einer Tragbahre bediene man sich hierbei eines breiten Brettes, einer ausgehobenen Tür oder einer festen Matratze.

Die Trage wird neben dem Verletzten hingestellt. Zum Hinauflegen des Verletzten auf die Trage und zum Hineinlegen in die Koje sind 3 bis 4 Helfer erforderlich. Drei Helfer stellen sich nebeneinander an die eine (womöglich die gesunde) Seite des Verletzten, so daß je einer neben dem Oberkörper, dem Becken und den Beinen steht. Auf das Kommando des Leiters „faßt an" haben die Helfer in folgender Weise anzufassen: der erste Helfer schiebt seine Arme unter die Schultern des Verletzten und läßt sich von ihm, wenn er dazu imstande ist, fest umarmen, der zweite Helfer, der besonders kräftig und gewandt sein muß, schiebt Hände und Unterarme unter das Gesäß, der dritte umfaßt von unten her die Unterschenkel oberhalb der Knöchel. Kann noch ein vierter Mann mit zufassen, so stütze er den verletzten Körperteil (besonders an den Gliedmaßen) mit der einen Hand oberhalb, mit der anderen unterhalb der Verletzung. Der Leiter überzeugt sich davon, daß alles fertig ist, und kommandiert dann „hebt auf", worauf die Helfer gleichzeitig und unter Vermeidung von Zerrungen und Bewegungen des Verletzten diesen nach der Trage langsam hinüberheben, um ihn auf das weitere Kommando „setzt ab" langsam niederzulegen. Der Kranke wird alsdann vorsichtig zu seiner Koje getragen und genau in derselben Weise, wie die Lagerung auf die Trage geschah, in die Koje gelegt, wobei zu beachten ist, daß der verletzte Teil an die freie Seite der Koje komme.

Schwerverletzte sind womöglich nicht im Logis, sondern im Krankenraum oder in einem anderen geräumigen, hellen Raume, im Notfall auf Deck in einem Verschlag unterzubringen und so zu lagern, daß der verletzte Körperteil leicht zugänglich ist, unter Umständen z. B. in einer freischwingenden, mit Rahmen versehenen Hängematte.

Die Pflege Verletzter hat im allgemeinen in gleicher Weise wie die innerlich Erkrankter zu erfolgen (vgl. § 41). Bei längerem Krankenlager ist besonders auf das Durchliegen (§ 140) zu achten. Die Ernährung Schwerverletzter bestehe in den ersten Tagen in schmaler Kost (§ 43), mit welcher fortzufahren ist, wenn sich hohes Fieber (§ 42) einstellt. Verläuft aber die Verletzung günstig, tritt kein oder nur schwaches Fieber auf, so kann bald zur kräftigeren Kost und Schiffskost übergegangen werden.

Es mag an dieser Stelle darauf hingewiesen werden, daß nach der Reichsversicherungsordnung und der dazu erlassenen Ausführungsbestimmung des Reichs-Versicherungsamts jeder Unfall, durch den eine auf dem Schiffe beschäftigte Person auf der Reise getötet wird oder eine Körperverletzung erleidet, die eine Arbeitsunfähigkeit von mehr als 3 Tagen oder den Tod zur Folge hat, in das Schiffstagebuch einzutragen und in einem besonderen Anhang dazu kurz zu beschreiben ist. Für diese Beschreibung ist das auf Seite 309 abgedruckte Formular vorgeschrieben. Dies Formular ist auch für die dem Seemannsamt und der Ortspolizeibehörde einzureichenden Anzeigen der Unfälle zu benutzen, welche sich im Inland vor Antritt oder nach Beendigung der Reise ereignen, sowie ebenfalls für die besonderen Nachweisungen, welche die zur Führung eines Schiffstagebuchs nicht verpflichteten Kapitäne auf kleineren Schiffen über derartige an Bord sich ereignende Unfälle zu führen haben.

<h3 style="text-align:center">§ 102.</h3>

<h3 style="text-align:center">Behandlung des verletzten Körperteils.</h3>

Für die einzuschlagende Behandlung ist es von größter Bedeutung, ob es sich um eine Wunde oder eine unblutige Verletzung handelt.

Verstauchungen, Verrenkungen, Knochenbrüche und Quetschungen ohne Durchtrennung oder blutige Verletzung der Haut bedürfen in der Regel außer der etwa erforderlichen Einrichtung nur des Schutzes vor neuen Beschädigungen durch Ruhigstellung des betreffenden Körperteils mittels geeigneter Lagerung und Anlegung eines Verbandes (§ 103). Verletzungen am Rumpfe und an den Beinen erfordern daher meist Bettruhe, während bei Verletzungen an den oberen Gliedmaßen häufig die Anwendung eines Armtuchs genügt. Stets empfiehlt es sich, den verletzten Körperteil etwas hoch zu lagern, damit eine Behinderung des Blutlaufs vermieden wird.

Bei jeder blutigen Verletzung kann hingegen durch das Hinzutreten von Eiterung oder sonstigen Wundkrankheiten (vgl. §§ 134, 137) nicht nur die Heilung verzögert, sondern sogar das Leben gefährdet werden. Die Wundbehandlung macht deshalb besondere Maßnahmen erforderlich. Vor allem ist zu beachten, daß Wunden nicht ohne weiteres verbunden werden dürfen; auch hüte man sich, sie zu berühren, bevor man Hände und Instrumente durch Reinigung und Desinfektion unschädlich gemacht hat. (Vgl. § 104.)

§ 103.

Verbände.

Zur Ausführung der Verbände dienen die in der Ausrüstung vorgesehenen Verbandmittel. Am meisten benutzt werden die Binden, die aus Mull, Kambrik oder Flanell bestehen; die Flanellbinden sind teurer, aber weicher und werden deshalb gern zum Anlegen von Verbänden auf die bloße Haut bei unblutigen Verletzungen, besonders bei Knochenbrüchen, benutzt. Zur Festlegung der Arme, zu Umschlägen und zu loseren Verbänden bedient man sich der dreieckigen Verbandtücher. Die Befestigung der Binden und Tücher erfolgt mittels Knoten oder durch Sicherheitsnadeln. Schienen, Watte und Verbandmull finden bei den Verbänden nach Bedarf Verwendung; sie werden in der Regel durch darüber angelegte Binden befestigt. Aus dem Verbandmull lassen sich im Notfall Binden anfertigen; zu Schienen können auch Pappstücke, Holz- oder Blechstreifen u. dgl. hergerichtet werden.

Die Verwendung der dreieckigen Tücher zu Verbandzwecken ist aus den ihnen aufgedruckten Abbildungen ersichtlich. Ihre Anlegung wie die der Binden muß beim Unterricht eingeübt werden. Man merke sich, daß die Binden an den Gliedmaßen stets von unten nach oben (dem Rumpfe zu) und ganz gleichmäßig (ohne Lücken und Falten) anzulegen und der Form des Körperteils, erforderlichenfalls durch Umschlagen und Kreuzen, anzupassen sind. Verbände dürfen weder zu lose sitzen, da sie sonst rutschen, noch auch zu fest, da sie dann durch Einschnürung den Blutlauf stören und zu Schmerzen, Anschwellung, Entzündung, ja sogar Brand Veranlassung geben können. Zeigt sich durch Anschwellung und bläuliche Verfärbung der Endgliedmaßen (Füße, Hände), daß ein Verband einschnürt, so ist er sofort abzunehmen und von frischem anzulegen.

B. Vorschriften für die Behandlung einzelner Arten von Verletzungen.

1. Wunden.

§ 104.

Wundbehandlung.

Die Wundheilung kann ohne Eiterung, ohne Fieber erfolgen. Die Eiterung entsteht nur, wenn bestimmte, dem bloßen Auge nicht sichtbare Krankheitserreger in die Wunde gelangen und sich dort vermehren. Diese Eiterungserreger finden sich überall, auch auf der Haut des Körpers; sie werden in die Wunden entweder schon bei der Verletzung hineingebracht, wenn sie am verletzenden Gegenstand oder an den in die Wunde hineingepreßten Kleidungsstücken haften, oder sie gelangen erst später, z. B. von der umgebenden Haut aus, hinein, wenn die Wunde nicht mit der genügenden Sorgfalt behandelt wird. Sie können auch an den Fingern des Helfers, dem Verbandzeug und den Instrumenten haften und durch diese in die Wunde hineingebracht werden.

Eiterung verzögert die Heilung, indem sie verhindert, daß sich die Wundränder aneinanderlegen und ohne weiteres zusammenwachsen. Außerdem bewirkt sie Kräfteverlust und gefährdet den Kranken insofern, als von der Wunde aus die Eiterungserreger oder andere giftige, bei der Eiterung erzeugte Stoffe in das Blut hineingelangen und die sogenannte Blut- oder Eitervergiftung erzeugen können. Es muß deshalb dahin gestrebt werden, die Eiterungserreger von der Wunde fern zu halten. Dies geschieht einerseits durch peinlichste Sauberkeit bei der Behandlung der Wunde, andererseits durch den Wundverband.

Jeder, der Wunden behandeln und verbinden will, hat auf größte Reinlichkeit zu achten. Zunächst wasche er seine eigenen Hände unmittelbar vorher sorgfältig in reinem heißem Wasser mit Seife und Bürste, wobei die Reinigung der Fingernägel nicht zu vergessen ist. Darauf stelle er durch Auflösung von 15 g (= 1 Eßlöffel voll) Kresolseifenlösung in 1 l Wasser Kresolwundwasser her, und fülle damit mehrere (etwa 3) saubere

Schalen. Sodann ist dafür zu sorgen, daß die erforderlichen Instrumente (Messer, Schere, Pinzette, Wundnadeln, Seide) und Verbandzeug in gebrauchsfähigem Zustand zur Stelle sind. Die Instrumente, welche ganz aus Metall sind, werden 5 Minuten lang in siedendem Wasser ausgekocht und darauf in eine Schale mit Kresolwundwasser gelegt; Instrumente mit Holzgriffen lassen sich nicht auskochen, sie müssen erst gründlich gesäubert und dann in Kresolwundwasser gelegt werden. Das Verbandzeug muß durchweg völlig sauber und staubfrei sein, weil selbst bei kleinsten Verletzungen durch Verwendung nicht ganz reinen Verbandzeugs schwere Blutvergiftung, Wundrose oder Wundstarrkrampf hervorgerufen werden kann. Ist das mitgeführte Verbandzeug nicht mehr einwandfrei, so ist es durch Auskochen wieder gebrauchsfähig zu machen; im Notfall kann durch ungebrauchte oder doch rein gewaschene Wäschestücke, die vor der Benutzung ebenfalls noch auszukochen sind, Ersatz geschaffen werden. Unter das Verbandzeug usw. ist ein reines Tuch (Handtuch oder dgl.) zu legen; keinenfalls dürfen Instrumente, Binden, Watte usw. unmittelbar auf Tische, Stühle oder dgl. gelegt werden.

Aus angebrochenen Päckchen von reinem (sterilem) Verbandmull oder Verbandwatte darf nur so viel entnommen werden, als zunächst für den Gebrauch nötig ist. Aus der Packung entnommener Mull oder Watte darf nicht wieder in diese zurückgebracht werden. Der in der Packung etwa verbliebene Rest muß unberührt sofort wieder verschlossen werden, um jede Verunreinigung zu vermeiden. Gebrauchter Verbandmull und gebrauchte Verbandwatte sind zu beseitigen und dürfen in keinem Falle bei der Wundbehandlung wieder verwendet werden. Gebrauchte Binden können gewaschen und ausgekocht werden und dürfen alsdann wieder benutzt werden.

Bei der Wundbehandlung unterscheidet man die trockene und die feuchte Wundbehandlung. Erstere besteht darin, daß man die Umgebung der Wunde ohne weitere Vorbereitung oder Reinigung der Haut zweimal mit Jodtinktur einpinselt und alsdann die Wunde mit einem einfachen trockenen Verband, aus Verbandmull, Verbandwatte und einer Binde bestehend, verbindet. Durch die Bepinselung der Haut in der Umgebung der Wunde mit Jodtinktur werden die stets auf und in der Haut befindlichen Eiterungserreger und andere zu Wundkrankheiten Anlaß gebende Keime teils abgetötet, teils in der Haut festgehalten, so daß eine nachträgliche Verunreinigung der Wunde nicht eintreten kann. Bei der feuchten Wundbehandlung wird die Umgebung der Wunde sorgfältig mit warmem Wasser, Seife und Bürste gereinigt, etwa vorhandene Haare werden abrasiert, und die Wunde selbst wird bei grober Verunreinigung mit Kresolwundwasser (§ 45 Nr. 17) ausgespült. Dann folgt bei der feuchten wie bei der trockenen Wundbehandlung der trockene Verband der Wunde, wobei zunächst noch etwas gelbes Wundpulver (Wismutgallat § 45 Nr. 10) auf die Wunde gestreut wird.

Sowohl bei der trockenen wie bei der feuchten Wundbehandlung hat derjenige, welcher die Wunde verbindet, die oben angegebenen Vorkehrungen (Waschen der Hände, Bereitlegen von Instrumenten, Verbandzeug usw.) zu treffen, bevor er die Wunde behandelt. Es empfiehlt sich hierbei der Gebrauch großer leinener Schürzen oder leinener Kittel zur Bedeckung der Kleider. Der Rock ist abzulegen, die Hemdärmel sind aufzustreifen und auch die Arme mit Wasser und Seife gründlich zu reinigen. Gebrauchte Schürzen oder Kittel sind nach Benutzung wieder auszuwaschen.

Bei Behandlung größerer Wunden und umfangreicher Verletzungen sind oft Gehilfen für Handreichungen usw. nötig. Auch diese haben sich in gleicher Weise vorzubereiten, wie derjenige, welcher die Behandlung leitet.

Ehe man an die eigentliche Behandlung der Wunde herangeht, desinfiziere man sich nochmals die Hände durch mehrere Minuten langes, gründliches Waschen und Bürsten in Kresolwundwasser. Man darf jedoch, solange man mit der Wunde zu tun hat, keine Gegenstände anfassen, die nicht ganz sauber oder desinfiziert sind, z. B. weder die Kleidung des Kranken, noch die eigene, noch auch unbedeckte Körperteile, wie Gesicht oder Bart; geschieht dies doch, so muß man die Hände von neuem desinfizieren.

Die trockene Wundbehandlung eignet sich für nicht ver=
unreinigte frische Wunden mit glatten Rändern und an unbe=
haarten Körperstellen.

Kleine und oberflächliche Wunden, bei denen die Blutung
bald steht, und die nicht sichtlich verunreinigt sind, behandelt man
am besten so, daß man auf sie etwas gelbes Wundpulver auf=
streut und in hinreichender Menge mehrfach zusammengelegtes,
ganz reines Verbandzeug (Mull oder dgl.) darüber deckt. Dieser
Schutzverband wird mit einer Binde, erforderlichenfalls nach Auf=
legung eines der Größe des Verbandes entsprechenden Stückes
Watte, befestigt; bisweilen genügt kreuzweise übergeklebtes Heft=
pflaster zur Festlegung. Verursacht die Wunde innerhalb 24 Stun=
den oder später Hitze oder Schmerzgefühl, so ist der Verband zu
entfernen und die Wunde wie eine verunreinigte (s. unten) zu
behandeln, wenn die Wundränder rot und entzündet sind oder
bereits Eiterung besteht. Auch anscheinend unbedeutende Ver=
letzungen, namentlich an den Fingern, bedürfen eines regelrechten
Verbandes zum Schutze gegen Verunreinigung, da sich sonst auch
an die kleinsten Wunden schwere Eiterungen und Blutvergiftung
anschließen können (vgl. § 134).

Größere Wunden, welche frisch und rein sind, an unbehaarten
Körperstellen liegen und glatte Wundränder haben, ohne daß
die Ränder stark auseinander klaffen, werden in der bereits ge=
schilderten Weise trocken behandelt, indem man, ohne die Wunde
selbst zu berühren, die umgebende Haut in breitem Umfang
zweimal mit Jodtinktur bepinselt. Irgendwelche vorherige
Reinigung der Haut ist dabei zu unterlassen. Hat man keinen
reinen weichen Haarpinsel aus der Arzneikiste mehr zur Ver=
fügung, so umwickle man ein dünnes Holzstäbchen oder dgl. am
einen Ende mit etwas reiner Watte und benutze dies zum Be=
pinseln. Man streue alsdann in die Wunde etwas gelbes
Wundpulver und verbinde wie bei den kleinen Wunden
(s. oben). Bei Hitze oder Schmerz in der Wunde nach Ver=
lauf von 24 Stunden oder mehr entferne man den Ver=
band und sehe nach der Wunde. Ist Entzündung oder Eite=

rung eingetreten, so behandle man die Wunde wie eine verunreinigte (s. unten).

Für Wunden an behaarten Körperstellen wendet man besser die feuchte Wundbehandlung an, indem man die Umgebung der Wunde nach möglichster Entfernung der Haare zunächst mit warmem Wasser und Seife gründlich reinigt und mit Kresolwundwasser abspült und alsdann erst die Wunde verbindet. Bei der Reinigung der Umgebung der Wunde ist eine Beschmutzung der Wunde selbst zu vermeiden. Man kann zu diesem Zwecke auch ein in Kresolwundwasser getauchtes Mulläppchen oder Wattestreifen über die Wunde decken. Die feuchte Behandlung ist an Bord auch bei der Wundnaht anzuwenden.

Stark klaffende und stark blutende, frische reine Hautwunden, besonders auf der Kopfhaut, müssen genäht werden, um die Heilung zu beschleunigen; ausgeschlossen hiervon sind solche Hautwunden, durch die gleichzeitig ein Gelenk eröffnet ist. Zur Vorbereitung der Wundnaht werden 1 bis 2 Wundnadeln mit eingefädeltem Seidenfaden, einige Mulläppchen und die Pinzette in einen Teller mit Kresolwundwasser gelegt, dann die Umgebung der Wunde, wie oben angegeben, abgewaschen, und wenn Haare in der Nähe sein sollten, rasiert. Dann faßt man den einen Wundrand mit der Pinzette möglichst vorsichtig, ohne die Weichteile zu quetschen, und sticht etwa $\frac{1}{2}$ cm vom Wundrand entfernt mit der krummen Nadel so durch die Haut, daß sie in der Wunde zum Vorschein kommt, und sticht sie durch den anderen Wundrand in gleicher Entfernung von der Wundspalte wieder heraus. Der Faden wird angezogen, so daß die Wundränder sich dicht berühren, und doppelt oder dreifach geknotet; die Enden des Fadens sind bis auf $\frac{1}{2}$ cm abzuschneiden. Solche Nähte werden in Abständen von $\frac{1}{2}$ bis $1\frac{1}{2}$ cm gelegt, bis die ganze Wunde geschlossen ist, ohne daß klaffende Lücken bleiben.

Die feuchte Wundbehandlung ist vor allem bei verunreinigten und gequetschten Wunden, die in keinem Falle genäht werden dürfen, anzuwenden. Derartige Wunden spüle man nach Reinigung ihrer Umgebung mit Kresolwundwasser in alle Ausbuchtungen und Winkel hinein gründlich aus, was am besten mit Hilfe des Spülgefäßes oder mittels sauberer mit dem Kresolwundwasser getränkter Wattebäuschchen, die man über der Wunde ausdrückt und dann wegwirft, geschieht. Hat man die Wunde in dieser Weise gut gereinigt, so streue man gelbes Wundpulver in dünner Schicht hinein.

Bei gröblich verunreinigten, wie auch bei eiternden Wunden bringe man sodann ein reines, womöglich ausgekochtes Stück Mull mit Hilfe der Pinzette bis in die tiefsten Winkel der Wunde so hinein, daß das Ende aus der Wunde heraussieht.

Auf die so behandelte Wunde kommt, wie bereits oben erwähnt ist, als Verband zuerst Verbandmull und darüber, die Wunde nach allen Seiten 2 bis 3 cm überragend, Verbandwatte. Zuletzt wird der Verband durch ein dreieckiges Tuch oder eine Binde befestigt.

Wechsel des Verbandes. War der Verband gut angelegt, so braucht er bei trockener oder feuchter Wundbehandlung nur erneuert zu werden,

1. wenn er sich verschoben oder gelockert hat,

2. wenn eine nachträgliche Blutung durch den Verband hindurch eintritt, so daß das Blut fortgesetzt hindurchsickert,

3. wenn sich trotz aller Schutzmaßregeln Eiterung entwickelt hat. Dies macht sich durch zunehmende Schmerzhaftigkeit in der verletzten Stelle, durch Ansteigen der Körpertemperatur des Verletzten (über 38,5° C) oder durch Durchfeuchtung des Verbandes mit eitriger Absonderung bemerkbar. Bei genähten Wunden sind, sobald sich brennendes oder klopfendes Gefühl, Röte oder Eiterung in der Wunde einstellt, sofort die Nähte zu durchschneiden und zu entfernen (s. unten); die Wunde selbst wird mit Kresolwundwasser ausgespült und wie eine verunreinigte Wunde weiter behandelt.

Bei allen größeren Verletzungen, insbesondere bei den Wunden, welche eine Körperhöhle oder ein Gelenk eröffnet haben, sowie bei Knochenbrüchen mit Hautverletzungen soll man von vornherein morgens und abends die Körpertemperatur messen; stellt sich Fieber ein und sind in der Wunde anhaltende Schmerzen vorhanden, so ist der Verband zu entfernen, die Wunde gründlich zu

spülen und in der vorstehend angegebenen Weise wieder zu ver=
binden. Ein häufigerer Verbandwechsel als zweimal am Tage ist
bei eiternden Wunden nicht ratsam. Gelingt es nicht, in 1 bis 2
Tagen der Entzündung und des Fiebers Herr zu werden, so ist
die Wunde weiterhin mit feuchten Verbänden zu behandeln. Zu
diesem Zwecke spült man täglich die Wunde mit abgekochtem Wasser
ab und bedeckt sie mit Kompressen, d. h. vierfach zusammen=
gelegten Stücken Mull, welche in Kresolwundwasser gelegen haben.
Die feuchten Kompressen bedeckt man mit einem über sie hinaus=
ragenden Stücke wasserdichten Stoffes und befestigt das ganze durch
eine Binde oder ein Tuch. Entsteht eine fortkriechende Eiterung
oder zeigt sich Wundrose, so ist nach §§ 134, 137 zu verfahren.

Geht die Wundheilung gut, d. h. ohne Fieber, ohne Absonde=
rung von statten, so ist, wenn es sich um eine genähte Wunde
handelt, die Entfernung der Nähte gegen den siebenten Tag
in der Weise vorzunehmen, daß der Faden unter dem Knoten durch=
schnitten und an diesem mit der Pinzette langsam quer über die
Wunde weg ausgezogen wird. Bei nicht genähten Wunden mit
gutem Heilungsverlaufe bleibt der Verband 8 bis 14 Tage liegen;
zeigt sich dann bis auf eine verhältnismäßig kleine, rote, mit
Fleischwärzchen (wildem Fleische) besetzte Stelle die Wunde ge=
schlossen, so läßt man den Verband fort und legt nur mit Borsalbe
bestrichenen Mull auf.

§ 105.
Blutstillung.

Infolge der Verletzung oder Durchtrennung kleinerer oder
größerer Blutgefäße kommt es in der Regel bei jeder Wunde zu
einer Blutung. Da jeder größere Blutverlust für den Verletzten
bedenklich ist und durch Verblutung sogar den Tod herbeiführen
kann, ist stets für schnelle und sachgemäße Blutstillung zu sorgen.
Jedes blutende Glied ist sofort nach oben zu halten, womöglich bis
zu senkrechter Lage.

Tritt das Blut langsam und gleichmäßig rinnend in nicht zu
großer Menge aus, so kann man es meist unter Hochlagerung

des verletzten Körperteils dadurch zum Stehen bringen, daß man einen festen Ballen von reinem Verbandmull oder Verbandwatte kräftig und anhaltend auf die Wunde drückt. Ist dies von Erfolg, so läßt

man den Druck noch etwas fortwirken, indem man den Ballen mit einer Binde oder dgl. befestigt.

Ein ähnlicher, nur fester anzulegender Druckverband stillt die Blutung aus einer verletzten Blutader, die man an dem stärkeren Hervorquellen dunklen Blutes erkennt. Der Verband darf aber nicht so fest sein, daß eine Anschwellung oder gar eine bläuliche Verfärbung des Endteils des Gliedes eintritt. Die Hochlagerung des verletzten Körperteils ist für längere Zeit beizubehalten.

Spritzt das Blut in hellrotem Strahle aus der Wunde, oder erfolgt die Blutung, dem Herzschlag entsprechend, stoßweise spritzend, so ist eine Schlagader verletzt, und der einfache Verband genügt meist nicht, um das unter dem Drucke der

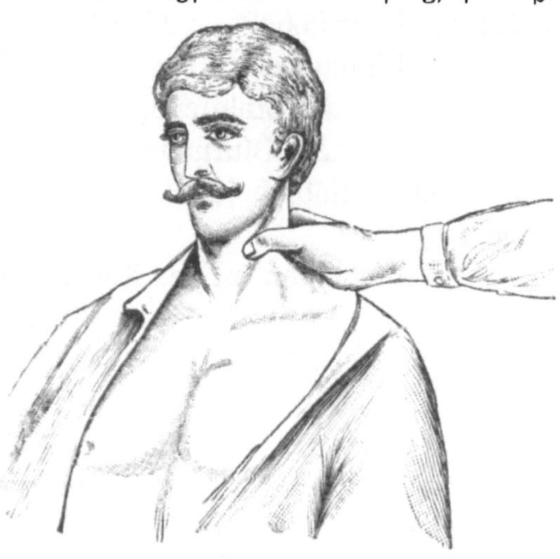

Abbildung 14.
Zusammendrücken der Halsschlagader.

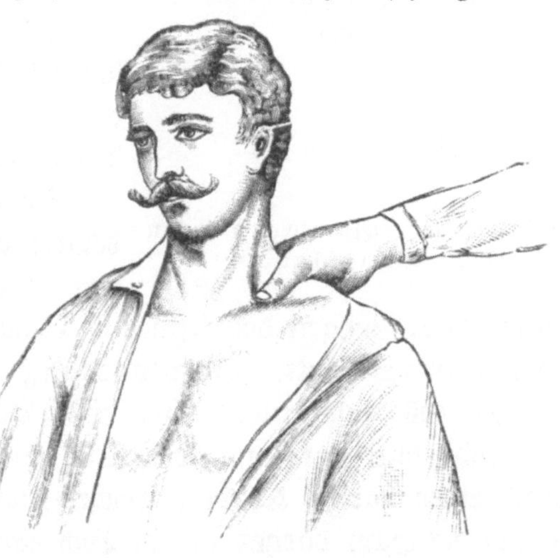

Abbildung 15. Zusammendrücken der Schlüsselbeinschlagader.

Herzkraft aus dem eröffneten Gefäß ausströmende Blut zurückzuhalten. In solchem Falle muß man sofort den Blutzufluß zu der Wunde hemmen, indem man den Stamm der nächstgelegenen größeren Schlagader auf seinem Wege zwischen dem Herzen und der Wunde mit den Fingern gegen den benachbarten Knochen drückt und so verschließt.   Man drückt also

1. bei Blutungen an der Stirn die Schläfenschlagader dicht vor dem Ohre an das Schläfenbein;

2. bei stärkeren Blutungen am Halse die Halsschlagader in der neben dem Kehlkopf befindlichen Grube an die Wirbelsäule (Abbildung 14);

3. bei Blutungen an der Schulter und Achsel die Schlüsselbeinschlagader unter gleichzeitigem starken Herabziehen des Armes gegen die erste Rippe (Abbildung 15);

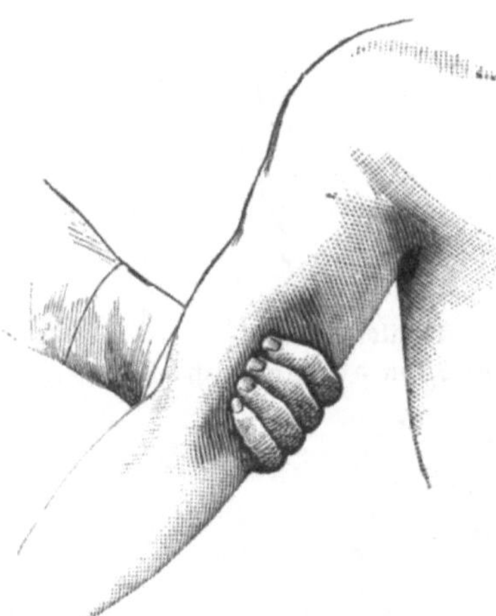
Abbildung 16. Zusammendrücken der Oberarmschlagader.

4. bei Blutungen am Arme die Oberarmschlagader an der Innenseite neben dem dicken Beugemuskel gegen den Oberarmknochen (Abbildung 16);

5. bei Blutungen am Oberschenkel die Oberschenkelschlagader in der Mitte der Leistenbeuge gegen das Becken (Abbildung 17).

Schlagaderblutungen am Vorderarm und der Hand bringt man auch zum Stehen, indem man durch starkes Beugen des Armes im Ellbogengelenke die Armschlagader zusammendrückt.   Hochlagerung ist auch hier von Vorteil.

Wo das Zusammenpressen einer Ader längere Zeit hindurch notwendig wird, muß man den Druck des leicht ermüdenden Fingers durch einen harten Körper, welcher zur Vermeidung einer Quetschung der Haut vorher in ein Tuch eingewickelt wird, oder durch eine zusammengerollte Binde ersetzen.   Zur Befestigung dieses drückenden Körpers verwendet man dann ein dehnbares breites Band (Hosenträger) oder ein Tuch, welches an der der Ader gegenüberliegenden Seite des Gliedes zusammengeknüpft und durch wiederholte Umdrehung eines unter den Knoten geschobenen Knebels fest angezogen wird (Abbildung 18). Man nennt eine solche Einrichtung eine Aderpresse*).

Die Aderpresse darf höchstens zwei Stunden liegen bleiben, da sonst schwere Lähmungen eintreten können oder gar der abgeschnürte Körperteil absterben kann. Inzwischen ist die endgültige Blutstillung vorzunehmen.

Die endgültige Blutstillung bei Schlagaderblutungen gelingt in der Regel nur durch Unterbindung. Diese muß man, wenn nicht, wie z. B. im Hafen, ärztliche Hilfe in kurzer Zeit zu erreichen ist, selbst ausführen. Während das Ausfließen von Blut auf eine der eben bezeichneten Weisen durch einen Gehilfen verhindert wird, legt man Klemmpinzette, gewöhnliche Pinzette, Nadel mit Faden sowie mehrere, ungefähr 30 bis 35 cm lange Fäden der dicken Seide — Unterbindungsfäden — in Kresolwundwasser und sorgt für Verbandstoff (Binden, Watte). Darauf wird die Wunde mit Kresolwundwasser ausgespült und von

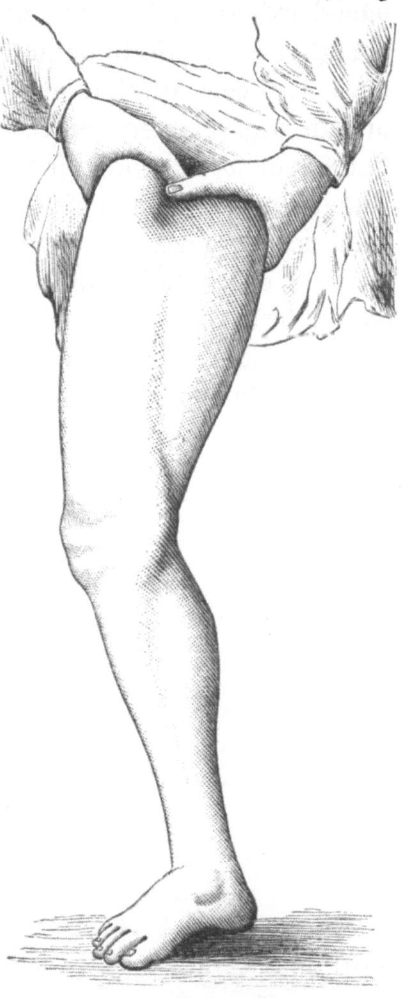

Abbildung 17. Zusammendrücken der Oberschenkelschlagader.

ben ansitzenden Blutgerinnseln mit der Pinzette befreit. Sodann nimmt man die Klemmpinzette zur Hand, faßt mit ihr, während der Helfer mit dem Drucke etwas nachläßt, die blutende Stelle, klemmt sie

*) Zweckmäßig wählt man die Stelle, an der man die Schlagader pulsieren fühlt.

mit der Pinzette fest und zieht sie etwas vor. Nun wird einer der Unterbindungsfäden, unter der Pinzette durch), um das gefaßte Fleischbündel, welches die blutende Ader enthält, gelegt, fest angezogen und doppelt oder dreifach geknotet. Die Fadenenden werden etwa ½ cm über dem Knoten abgeschnitten. Darauf kann die Klemmpinzette abgenommen werden. Nun muß der Helfer langsam mit dem Drucke weiter nachlassen, damit man sich überzeugt, daß die Unterbindung gelungen ist, d. h. daß die Blutung aufgehört hat. Nicht immer glückt es gleich, die blutende Ader zu fassen, man muß oft etwas tiefer in das Fleisch hineingreifen, um ihrer habhaft zu werden.

Hat nach dem einen oder anderen Verfahren die Blutung aufgehört, so wird der Verband angelegt, indem man nach vorsichtigem Abspülen der Wunde mit Kresolwundwasser eine dünne Schicht von gelbem Wundpulver aufstreut, Verbandmull und Verbandwatte auflegt und das verletzte Glied durch Unterschieben dicker Kissen, ausgestopfter Säcke oder durch Befestigung von oben her (die Hand z. B. in einem dreieckigen Verbandtuch) hochlagert. Ist die Unterbindung in der Wunde selbst ausgeführt, so bleibt der Faden so lange in der Wunde, bis er sich von selbst losgelöst hat.

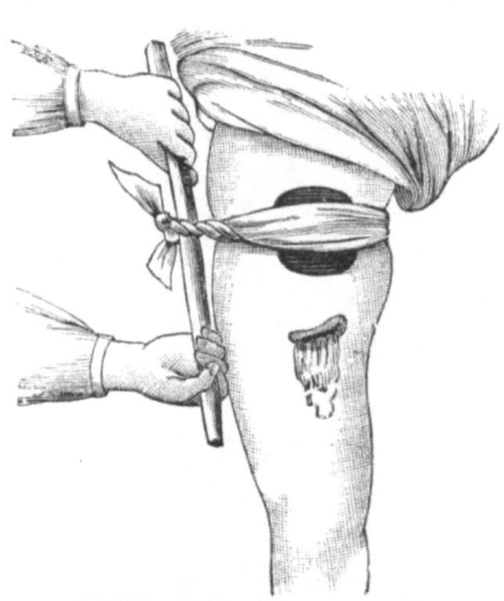

Abbildung 18. Aderpresse.

Tritt eine Nachblutung auf, wobei das Blut durch den Verband sickert, so ist der Verband abzunehmen und die Quelle der Blutung zu suchen und zu stillen. Nicht selten kommt es vor, daß eine durchschnittene Schlagader in einer Wunde erst nachträglich zu bluten anfängt, nachdem bereits ein Verband angelegt war. Verletzte mit größeren Wunden sind daher auch nach angelegtem Verbande noch zu beobachten (Krankenwache deshalb erforderlich!), da bisweilen Nachblutungen während des Schlafes eintreten.

Verschiedene Arten von Wunden und ihre Behandlung.

§ 106.

Schnittwunden.

Schnittwunden entstehen durch Schnitt oder Hieb mit scharfen Werkzeugen; sie haben scharfe, glatte Ränder und bluten oft stark, namentlich im Anfange.

Behandlung. Zunächst ist für Blutstillung zu sorgen. Ist die Wunde rein, so suche man unter Beachtung der in § 104 gegebenen Anweisung zur Wundbehandlung die Wundränder gut aneinander zu bringen, bei größeren Wunden durch die Wundnaht, bei kleineren durch quer hinübergelegte Heftpflasterstreifen. Wenn die Wund= ränder gut zusammengebracht sind und keine Eiterung eintritt, erfolgt in der Regel bald glatte Heilung. Verunreinigte Wunden sind offen zu behandeln (vgl. § 104 am Schlusse).

§ 107.

Stichwunden.

Stichwunden sind nicht selten lebensgefährlich, da tiefliegende, wichtige Körperteile, z. B. große Blutgefäße, verletzt sein können; auch kann durch hineingedrungene fremde Körper, wie die ab= gebrochene Spitze des stechenden Werkzeugs, Teile der Kleidung u. dgl., im weiteren Verlauf unter starkem Fieber und Schmerzen in der Tiefe Eiterung herbeigeführt werden.

Behandlung. Steckt noch ein Gegenstand in der Wunde, so ziehe man ihn vorsichtig heraus. Dann tupfe man die Wunde mittels Wattebäuschchen, die mit Kresolwundwasser getränkt sind, ab und lege eine mit Kresolwundwasser getränkte Mullkompresse darauf und darüber einen Verband. Man erneuere die Kompresse täglich. Tritt starke Entzündung und Eiterung ein, so lasse man, wenn es sich um eine Wunde an den Gliedmaßen handelt, den be= troffenen Körperteil täglich bei dem Verbandwechsel $\frac{1}{4}$ Stunde lang in Kresolwundwasser baden; im übrigen ist mit den Kresol= kompressen fortzufahren.

§ 108.
Quetsch- und Rißwunden.

Quetsch- und Rißwunden haben unregelmäßige, lappige Ränder, schmerzen meist heftig, bluten aber wenig.

Behandlung. Diese Wunden dürfen nicht genäht werden. Wenn sie sichtlich verunreinigt sind, spüle man sorgfältig mit Kresolwundwasser (tiefgehende Wunden der Brust- und Bauchgegend dürfen nicht abgespült, sondern nur mit Kresolkompressen abgetupft werden). Sodann behandele man sie wie Stichwunden mit täglich zu wechselnden Kresolkompressen. Wenn bei fortschreitender Heilung die Wunde sich verkleinert, kann man die Kompressen durch ein mit Borsalbe bestrichenes Mulläppchen ersetzen oder später gelbes Wundpulver in dünner Schicht aufstreuen und trocken verbinden.

§ 109.
Schußwunden.

Schußwunden bluten gewöhnlich wenig. Es können durch den Schuß außer Zerreißungen des Fleisches auch Zerschmetterungen von Knochen, Eröffnungen von Gelenken und Körperhöhlen herbeigeführt sein. Ist nur eine Einschußöffnung, aber keine Ausschußöffnung vorhanden, so ist mit ziemlicher Sicherheit anzunehmen, daß das Geschoß noch im Körper steckt.

Behandlung. Man versuche nicht, in der Tiefe befindliche Geschosse mit Fingern oder Instrumenten herauszuholen, da sie oft ohne Schaden einheilen. Einfache Schußwunden behandele man wie Quetschwunden. Ist ein Knochen zerschossen, so verfahre man wie bei einem Beinbruch mit Verletzung der Haut (vgl. § 133). Bei der Eröffnung von Körperhöhlen usw. durch Schußverletzung handle man nach den in dem nächstfolgenden § 110 angegebenen Regeln.

§ 110.
Besonders schwere Wunden mit Verletzungen wichtiger Organe.

a) Kopfwunden mit Verletzungen der Schädelknochen und des Gehirns erfordern eine äußerst vorsichtige Behandlung. Die

Haare in der Umgebung der Wunde sind vorsichtig durch Abschneiden oder besser Rasieren zu entfernen; die Wunde selbst ist durch vorsichtiges Abtupfen mit in Kresolwundwasser getränkten Wattebäuschchen zu säubern. Weiterhin sind täglich zu wechselnde Kresolkompressen und der sonstige vorschriftsmäßige Wundverband (§ 104) erforderlich. Der Kranke ist ganz ruhig zu halten, der Kopf ist hoch zu lagern. Bei Benommenheit oder Fieber lege man, wenn irgend möglich, einen Eisbeutel oder häufig zu wechselnde kalte Umschläge (§§ 42 und 46) auf den Kopf. Geistige Getränke sind dem Kranken nicht zu verabreichen.

Es ist zu beachten, daß bei jeder, auch der geringsten Kopfverletzung mit Vorsicht und unter sorgsamster Beachtung der oben beschriebenen Wundbehandlung verfahren werden muß. Gar nicht selten tritt von einer an sich kleinen, aber vernachlässigten Kopfwunde aus Wundrose (§ 134) und in weiterer Folge Gehirnhautentzündung und Tod ein.

Über die mit Verletzungen des Schädels durch Schlag und Fall häufig verbundene Gehirnerschütterung siehe § 127.

b) Brustwunden treffen, wenn sie tiefer eindringen, die Lungen oder das Herz; letztere Verletzung ist in den meisten Fällen rasch tödlich. Bei Lungenverletzungen tritt mit jedem Atemzuge Luft oder schaumiges Blut durch die Wundöffnung; die Atmung selbst ist behindert und oft schmerzhaft, der Kranke hustet in vielen Fällen Blut aus.

Man säubere die äußere Wunde durch vorsichtiges Abtupfen mit in Kresolwundwasser getränkten Wattebäuschchen. Nicht verunreinigte Wunden mit glatten, gut aneinander passenden Rändern kann man durch die Naht schließen. Sind die Wundränder aber nicht glatt, so ist die oben beschriebene Behandlung mit täglich zu wechselnden Kresolkompressen (§ 108 am Ende) anzuwenden. Der Verband wird mit einer breiten Binde oder einem Handtuch befestigt. Die Kost sei kräftig, aber milde; sie bestehe also in Milch, präserviertem Fleische mit Quetschkartoffeln, Reis, Graupen. Alkoholische Getränke sind für den Kranken verboten. Bei schwereren Brustverletzungen ist möglichst bald ärztliche Hilfe nachzusuchen.

c) Bauchwunden, welche bis in die Bauchhöhle hinein=
reichen, sind wegen der damit verbundenen großen Gefahr der
Unterleibsentzündung (Bauchfellentzündung § 69) stets als außer=
ordentlich schwere Verletzungen anzusehen. Nur bei sofortiger,
sorgfältigster, sachkundiger Behandlung kann damit gerechnet werden,
den Verletzten am Leben zu erhalten. Es muß daher versucht
werden, so schnell als möglich, sei es durch Anlaufen
eines Hafens oder durch Anrufen eines fremden Schiffes,
ärztliche Hilfe zu beschaffen.

Bis zur Ankunft des Arztes hat sich die Behandlung auf
folgendes zu beschränken. Der Kranke wird vorsichtig zur Koje ge=
bracht, wo er in ruhiger Rückenlage zu verweilen hat. Sind keine
Baucheingeweide aus der Wunde herausgetreten, so wird
mit zuvor peinlichst gesäuberten und desinfizierten Händen auf die
Wunde, welche selbst nicht berührt werden darf, ein reines großes
Mullstück gedeckt, hierauf ein großer Bausch Watte gelegt und das
ganze durch eine sorgfältig angelegte Binde um den Leib befestigt.
Sind hingegen Eingeweide (Darmschlingen) aus der Bauch=
wand vorgefallen, so desinfiziere man sich gleichfalls zunächst
sorgfältig die Hände und überzeuge sich dann durch Besichtigung der
Darmschlingen davon, ob diese unverletzt geblieben oder verletzt (eröff=
net) sind, so daß Darminhalt (Kot) auszufließen vermag. Sind die
Darmschlingen unverletzt, so reinige man die Umgebung
der Wunde mit großer Vorsicht, d. h. so, daß von der desinfi=
zierenden Flüssigkeit nichts in die Bauchhöhle gelangt, mit Kresol=
wundwasser, ziehe hierauf die Darmschlingen behutsam ein wenig
hervor, überzeuge sich nochmals, daß auch an diesen vorgezogenen
Darmstellen keine Verletzungen vorhanden sind, spüle den Darm mit
lauwarmem, vorher abgekochtem Wasser gut ab, wiederum so, daß
auch hierbei möglichst keine Flüssigkeit in die Bauchhöhle einfließt,
und schiebe die Eingeweide alsdann vorsichtig in die Bauchhöhle zurück.
Hiernach lege man Mull und Verbandwatte auf die Wunde und
befestige den Verband mit breiten Binden oder dgl. Sind die
herausgetretenen Darmschlingen verletzt (eröffnet), so
dürfen sie keinenfalls in die Bauchhöhle zurückgebracht werden, da

sonst durch den ausfließenden Kot tödliche Bauchfellentzündung hervorgerufen wird. Man muß daher die verletzten Därme draußen lassen und mit zuvor peinlichst desinfizierten Händen sie, erforderlichenfalls unter Verwendung von Mullkompressen, so lagern, daß aus ihnen kein Kot in die Bauchhöhle zu gelangen vermag. Die Umgebung der Wunde wird wiederum vorsichtig, so daß nichts in die Bauchhöhle einfließt, mit Kresolwundwasser gereinigt, der Darm mit vorher abgekochtem lauwarmem Wasser abgespült und sodann Wunde und Eingeweide mit Mull und Watte bedeckt, welche mit einem gut sitzenden, jedoch nicht zu festen Deckverbande befestigt werden.

Ist auf ärztliche Hilfe binnen 48 Stunden nicht zu rechnen, so muß, wenn der Darm nicht vorgefallen oder doch unverletzt geblieben ist, nach vorsichtiger (s. oben) Reinigung der Umgebung mit Kresolwundwasser die Bauchwunde möglichst bald durch die Naht geschlossen werden. Um hierbei eine Verletzung des Darmes mit der Nadel zu vermeiden, ist die Naht so anzulegen, daß nur die Haut, nicht auch die tieferen Muskelschichten, durchstochen werden. Die einzelnen Nähte seien etwa 3 bis 4 cm von einander entfernt. Nach Beendigung der Naht ist die Wundspalte mit gelbem Wundpulver zu bestreuen und hierauf mit Mull und Watte zu bedecken, welche mit einem Deckverbande befestigt werden. Ein Verbandwechsel ist bei günstigem Verlaufe nur alle 4 bis 5 Tage erforderlich. Bei vorgefallenem, verletztem (eröffnetem) Darme darf die Schließung der Bauchwunde durch die Naht nicht erfolgen, hingegen hat täglicher Verbandwechsel unter genauer Beobachtung der gleichen Vorsichtsmaßregeln wie beim Anlegen des ersten Verbandes stattzufinden.

Die Ernährung des Verletzten bestehe in den ersten drei Tagen aus flüssiger, von da ab auch aus breiiger, nach dem 10. Tage auch aus fester Nahrung.

Während des Heilverlaufs muß der Kranke eine möglichst ruhige Rückenlage dauernd innehalten, mit leicht im Knie- und Hüftgelenke gebeugten Beinen (Polster unter die Kniekehlen!). Gegen

etwaiges Erbrechen gebe man Eisstückchen oder kleine Schlucke kalter
Flüssigkeiten und bis 4 mal täglich 10 Tropfen Opiumtinktur. Auch
beim Auftreten von Schmerzen im Leibe und von Auftreibung
des Leibes sind täglich 3 bis 4 mal 10 Tropfen Opiumtinktur zu ver=
abfolgen. Stuhlgang ist in den ersten 8 bis 10 Tagen nicht erforder=
lich, darnach durch Einläufe, aber nicht durch innerliche Abführ=
mittel herbeizuführen. Auch bei günstigem Heilverlaufe soll der
Kranke das Bett nicht vor der dritten bis vierten Woche verlassen.
Zur Arbeit darf er erst dann wieder herangezogen werden, wenn
ein Arzt, dem er vorgeführt worden ist, dies für unbedenklich
erklärt.

d) Gelenkwunden, d. h. Wunden, welche ein Gelenk er=
öffnen, entstehen durch Schnitt, Stich, Hieb, Schuß usw. Man er=
kennt sie an dem Sitze und der Tiefe der Wunde, wie auch an dem
Aussickern einer fadenziehenden, klebrigen, weißlichen Flüssigkeit,
der Gelenkschmiere; bei größeren Gelenkwunden sind in der
Tiefe die freigelegten glatten rundlichen Gelenkköpfe sichtbar.
Gelenkwunden sind gleichfalls als sehr ernste und gefährliche
Verletzungen zu betrachten, welche sehr leicht zu eiteriger,
vielfach tödlich verlaufender Gelenkentzündung (§ 138) führen.
Auch kann später Steifheit des verletzten Gelenkes ein=
treten.

Behandlung. Es kommt alles darauf an, durch eine sorg=
fältige Wundbehandlung (§ 104) Eiterung zu verhüten. Außerdem
ist das Gelenk in der Form festzustellen, welche für den Fall ein=
tretender Gelenksteifheit am brauchbarsten erscheint. Daher muß
das Hüftgelenk durch die Rückenlage des Verletzten, das Knie= und
Handgelenk durch Schienen möglichst gestreckt gehalten werden;
der Fuß stehe bei Verletzung des Fußgelenkes rechtwinklig zum
Unterschenkel, der Unterarm bei verletztem Ellbogengelenke recht=
winklig zum Oberarme, der Oberarm ist bei Verletzungen des Schulter=
gelenkes an die Brust zu legen, die Finger sind leicht gekrümmt zu
schienen.

Tritt Vereiterung des Gelenkes ein, so verfahre man nach den
in § 138 am Schlusse gegebenen Ratschlägen.

§ 111.

Vergiftete Wunden.

a) Schlangenbiß. Giftschlangen sind in den tropischen Ländern, namentlich in Ostasien und Südamerika häufig; außer vielen an Land lebenden Schlangen gehören dazu auch die in tropischen Gewässern an den Küsten vielfach vorkommenden Seeschlangen.

Nach einem Bisse zeigt sich die Giftwirkung gewöhnlich in einer rasch eintretenden Anschwellung und bläulichen Verfärbung der Bißstelle und ihrer Umgebung, bisweilen auch entfernter gelegener Körperteile. In der Folge kann es zu Zellgewebsentzündung und Brand kommen. In schweren Fällen (z. B. nach dem Bisse einer Brillenschlange) äußert sich die Vergiftung, ohne daß die Erscheinungen an der Bißstelle eintreten, in plötzlicher Bewußtlosigkeit und schnellem Verfalle, manchmal in Verbindung mit Aufregungszuständen oder Krämpfen. In anderen Fällen stellen sich Herzklopfen, Atmungsbeschwerden, Kopfschmerzen, Erbrechen, Durchfall, Blutbrechen oder Blutharnen ein. Tödlicher Ausgang ist nicht selten.

Behandlung. Sofort nach dem Bisse lege man, wenn die Bißstelle sich an den Gliedmaßen befindet, eine Schnur oder mehrere in einigen cm Abstand voneinander um das gebissene Glied oberhalb der Bißstelle (also nach dem Rumpfe zu), und zwar so fest, als es durch Anziehen nur möglich ist; die der Wunde zunächst liegende Schnur ist durch einen Knebel ganz fest zu legen (wie bei der Aderpresse, siehe Seite 206). Sodann (und in solchen Fällen, wo die Umschnürung unmöglich ist, von vornherein) ist die Bißstelle auszudrücken und auszuwaschen und mit einem glühend gemachten Eisen oder einer glühenden Kohle auszubrennen. Hat man frisch filtrierte Chlorkalklösung zur Hand, so spritze man die Wunde damit aus. Darauf ist die Umschnürung zu entfernen; das Lösen darf aber nur allmählich geschehen. Dann gebe man dem Verletzten einige Gläser Glühwein oder Grog und decke ihn im Bette warm zu, damit er womöglich schwitzt. Bei heftigen Allgemeinerscheinungen (Bewußtlosigkeit, Krämpfen usw.) lege man einen Eisbeutel oder häufig zu wechselnde kalte Umschläge auf den Kopf und gebe, wenn der Kranke schlucken kann, starken Kaffee, starken Wein, Schaumwein oder Hoffmannstropfen.

b) **Verletzungen durch giftige Fische.** Derartige Fische kommen vorwiegend an den tropischen Meeresküsten, aber auch in den heimischen Gewässern vor (z. B. Knurrhahn, Petermännchen und eine Art Seeteufel). Die Verletzungen entstehen durch Berührungen der Rücken-, After- oder Kiemenflossen dieser Fische beim Anfassen mit der Hand oder beim Darauftreten mit ungeschützten Füßen, z. B. beim Baden. Besonders ein im indischen Ozean und in Polynesien vorkommender Stachelflosser hat auf diese Weise schon viele tödliche Vergiftungen veranlaßt. Es ist deshalb besser, dort, besonders bei La Réunion, Mauritius, den Seychellen, Java, Taiti, Neukaledonien, das Baden im flachen Meereswasser zu unterlassen. Der im Mittelmeer, im atlantischen und indischen Ozean und in den australischen Gewässern vorkommende Meeraal vergiftet durch seinen Biß.

Der Verletzung folgen heftige Schmerzen, dann Zellgewebsentzündung bis Brand; dabei tritt Ohnmacht auf, die in den Tod übergehen kann.

Die Behandlung besteht im Ausdrücken, Auswaschen und Ausbrennen der Wunde wie beim Schlangenbisse. Außerdem sind Umschläge mit Branntwein oder mit Bleiwasser zu empfehlen.

§ 112.

Brandwunden und Frostschäden.

a) **Brandwunden.** Wenn die Kleider noch brennen oder glimmen, schlage man den Verunglückten schleunigst in eine Decke oder ein schnell ausgezogenes eigenes Kleidungsstück, um durch Abschluß der Luft das Feuer zu ersticken. Dann begieße man ihn mit Wasser und lösche so das Feuer noch vollständiger. Nun entkleide man den Verletzten; meist wird es nötig sein, die Kleider aufzuschneiden.

Die Behandlung der Brandwunden kann auf verschiedene Weise geschehen:

1. Man eröffne die vorhandenen Brandblasen vorsichtig am Rande mit einer unmittelbar vorher desinfizierten oder besser ausgekochten Schere und lasse die Flüssigkeit abfließen, ohne jedoch die Blasenhaut abzureißen. Darauf bedecke man die Brandwunden mit mehrfach zusammengelegten reinen Mullstücken, welche dick mit Borsalbe oder Paraffinsalbe bestrichen sind.

Nach 24 Stunden entferne man die aufgelegten Mullstücke und eröffne etwa neu entstandene Blasen in der oben beschriebenen Weise. Man lege dann einen frischen Borsalbenverband auf und erneuere ihn täglich.

2. Eine andere, sehr zweckmäßige und zudem sehr einfache Behandlungsweise besteht darin, daß man ohne jede weitere Vorbereitung die verbrannte Stelle mit einer dicken Schicht von Stopfpulver (Wismutnitrat § 45 Nr. 30) bestreut, hierüber ein Mullstück und Verbandwatte legt und das Ganze mit einer Binde befestigt. Ein vorheriges Anschneiden der Brandblasen findet bei dieser Behandlungsart nicht statt. Bei etwaiger Durchnässung des Verbandes ist nach Ablösung der äußeren Binde nur die Verbandwatte und die Mullschicht zu entfernen, neues Wismutpulver nachzustreuen und der Verband wieder mit einer Mull- und Watteschicht zu vervollständigen. Treten keine Zeichen einer besonderen Störung des Wundverlaufs auf, so ist der Verband erst nach 8 Tagen zu erneuern, falls nicht inzwischen schon Heilung eingetreten sein sollte. Etwa angetrocknete Mengen des Pulvers werden beim Verbandwechsel durch Aufweichen mit lauwarmem, vorher abgekochtem Wasser vorsichtig entfernt. Bequemer noch ist es, an Stelle des Wismutverbandes die fertig in den Handel gelangenden sogenannten Wismut-Brandbinden zu verwenden. Auch eine solche Brandbinde wird ohne jede weitere Vorbereitung wie eine gewöhnliche Binde auf die verbrannte Stelle gelegt und darüber eine Lage Verbandwatte befestigt, welche letztere bei etwaiger Durchtränkung des Verbandes allein zu erneuern ist. Eine neue Brandbinde ist nach etwa 8 Tagen anzulegen unter Beobachtung der gleichen Gesichtspunkte, welche oben für den Wismutverband angegeben sind.

Wenn bei größeren Verbrennungen die Schmerzen dauernd

sehr heftig sind, so gebe man ein Morphiumpulver und nötigenfalls nach einer halben Stunde ein zweites; ein drittes jedoch erst nach weiteren 6 Stunden. Verbrennungen der Haut in großer Ausdehnung sind sehr gefährliche Verletzungen; betreffen sie mehr als den dritten Teil der ganzen Hautoberfläche, so ist ein tödlicher Ausgang oft nicht zu verhindern.

Zur Nachbehandlung, namentlich bei kleinen Brandwunden, empfiehlt es sich, gelbes Wundpulver (§ 45 Nr. 10) in dünner Schicht aufzupudern und darüber ein reines Stück Verbandmull zu decken, das mit Watte und einer Binde festgelegt wird.

Verbrühungen und Hautverletzungen durch ätzende Säuren und Laugen sind ebenso wie Brandwunden zu behandeln.

b) **Frostschäden.** Einzelne von Erfrierung befallene Teile, Ohren, Zehen, Nasenspitze, Fingerspitzen usw., sehen anfangs sehr blaß aus und sind starr. Wirklich erfrorene Teile werden blaurot oder kirschrot, trocknen dann ein, werden braun, zuletzt schwarz; an der Grenze des erfrorenen Gewebes bildet sich nach einiger Zeit eine Entzündung mit geringer Eiterung, wodurch die Abstoßung des Abgestorbenen bewirkt wird.

Man reibe die betroffenen Körperteile mit kaltem Wasser oder Schnee, damit der Blutumlauf sich wieder herstellt. Es ist auf ein ganz allmähliches Erwärmen Bedacht zu nehmen (vgl. § 100 unter 5). Bilden sich Blasen, so sind sie wie Brandblasen zu behandeln; im übrigen ist die gewöhnliche Wundbehandlung am Platze (§ 104). Größte Reinlichkeit und beste Ernährung des Kranken sind erforderlich.

Frostbeulen werden zweckmäßig täglich einmal mit 2 bis 3 Tropfen Perubalsam oder Terpentinöl eingerieben oder mit Jodtinktur eingepinselt.

§ 113.

Beispiel für die Wundbehandlung: Kopfverletzung.

Durch Hieb mit einem scharfen Werkzeug ist die Kopfhaut durchtrennt, die Ränder der Wunde sind scharf, eine Ader ist verletzt, das Blut spritzt heraus; die Wunde ist 8 cm lang, ½ cm tief und bis auf einige hineingelangte Haare nicht verunreinigt.

1. Der Verletzte wird aufgehoben und an Deck mit hochge=
hobenem Kopfe hingesetzt.

2. Durch Fingerdruck auf die Wundränder wird von einem
Gehilfen die Blutung gestillt.

3. Der Verletzte oder die Augenzeugen werden nach den näheren
Umständen der Verwundung befragt.

4. Es werden etwa 2 Liter Kresolwundwasser angefertigt und
drei gut gereinigte Schalen (zur Not Suppenteller) damit gefüllt;
der Inhalt der einen dient zum Desinfizieren der Hände, in die
andere legt man einige Mullstücke, die beiden Pinzetten, die große
und eine kleine mit Faden versehene Nadel sowie einige dicke Seiden=
fäden (Unterbindungsfäden). Der Inhalt der dritten Schale
dient zum Desinfizieren und Abspülen der Umgebung der Wunde.
Der Rest der Lösung wird in das vorher gründlich gereinigte
Spülgefäß, an dessen Schlauch eine Wundspitze gesteckt ist,
gegossen.

5. Der Kapitän wäscht sich die Hände zuerst mehrere Minuten
lang gründlich mit warmem Wasser, Seife und Bürste, trocknet
mit reinem Handtuch ab und wäscht sie darauf nochmals etwa
zwei Minuten lang in dem Kresolwundwasser, ohne sie danach
wieder abzutrocknen.

6. Die Wunde wird von den darin haftenden Haaren mit der
Pinzette behutsam befreit, letztere darauf in die Schale zurückgelegt.
(Bei größerer Unsauberkeit ist die Wunde auszuspülen und vor=
sichtig mit einem mit Kresolwundwasser befeuchteten Mullstück aus=
zutupfen.)

7. Der Gehilfe hebt seinen Finger vom Wundrand ab. Steht
die Blutung nicht und erblickt man die Öffnung eines Blutgefäßes,
aus der stoßweise hellrotes Blut hervorspritzt, so ist die durchtrennte
Ader mit der Klemmpinzette zu fassen und mit einem Seiden=
faden zu unterbinden. Bisweilen läßt sich auch durch fortgesetzten
Druck auf den Wundrand die Blutung zum Stehen bringen.

8. Nach Stillung der Blutung ist die Kopfhaut in einem Um=
kreis von 4 bis 5 cm zu rasieren. Falls dies nicht möglich, sind
die Haare mit der Schere möglichst kurz abzuschneiden.

9. Die Wunde und ihre Umgebung werden mit Kresolwundwasser abgespült, etwa noch zum Vorschein kommende Haare werden mit der Pinzette vorsichtig entfernt; darauf werden die Ränder und die Wundfläche mit einem dem Kresolwundwasser entnommenen, mehrfach zusammengelegten Stücke Mull abgetupft, mit der Lösung im Spülgefäße nochmals abgespült und die Wunde mit einem der Mulläppchen bedeckt.

10. Die Wunde wird mit soviel Nähten geschlossen, als nötig sind, um die Wundränder leicht und gut aneinanderzuhalten. Hierbei ist darauf zu achten, daß die Nadel und der Nähfaden, wenn sie aus dem Teller genommen sind, mit nichts anderem als der Wunde und den von Kresolwundwasser feuchten Händen des Kapitäns in Berührung kommen. Nach jeder Naht wird Nadel und Faden wieder durch die Schüssel mit Kresolwundwasser gezogen; auch ist wohl zu beachten, daß der Kapitän, so oft er irgend etwas außer der Wunde und den desinfizierten Gegenständen berührt hat, sich die Hände mit Kresolwundwasser waschen muß.

11. Die Wunde wird mit einem mit Kresolwundwasser befeuchteten, dann mit einem trocknen reinen Mullstück abgetupft und mit gelbem Wundpulver dünn bestreut; dann deckt man etwas Verbandmull und darüber einen Bausch Verbandwatte, so groß wie die geschorene Stelle, auf die Wunde und befestigt beides mit einem dreieckigen Tuche oder einer Mullbinde.

12. Der Verletzte wird zu Bett gebracht und bleibt mit erhöhtem Kopfe liegen.

13. Längstens zwei Stunden später ist der Verband nachzusehen. — Sollte der Faden sich von der Ader abgestreift haben und letztere von neuem stark zu bluten anfangen, so muß sie nochmals unterbunden werden, auch wenn deshalb die Nähte entfernt und später neu angelegt werden müssen.

14. Sobald Eiterung und Klopfen in der Wunde entsteht, sind die Nähte zu entfernen. Die Wunde ist dann wie eine verunreinigte zu behandeln (vgl. § 104). Andernfalls entferne man die Nähte erst nach etwa 8 Tagen und bestreue alsdann die Wunde nochmals mit gelbem Wundpulver.

15. Hat sich die Wunde bis auf einen Streifen roter Fleischwärzchen geschlossen, so verbindet man mit einem die Wunde be-
deckenden Borsalbenläppchen und befestigt dies mit Heftpflasterstreifen.

2. Verstauchungen und Verrenkungen.

§ 114.

Allgemeines.

Verstauchungen und Verrenkungen können an den verschiedensten Gelenken des Körpers vorkommen. Ein Gelenk besteht aus
den Endteilen mindestens zweier gegeneinander beweglicher Knochen,
welche von einer derben häutigen Hülle, der Gelenkkapsel, umgeben
sind. Werden durch starke Gewalteinwirkung die Gelenkenden auseinander gezerrt, z. B. beim Umknicken des Fußes, so kann eine
Überdehnung und teilweise Zerreißung der Gelenkkapsel erfolgen,
die gewöhnlich mit Austritt von Blut in das Gelenk und die umgebenden Gewebe verbunden ist. Dieses nennt man eine Verstauchung. Tritt jedoch durch den Riß der Gelenkkapsel das eine
Knochenende heraus und stemmt sich gegen einen anderen
Knochen oder gegen die umgebenden Muskeln, so liegt eine
Verrenkung vor.

§ 115.

Verstauchungen.

Eine Verstauchung erkennt man hauptsächlich an der Schmerzhaftigkeit, der Schwellung und der Steifigkeit des Gelenkes; dabei
ist aber die natürliche Stellung der knöchernen Teile des Gelenkes
zu einander erhalten und eine Bewegung im Gelenke durch die
Hand des Untersuchenden leicht, wenn auch mit Schmerzen für den
Kranken, möglich. Blaue, später grüne und gelbe Färbung der
Haut kommt sowohl bei einfacher Quetschung, als auch bei Verstauchung, Verrenkung und Knochenbruch vor. Verstauchungen
bedürfen oft längerer Zeit zur Heilung.

Zur Behandlung dienen zunächst kalte Umschläge oder

Bleiwasserumschläge (§ 45 Nr. 3) und Ruhigstellung des Gelenkes durch einen nicht zu fest anzulegenden (vgl. S. 195) Verband. Nach etwa 14 Tagen entferne man den Verband und beginne mit vorsichtiger Massage des verletzten Gelenkes. Zu diesem Zwecke umfasse man mit beiden Händen das in der Regel noch geschwollene Gelenk und streiche — von unten nach oben, d. h. in der Richtung nach dem Rumpfe hin — die Geschwulst etwa 10 Minuten lang ziemlich kräftig, jedoch ohne dem Verletzten größere Schmerzen zu bereiten, mit den beiden Daumen. Anfänglich mache man dieses jeden zweiten Tag, später täglich einmal. Auch kann man das verstauchte Gelenk mit Opodeldok (§ 45 Nr. 21) einreiben oder von Zeit zu Zeit mit Jodtinktur bepinseln. Allmählich läßt man das Gelenk wieder gebrauchen, während es zunächst noch mit einer Flanellbinde umwickelt ist. Stellt sich indessen nach den ersten Gebrauchsversuchen stärkere Schwellung ein, so sind sie erst nach mehreren Tagen zu wiederholen.

Wenn man zweifelhaft ist, ob Verstauchung oder Bruch der Gelenkenden vorliege, so geht man immer am sichersten, das letztere anzunehmen und danach bei der Behandlung zu verfahren.

Die Schmerzen in dem verstauchten Gelenke dauern oft lange Zeit an und kehren bei jeder unvorsichtigen Bewegung zurück.

§ 116.

Verrenkungen im allgemeinen.

Verrenkungen entstehen im allgemeinen durch Fall, Stoß, Zug, Drehung u. dgl. Eine Verrenkung ist gleich nach der Verletzung zu erkennen:

1. an der veränderten Form der Gelenkgegend. Um dies festzustellen, muß man das kranke Gelenk mit dem gesunden der anderen Seite vergleichen. Beim Betasten findet man die Stelle, wo beim gesunden Gelenke der Gelenkkopf sitzt, leer, an einer anderen Stelle aber fühlt man den ausgetretenen Knochen als feste Vorwölbung;

2. das verrenkte Glied ist länger oder kürzer als das gesunde;

3. es steht in unrichtiger Lage fest und kann nicht ohne bedeuten-
den Zug oder Druck in die natürliche Stellung zurückgeführt
werden;

4. das Glied kann vom Kranken überhaupt nicht oder nur sehr
wenig bewegt werden.

Hat man die Verrenkung als solche erkannt, so ist sobald als
möglich die Einrenkung vorzunehmen, d. h. das ausgetretene
Knochenende wieder in die Gelenkkapsel und an die richtige Stelle
zu bringen. Hierbei können drei Helfer erforderlich werden: der
erste hat an dem Gliede unterhalb des verrenkten Gelenkes den
Zug auszuüben, der zweite den dem Rumpfe zunächst liegenden
an der Verrenkung beteiligten Knochen festzuhalten und somit den
Gegenzug auszuführen, und der dritte die eigentliche Einrenkung
zu besorgen. Letzterer hat die beiden anderen anzuweisen, er läßt
sie in den angegebenen Richtungen zuerst gelinde, dann kräftiger,
aber gleichmäßig ziehen und bringt selbst mittels Druckes und
Drehungen den Gelenkkopf durch den Riß der Gelenkkapsel in das
Gelenk zurück. Nicht selten ist es zweckmäßig, den zweiten Helfer
bei dem Gegenzuge zu unterstützen; man schlingt hierzu ein Handtuch
um das verrenkte Glied und läßt hiermit von einem oder mehreren
Männern den Gegenzug ausüben. Gelingt die Einrenkung, so geht
der Gelenkkopf unter einem schnappenden oder gluckfenden Geräusch in die Gelenkhöhle zurück und es wird, abgesehen von einiger
Schwellung, die gewöhnliche Form wieder hergestellt, was man
am besten durch Vergleich mit der gesunden Seite erkennt; der
heftige Schmerz vermindert sich alsbald und es kehrt die Beweglichkeit des Gliedes in dem Gelenke zurück. War das Hüft-, Knie-
oder Fußgelenk verrenkt, so ist als Nachbehandlung mindestens
drei- bis vierwöchige Bettruhe erforderlich, während bei den Verrenkungen am Arme und an der Hand eine etwa dreiwöchige Schonung des Gliedes durch Einlegen in ein Tragetuch ausreicht. Bewegungen der Finger und Zehen lasse man, falls möglich, auch
schon während der Ruhigstellung des Armes oder Beines machen,
um Steifheit der Hände und Füße infolge Nichtgebrauchs zu
verhüten.

Behandlung der einzelnen Verrenkungen.

§ 117.

Verrenkung des Unterkiefers.

Bei dieser Verrenkung steht der Mund andauernd offen, bald sehr weit, bald nur ungefähr daumenbreit. Die Zähne können nicht aufeinander gebracht werden, das Kinn springt vor; bei einseitiger Verrenkung sieht es nach der entgegengesetzten Seite. Kauen ist unmöglich, Sprechen sehr erschwert.

Behandlung. Ein Gehilfe stellt sich hinter den Verletzten und hält dessen Hinterkopf fest gegen seine Brust gedrückt. Der Kapitän legt die beiden durch umwickelte Tücher geschützten Daumen auf die hinteren Backzähne des ausgerenkten Unterkiefers, drückt diese kräftig nach unten und zugleich nach hinten. Ist die Einrenkung gelungen, so wird ein Tuch unter dem Kinne weg um den Kopf gebunden. Die ersten acht Tage darf der Mund nur so wenig als möglich geöffnet, nicht gesprochen und nicht gekaut, daher nur flüssige Nahrung genossen werden. Hierbei kann man das in der Ausrüstung vorhandene Trinkrohr benutzen lassen.

§ 118.

Verrenkung des Schultergelenkes.

Die Verletzung entsteht gewöhnlich durch Fall auf die Hand oder den Ellbogen oder durch Ausdrehen in hängender Körperstellung und kommt häufiger vor als alle anderen Verrenkungen zusammen. Gar nicht selten beobachtet man sie bei den das Ruder bedienenden Personen infolge plötzlicher heftiger Stellungsänderung des Ruders.

Die Schulter ist dabei abgeflacht, sieht eckig aus, die Gelenkpfanne erscheint leer. Der Gelenkkopf sitzt meistens im vorderen Teile der Achselhöhle, dicht unter dem Schlüsselbein, als feste rundliche Geschwulst; der Oberarm steht fest und vom Rumpfe ab, oft wird er von dem Kranken, um die Schmerzen zu mildern, mit der gesunden Hand am Ellbogen unterstützt. Der Kranke selbst kann

mit dem Arme keine Bewegung ausführen, aber auch der Unter-
suchende kann ihn nicht oder nur wenig dem Körper nähern.

Behandlung. Um diese Verrenkung zurückzubringen, kann
man sich verschiedener Verfahren bedienen:

a) Der Verletzte wird auf eine Bank oder ein Bett gelegt. Der
Kapitän sitzt neben dem Kranken. Von einem Gehilfen wird
zunächst ein Gegenzug dadurch ausgeübt, daß er ein durch die
kranke Achselhöhle über die gesunde Schulter hin geführtes, zu-
sammengefaltetes Handtuch oder ein mit Packungsgarn dick um-
wickeltes Stück Tau anzieht. Ein zweiter Gehilfe hält die kranke
Schulter von oben her fest und drückt sie kräftig herab. Der Kapitän
umfaßt alsdann, wenn der rechte Arm ausgerenkt ist, mit der linken
Hand das untere Ende des Oberarms, mit der rechten Hand den
rechtwinklig gegen den Oberarm gebeugten Unterarm dicht über
dem Handgelenk, und zieht kräftig, wenn nötig, durch einen weiteren
Gehilfen unterstützt, zuerst in der Richtung der Verrenkung, also so,
wie der Arm steht, wobei der Unterarm nach außen gedreht wird.
Allmählich aber zieht er den Arm vom Körper ab, bis dieser nach
der Seite hin und rechtwinklig vom Leibe absteht; die Finger des
Verunglückten zeigen dann nach oben und etwas nach hinten. Nun
läßt der Gehilfe allmählich das Tuch los, während der Kapitän
dem Arme durch Vermittelung des Unterarms eine drehende
Bewegung nach innen (also zur Brust hin) gibt und ihn
immer noch ziehend rasch gegen die Brust drängt, ihn gleichsam
dagegen wirft.

b) Der Kranke wird platt zur Erde auf eine Matratze gelegt,
der Kapitän setzt sich daneben und drückt die nackte Ferse seines
Fußes fest in die Achselhöhle des Verletzten, während er an dem
Arme zuerst in der Richtung des verrenkten Armes, dann in der
Längsrichtung des Körpers und zuletzt etwas nach der anderen
Seite des Leibes hin zieht (Abbildung 19). Gelingt es in dieser
Weise nicht bald, den Gelenkkopf einzurenken, so wird das Verfahren
mit der Abänderung wiederholt, daß ein Gehilfe, sobald der Zug
in die Längsrichtung des Körpers fällt, mit dem im Ellbogen
gebeugten Arme Drehungen nach innen, d. h. zur Brust hin, und

dann nach außen macht, um so die Einrenkung zu erleichtern. Der Zug geschieht hierbei vermittels einer um den Arm gelegten Tuchschlinge.

Statt der nackten Ferse kann auch eine Faust fest in die Achselgrube gelegt und der Arm unter Zug nach abwärts über die Faust gehebelt werden.

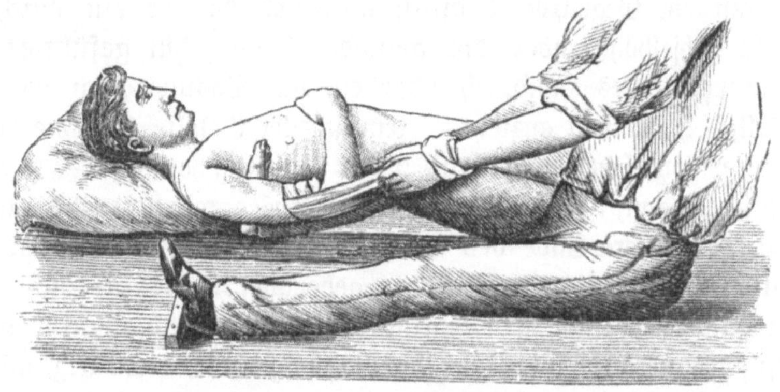

Abbildung 19. Einrenkung des Oberarms.

Kommt man mit dem einen Verfahren nicht zum Ziele, so versuche man es mit dem anderen.

Ist die Einrenkung gelungen, so wird der Arm in ein dreieckiges Tuch gelegt und darin etwa 2 Wochen belassen (Abbildung 20). Nach dieser Zeit beginne man mit Massage und vorsichtigen, täglich ausgiebiger werdenden Bewegungen, bis schließlich der volle Gebrauch des Armes wieder eintreten kann. Doch hat sich der Verletzte vor schnellen oder gewaltsamen Bewegungen dauernd zu hüten, da ein einmal verrenkter Oberarm leicht eine neue Verrenkung erleidet.

Gelingt die Einrenkung an Bord nicht, so bleibt nichts übrig, als durch Ansprechen eines Schiffes mit einem Arzte an Bord oder durch Anlaufen eines Hafens ärztliche Hilfe nachzusuchen. Je länger ein verrenktes Glied in seiner unnatürlichen Stellung bleibt, desto mehr wächst die Gefahr, daß die Einrenkung nicht mehr gelingt und dauernde Steifheit in dieser Stellung eintritt. Dies gilt für alle Verrenkungen.

§ 119.

Verrenkung des Ellbogengelenkes.

Diese kommt meistens durch Fall auf den vorgestreckten Arm
zustande. Gewöhnlich sind die Knochen des Unterarms nach hinten
getreten, daher erscheint der kranke Unterarm kürzer als der gesunde.
Die Gelenkgegend ist nach hinten spitz vorgetrieben. Der Arm steht
entweder gestreckt oder leicht ge=
beugt und kann im Gelenke nur
sehr wenig, nie bis zum spitzen
Winkel gebeugt werden.

Behandlung. Der Ober=
arm des sitzenden Kranken wird
von einem oder zwei Gehilfen
kräftig umfaßt und festgehalten;
der Kapitän umfasse den Vorder=
arm und suche ihn unter kräfti=
gem Zuge nach unten möglichst
weit zu strecken. Hat sich dadurch
die Verkürzung des Armes nahe=
zu ausgeglichen, so beuge er plötz=
lich den Unterarm gegen den
Oberarm bis zum spitzen Winkel.
Unter schnappendem Geräusch
erfolgt die Einrenkung. Der
Arm muß zwei bis drei Wochen

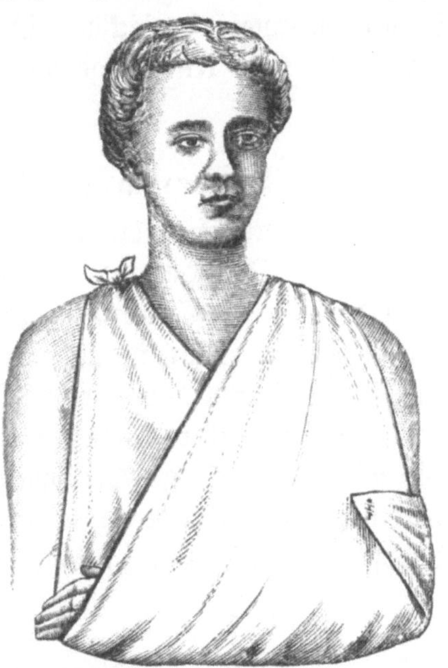

Abbildung 20. Armtragetuch
(dreieckiges Tuch).

im Armtuch getragen werden. Alsdann ist mit Massage und Be=
wegungen zu beginnen. Fingerbewegungen sind schon vorher
zu machen.

§ 120.

Verrenkung des Handgelenkes.

Die Hand kann nach der Hohlhandseite und der Handrücken=
seite abweichen. In beiden Fällen liegt eine deutliche Furche an
der Handrücken= und eine schwächere an der Hohlhandseite. Ver=

renkungen der Hand sind selten; viel häufiger sind ähnlich aussehende Brüche des an der Daumenseite des Unterarms gelegenen
Speichenknochens dicht über dem Handgelenke (§ 130).

Behandlung. Die Einrenkung erfolgt durch kräftigen Zug
an der Hand und Gegenzug am Unterarme, bei gleichzeitigem Drucke
auf die vorspringenden Knochenenden in der Richtung gegen das
Gelenk. Die Hand ist dann 8 bis 14 Tage, auf eine Schiene gebunden, in einem dreieckigen Tuche zu tragen. Die ersten Tage
mache man kalte Umschläge über das Gelenk.

§ 121.

Verrenkungen der Fingergelenke.

Fingerverrenkungen kommen meistens nach der Streckseite
hin vor; ein Zug genügt zur Einrenkung, nur der Daumen setzt
hin und wieder der Einrenkung große, ja unüberwindliche Schwierigkeiten entgegen. Man versuche dann durch kräftigen, mit Hilfe eines
umgelegten Bandes bewirkten Zug und entsprechenden Gegen-
druck gegen das untere Ende des ausgerenkten Knochens den Daumen
wieder in seine richtige Stellung zu bringen. Nach der Einrenkung
stellt man den Finger in leichter Beugung mittels einer kleinen
Pappschiene für etwa 14 Tage ruhig; darauf Massage (§ 115).

§ 122.

Verrenkung des Hüftgelenkes.

Der in Höhe der Hüfte gelegene Schenkelkopf tritt aus seiner
Pfanne in der Regel nach einer der folgenden Richtungen hin aus:

a) nach hinten und oben. Diese Form der Verrenkung ist
am häufigsten. Das Bein erscheint kürzer als das gesunde, ist in
der Hüfte und meistens auch im Knie leicht gebeugt sowie immer
nach einwärts (d. h. dem andern Beine zu) gedreht. Bei frischen
Verrenkungen läßt sich in dem Fleische der Hinterbacke der Gelenkkopf als harte Kugel durchfühlen.

b) nach vorn. Der Gelenkkopf wird dann in der Leistengegend, an der Haargrenze, als dicke Kugel gefühlt, während
die Hinterbacke abgeflacht ist. Das verrenkte Bein ist dabei nach

auswärts (d. h. von dem anderen Beine ab) gedreht (Abb. 21),
so daß bei Rückenlage des Kranken das verletzte Glied nicht mit der
Hinterseite, sondern mit der Außenseite aufliegt; meistens ist das
verrenkte Bein etwas verlängert, man kann es weder nach innen
drehen, noch in die gewöhnliche Stel-
lung neben das gesunde legen (Unterschiede von Bruch des oberen Teiles
des Oberschenkels vgl. § 131).

Die Einrenkung ist schwierig, dabei für den Verletzten sehr schmerzhaft
und deshalb mit großer Achtsamkeit
auszuführen. Die erforderlichen Bewegungen müssen genau in der unten
angegebenen Reihenfolge vorgenommen werden. Der Zug an dem ausgerenkten Beine ist mit gleichmäßiger
Kraft, aber ohne rohe Gewalt zu bewirken. Man tut gut, die Einren-
kungsbewegungen vorher an dem
Beine eines Unverletzten einzuüben.

a) Bei der Verrenkung nach
hinten und oben wird der Verletzte
auf eine Matratze auf den Fußboden
gelegt. Der Kapitän tritt an die
Außenseite des ausgerenkten Beines.
Ein Gehilfe kniet ihm gegenüber auf
der anderen Seite des Kranken und
hält mit seinen Händen von oben her
das Becken zu beiden Seiten fest, in-

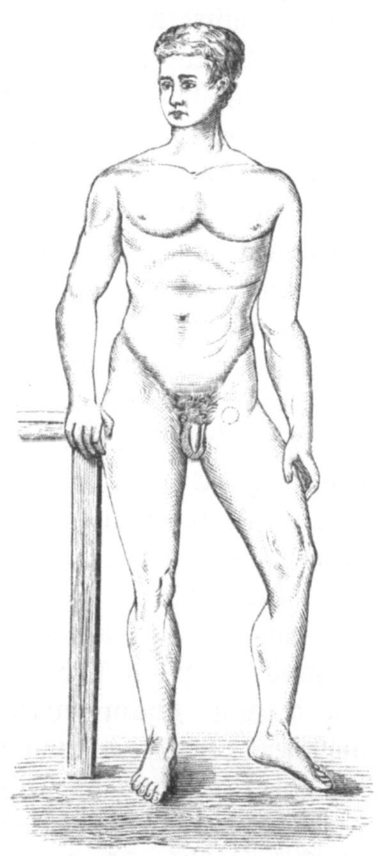

Abbildung 21. Verrenkung des
Oberschenkelkopfs nach vorn.

dem er es gegen die Matratze andrückt. Der Kapitän erfaßt hierauf
den Unterschenkel des ausgerenkten Beines mit beiden Händen so,
daß die eine Hand dicht am Knie an der Unterseite, die andere
Hand in der Nähe des Fußrückens an der Oberseite des Unterschenkels
liegt, und führt nunmehr unter Beibehaltung dieser Handstellung
folgende Bewegungen mit dem verletzten Beine aus:

15*

Zunächſt wird das ausgerenkte Bein noch mehr nach einwärts (dem anderen Beine zu) gedreht und alsdann im Hüft- und Kniegelenke möglichſt bis zum rechten Winkel gebeugt. In dieſer rechtwinkligen Stellung wird ein kräftiger Zug nach oben, in der Richtung des aufwärtsſehenden Oberſchenkels ausgeübt. Sodann wird unter andauerndem gleichmäßigem Ziehen der Oberſchenkel ohne Veränderung ſeiner Aufwärtsrichtung dadurch um ſeine Achſe nach außen gedreht, daß das Fußende des rechtwinklig gebeugten Unterſchenkels in der Richtung nach dem geſunden Beine zu bewegt wird. Dieſe ausgiebig auszuführende Drehung unterſtützt ein weiterer Gehilfe durch kräftigen Druck auf den Schenkelkopf von hinten her. Endlich wird unter immer noch anhaltendem Zuge das verletzte Bein gerade geſtreckt. Daß die Einrenkung gelungen iſt, merkt man entweder an dem ſchnappenden Geräuſch oder daran, daß das Bein ſich im Hüftgelenke ſo leicht wie ein geſundes bewegen läßt.

b) Bei der Verrenkung nach vorn wird in der gleichen Weiſe verfahren, nur muß der Kapitän die Drehung des rechtwinklig gebeugten Oberſchenkels um ſeine Achſe mittels des Unterſchenkels dabei ſo ausführen, daß das Fußende von dem geſunden Beine weg bewegt wird.

Nach der Einrenkung iſt dreiwöchige Bettruhe nötig, wobei während der erſten ſieben Tage die Beine oberhalb der Knöchel und der Knie zuſammengebunden werden. Der Kranke darf nicht aufſtehen, zur Verrichtung ſeiner Notdurft muß er daher immer das Steckbecken und die Urinflaſche gebrauchen. Die weitere Behandlung überlaſſe man dem Arzte.

Gelingt dieſe ſchwierige Einrenkung nach mehreren, auch in den nächſten Tagen wiederholten Verſuchen nicht, ſo laſſe man den Kranken mit möglichſt gerade geſtrecktem Beine ruhig liegen und übergebe ihn, ſobald als möglich, einem Arzte.

§ 123.

Verrenkung des Fußgelenkes.

Im Fußgelenke können durch Fall auf die Füße Verrenkungen entſtehen, wobei außer der Verrenkung gewöhnlich auch ein

Bruch eines oder beider Knöchel (Enkel) stattfindet. Die Zeichen
sind starkes Hervorragen des äußeren oder des inneren Knöchels,
dabei sieht der Fuß mit der Sohle mehr oder weniger nach innen
oder außen. Ist gleichzeitig — und dies ist, wie gesagt, die Regel —
ein Knöchelbruch vorhanden, so treten auch die Zeichen des Knochenbruchs zutage.

Die Einrenkung macht meistens nicht große Schwierigkeiten,
aber der begleitende Bruch erleichtert eine erneute Ausrenkung.
Es ist daher immer ein gut liegender Schienenverband notwendig,
in welchem der Fuß im rechten Winkel zum Unterschenkel stehen
muß, damit, wenn auch Steifheit eintreten sollte, doch eine möglichst gute Stellung des Fußes gesichert ist.

3. Knochenbrüche.

§ 124.

Erkennung und Behandlung im allgemeinen.

Knochenbrüche werden meist durch Einwirkung äußerer Gewalt
(Schlag, Fall, Stoß usw.) hervorgerufen und können in Ein-
knickungen oder völligem Durchbruch des Knochens mit mehr oder
minder großer Verschiebung der Bruchenden bestehen. Ist bei
einem Knochenbruche die Haut unverletzt (einfacher Knochenbruch) und das darunter liegende Fleisch nicht stark gequetscht,
so tritt meist ohne Fieber Heilung ein. Hat aber Hautzerreißung stattgefunden, so handelt es sich um einen offenen
(oder komplizierten) Knochenbruch, der viel gefährlicher ist als ein
einfacher, weil durch die Hautverletzung sehr leicht Eiterungserreger
von außen nach innen gelangen und Entzündung, Eiterung oder
sogar Blutvergiftung mit tödlichem Ausgang erzeugen können.
Hier ist außer der Einrichtung und Schienung des Knochenbruchs
die sorgfältigste Behandlung der entstandenen Wunde erforderlich;
vgl. das in § 133 gegebene Beispiel. Der Kapitän tut gut, in
solchem Falle sich Satz für Satz vorlesen zu lassen und genau in
der dort angegebenen Reihenfolge vorzugehen.

Es kann auch Verrenkung und Knochenbruch an demselben

Knochenende gleichzeitig vorkommen; dann versuche man zuerst die Verrenkung zu heben. Derartige Verletzungen heilen meistens mit Gelenksteifheit. Es muß daher dem Gelenke gleich von vornherein die passendste Stellung in der Weise gegeben werden, wie in § 110 unter d) angeführt worden ist (S. 212).

Zeichen des Knochenbruchs.

1. Der Verletzte fühlt an der Bruchstelle einen heftigen Schmerz, häufig hat er auch im Augenblicke des Bruches ein Krachen vernommen.

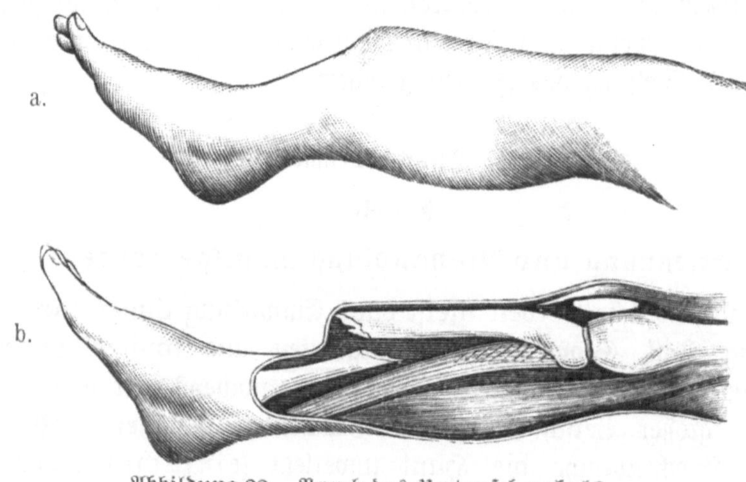

Abbildung 22. Bruch des Unterschenkels.
(a. von außen gesehen, b. innerlich.)

2. Die Form und Stellung des Gliedes sind verändert. Beim Vergleiche des gesunden und kranken Gliedes ergibt sich, daß nicht in einem Gelenke, sondern mehr oder minder von diesem entfernt eine Knickung oder Einbiegung sich findet (Abbildung 22).

3. Das gebrochene Glied ist meist kürzer als das gesunde.

4. Faßt man vorsichtig mit einer Hand unterhalb, mit der andern oberhalb der verdächtigen Stelle, so bemerkt man schon bei gelindem Biegen eine an dieser Stelle ungewöhnliche Beweglichkeit, welche dem Kranken in der Regel sehr schmerzhaft ist. Bei diesen Versuchen, welche übrigens nur mit der größten Vorsicht anzustellen sind, sowie beim gelinden Drehen, fühlt man ein eigentümliches Reiben

oder Knirſchen, welches dadurch entſteht, daß zwei rauhe Knochenflächen übereinander hingleiten.

5. Die Gebrauchsfähigkeit des Gliedes iſt völlig oder faſt völlig aufgehoben.

6. Ein Knochenbruch in der Nähe eines Gelenkes unterſcheidet ſich von einer Verrenkung dadurch, daß die Einrenkung der letzteren ſchwer, die Einrichtung des erſteren leicht iſt, ſowie dadurch, daß die Bruchenden nach der Einrichtung ſehr leicht wieder in die falſche Lage zurückgehen, während dies bei den Gelenken nach der Einrenkung gewöhnlich nicht der Fall iſt.

7. Sehr bald nach der Verletzung tritt auch eine Schwellung an der Bruchſtelle ein, welche entweder ſchon nach kurzer Zeit oder erſt in einigen Tagen mit blauroter, ſpäter gelbgrün werdender Verfärbung der Haut einhergeht.

Die Erkennung eines Knochenbruchs iſt gleich nach der Verletzung am leichteſten; je länger mit der genauen Unterſuchung gewartet wird, um ſo ſchwerer wird ſie. In zweifelhaften Fällen tut man gut, einen Knochenbruch anzunehmen und danach zu handeln.

Die Behandlung muß beſtehen:

1. in der Einrichtung des gebrochenen Knochens,

2. in der Erhaltung der richtigen Stellung der Bruchenden bis zu ihrer Verwachſung. Hierzu iſt bei Gliedmaßenbrüchen unbedingt erforderlich, daß während des ganzen Verlaufs der Heilung auch die beiden dem Bruche zunächſtliegenden Gelenke durch den Verband unbeweglich gehalten werden.

Zur Einrichtung eines Bruches an den Gliedmaßen umfaßt ein Gehilfe das Glied unterhalb der Bruchſtelle und zieht in der Längsrichtung des Armes oder Beines, ein zweiter umfaßt das Glied oberhalb der Bruchſtelle und übt den Gegenzug aus, während der Kapitän die Bruchenden mit beiden Händen umſpannt. Die beiden Helfer ziehen nicht ruckweiſe, ſondern gleichmäßig kräftig an, und der Kapitän bringt mit leiſem Drucke die Knochenenden paſſend aufeinander. Sobald dieſes geſchehen iſt, wird der Zug nicht mehr verſtärkt, muß aber mit derſelben Kraft andauern, bis der Verband vollſtändig angelegt iſt. Es iſt jedoch wohl zu be achten, daß bei einem offenen Knochenbruche der Verband nicht ohne weiteres über die Wunde hin reichen darf, vielmehr ist diese besonders zu versorgen (vgl. § 125 unter 1. Schienen und das Beispiel in § 133).

§ 125.
Vorbereitung des Verbandes.

Der Verband bewirkt die Erhaltung der Bruchenden an ihrem richtigen Platze. Zum Verbande sind nötig:

1. Schienen. Im allgemeinen ist es vorteilhaft, zwei starke Pappschienen herzustellen, welche das Glied so umschließen, daß jederseits ein Zwischenraum von 2 cm bleibt. Man legt die zurechtgeschnittenen Pappstücke zu dem Zwecke in warmes Wasser und weicht sie etwas auf, dann paßt man sie dem entsprechenden Gliede eines ungefähr gleich großen Mannes an und trocknet sie in dieser Form. Eine oder beide Schienen müssen über die beiden dem Bruche zunächst liegenden Gelenke hinweggehen, um jede Bewegung derselben zu verhindern. An den Stellen, wo die Schienen über die Ferse (Hacke), die Knöchel (Enkel) oder den Ellbogen hinweggehen, sind entsprechend große Löcher auszuschneiden und reichliche Polsterungen mit Watte anzubringen.

Ist an der Bruchstelle gleichzeitig die Haut verletzt, so muß, nötigenfalls durch Schienenausschnitte, dafür gesorgt werden, daß die Hautwunde von den Schienen nicht überdeckt wird.

Pappschienen, insbesondere diejenige, welche dem am meisten gegen die Haut drängenden Bruchende aufliegt, kann man zweckmäßig durch Auflegen von Stücken dünnen Bandeisens oder geschnittener Blechstreifen, z. B. aus Blechdosen, verstärken. Im Arzneischrank finden sich auch Holzschienen, welche in ähnlicher Weise angepaßt und zurecht geschnitten werden können. Im Notfall lassen sich dünne Brettchen von verschiedener Länge und Breite als Schienen benutzen.

2. Polsterungsmaterial (Watte, Werg u. dgl.). Damit wird die Innenseite der Schienen gepolstert, besonders dort, wo sie vorspringenden knöchernen Teilen aufliegen, z. B. an den Knöcheln,

den Ellbogen, den Handgelenken, damit diese nicht durchge=
scheuert werden. Besonders ist zu beachten, daß die Ferse (Hacke)
gar keinen Druck verträgt; es ist daher oberhalb der Ferse die Um=
gebung so zu polstern, daß die Ferse beim Aufliegen des Beines
die Unterlage nicht berührt.

3. Flanellbinden. Mit diesen wird das Glied, von der Hand
oder von dem Fuße angefangen, bis über die Stelle hinauf, wo
der Verband aufhört, lose eingewickelt. An der Bruchstelle kommen
ein paar Bindengänge übereinander. Ist keine Flanellbinde vor=
handen, so ist eine Mullbinde zu verwenden.

4. Mehrere leinene, etwa 2,5 cm breite Bändchen, mit welchen
die Schienen an ungefähr 4 bis 6 Stellen festgebunden werden.

5. Mullbinden, mit denen die Schienen nebst den Haltebändern
endgültig befestigt werden.

Zur Feststellung des verbundenen Gliedes in der ihm gegebenen
Lage dienen für den Arm ein großes dreieckiges Verbandtuch
(Abb. 20 auf S. 225), für das Bein zwei Sandsäcke, d. h. Segel=
tuchbeutel von etwa 5 cm Durchmesser und von der Länge des Unter=
schenkels oder des ganzen Beines, welche, mit trockenem Sande
gefüllt, zu beiden Seiten des verletzten Beines hingelegt werden.

§ 126.

Verfahren bei Einrichtung eines Knochenbruchs und
Anlegung des Verbandes.

Ist ein Knochenbruch festgestellt oder auch nur wahrscheinlich,
so verfährt man in folgender Weise:

1. Man läßt den Verletzten auf einen mit einer Matratze be=
deckten Tisch legen, am besten in der Nähe des für die Unterbringung
des Kranken bestimmten Platzes, damit ein längerer Transport
nach dem Anlegen des Verbandes vermieden wird.

2. Der Mann wird nach Aufschneiden der betreffenden Klei=
dungsstücke entkleidet und

3. durch Besichtigung des verletzten Körperteils (§ 124 Nrn. 2
und 3) und durch vorsichtiges Betasten der Bruchstelle (ebendort
Nr. 4) untersucht; liegt ein Bruch mit Verletzung der Haut vor,

so ist vor jeder weiteren Maßnahme die Wunde nach den in § 104 gegebenen Weisungen zu versorgen.

4. Sodann ist alles zurechtzulegen, was zur Einrichtung und Schienung nötig ist (siehe den vorhergehenden § 125).

5. Man tut gut, mit seinen Gehilfen nun zuerst an einem gesunden Menschen an dem entsprechenden Beine genau so, wie es für den Kranken vorgeschrieben ist, die Einrichtung vorzumachen und den Verband anzulegen. Auf diese Weise übt man sich und die Gehilfen ein und kann sich von dem zum Versuche dienenden Manne sagen lassen, ob und wo der Verband drücke, ob er zu fest oder zu lose liege usw.

6. Nun wird das gebrochene Glied mit einer Binde, womöglich einer Flanellbinde, von unten angefangen, bis in die Nähe der Bruchstelle lose eingewickelt.

7. Darauf weise man die Gehilfen zur Hilfeleistung (Zug und Gegenzug) an und nehme mit ihrer Hilfe die Einrichtung des Bruches vor (§ 124, letzter Absatz).

8. Während die Gehilfen fortfahren, Zug und Gegenzug gleichmäßig auszuüben, wird das Glied weiter locker eingewickelt, wobei auf die Bruchstelle ein Bausch Watte zu legen ist, der mit einigen sich deckenden Bindengängen festgehalten wird.

9. Die gepolsterten Schienen werden unter sorgfältiger Berücksichtigung der vorspringenden Knochenteile, welche durch Ausschnitte in den Schienen und besonders reichliche Polsterung sorgfältig vor Druck zu schützen sind (§ 125), genau angelegt.

10. Die Schienen werden mit Leinwandbändchen festgebunden; ein Bändchen muß dicht unterhalb, ein anderes dicht oberhalb der Bruchstelle liegen; sie dürfen nur so fest angezogen werden, daß sie die Schienen gut aneinander halten, nicht aber die Adern des verletzten Gliedes zusammenschnüren (§ 103 am Ende).

11. Der ganze Schienenverband ist mit Binden bis über die beiden dem Bruche zunächst liegenden Gelenke hinauf einzuwickeln. Die Finger oder Zehen sollen aus dem Verbande hervorragen, damit man an ihnen den Zustand des verletzten Gliedes, Veränderungen in seinem Blutumlaufe (Blau- oder Kaltwerden)

und seiner Nerventätigkeit (Kribbeln, Taubsein) beobachten kann (vgl. Nr. 15).

12. Nachdem die Helfer ganz allmählich mit Zug und Gegenzug nachgelassen haben, wird das Glied niedergelegt.

13. Der Verletzte wird in seine Koje übergeführt. Es ist am vorteilhaftesten, den Mann auf der bereits unterliegenden Matratze zu transportieren und ihn auch auf ihr zu lagern, weil dadurch Bewegungen des verletzten Teiles am leichtesten vermieden werden. Bei Brüchen am Beine sowie bei allen Brüchen mit Hautverletzung ist statt der festen Koje eine Schwingekoje vorzuziehen. Jedenfalls ist der Kranke so zu legen, daß sich das gebrochene Glied an der freien Längsseite der Koje befindet. An der Decke bringe man ein Tau so an, daß der Mann mit seiner Hilfe geringe Lageveränderungen ausführen kann.

14. Bei der Lagerung in der Koje muß das verletzte Bein oder der Arm etwas erhöht und ganz ruhig liegen; zu diesem Zwecke ist das Glied durch untergeschobene Kissen, Sandsäcke, Decken usw. fest zu stützen.

15. Im Verlaufe der nächsten Stunden ist wiederholt nachzusehen, ob die Finger oder die Zehen nicht geschwollen, blau, steif oder kalt geworden sind und das Gefühl verloren haben oder sehr schmerzen und ob nicht der Verband an einer Stelle zu sehr drückt.

In diesen Fällen muß der Verband sogleich etwas gelockert oder besser neu angelegt werden, weil sonst Brand eintreten und das Glied absterben kann.

16. Am folgenden Tage ist nachzusehen, ob der Verband noch gut liegt; hat er sich, wie meistens, etwas gelockert, so ist die oberflächliche Binde zu entfernen, die Bändchen sind anzuziehen und die Binde ist dann von neuem anzulegen; es ist alsdann aber wieder, wie bei jeder Änderung am Verbande, wiederholt nachzusehen, ob der Verband nicht zu fest liegt oder an einer Stelle drückt.

Ergibt sich, daß der Verband gut sitzt, so wird er am dritten Tage nochmals nachgesehen.

17. Sobald wieder Lockerung eintritt, jedenfalls aber spätestens 8 bis 10 Tage nach der Verletzung, müssen unter sehr vorsichtigem,

gleichmäßigem und nicht zu starkem Zuge und Gegenzuge, welcher
am besten von denselben Leuten wie beim ersten Anlegen auszuüben ist, der Verband nachgesehen, d. h. die Deckbinde abgenommen,
die Bändchen fester geknotet und die Binde von neuem übergelegt
werden. Haben dagegen auch die Schienen sich verschoben, so muß
der ganze Verband erneuert werden. Dabei muß man nötigenfalls auch die Bruchenden wieder zurecht richten, falls ihre Stellung
unrichtig war.

Von 14 zu 14 Tagen ist weiterhin nachzusehen, wenn nicht vorher
schon Lockerwerden des Verbandes ein Nachziehen der Bändchen
erfordert.

Das gebrochene Glied soll so lange im Verbande bleiben, bis der
Knochen wieder gehörig zusammengewachsen ist. Die durchschnittliche
Heilungsdauer, also der Zeitpunkt, wo der Verband fortgelassen
werden darf, ist im folgenden bei den einzelnen Brüchen angegeben.

Vor der Entfernung des Verbandes überzeuge man sich aber
durch vorsichtige, mit den Händen auszuführende Bewegungsver-
suche davon, daß die Bruchenden fest verwachsen sind und der
Knochen wieder ein festes Ganzes bildet.

Der Gebrauch des Gliedes muß erst allmählich wieder erlernt
werden.

Behandlung der einzelnen Knochenbrüche.
§ 127.
Schädel. Unterkiefer.

a) Schädelbruch. Durch Schlag oder Fall auf den Kopf,
ebenso durch heftigen Fall auf die Füße oder das Gesäß kann ein
Schädelbruch herbeigeführt werden, auch ohne äußere Zeichen einer
Verletzung; vielmehr sind bald nach dem Falle eintretende Benommenheit, Erbrechen oder Zuckungen in den Gliedern sowie
namentlich Ausfließen von Blut aus einem Ohre oder aus Mund
und Nase die gewöhnlichen Zeichen.

Man lagere den Verunglückten auf den Rücken, Kopf und
Schultern mäßig erhöht, und lege Eis oder kalte Wasserumschläge auf den Kopf. Die Kost sei zunächst nur flüssig, doch über-

zeuge man sich zuvor davon, daß der Kranke schlucken kann. Wenn das Harnlassen oder der Stuhlgang länger als höchstens 24 Stunden aussetzt, ist durch Anwendung des Katheters (§ 46) und von Klistieren die Entleerung zu bewirken.

Nicht selten ist mit einem Schädelbruche wie mit anderen weniger schweren Schädelverletzungen eine Gehirnerschütterung verbunden; ihre Zeichen sind: Verlust oder Trübung des Bewußtseins, blasse Gesichtsfarbe, kleiner, meist verlangsamter Puls, Erbrechen.

Bei längerer Bewußtlosigkeit ist der Kopf tief zu lagern, Rumpf und Glieder sind in warme Decken einzuhüllen; auch gebe man dem Kranken, wenn er schlucken kann, warme Getränke oder Wein, Schaumwein u. dgl. in kleinen Mengen. Sonst ist die vorher angegebene Behandlung einzuschlagen. Bei gleichzeitiger Blutung am Kopfe aus Wunden u. dgl. ist die Tieflagerung des Kopfes zu unterlassen.

b) Bruch des Unterkiefers. Die Erkennungszeichen sind abweichende Stellung der Zähne, Veränderung der Form des Unterkiefers und Knirschen bei Bewegungen.

Die Bruchenden werden gut aneinander gepaßt und in dieser Stellung mittels eines über dem Kopfe zusammengeknüpften Kinntuchs gehalten. Man kann auch versuchen, durch Seidenfäden, die man an geeignete Zähne in den Bruchhälften anlegt und festknüpft, die Bruchenden zusammenzuhalten. Man benutzt dazu am besten die für die Wundnaht bestimmte Nähseide der Ausrüstung. Drei Wochen lang dürfen die Zähne nicht von einander gebracht werden; es ist deshalb in dieser Zeit nur flüssige Nahrung gestattet, die zweckmäßig mittels eines Glasröhrchens (Trinkrohr der Ausrüstung) durch eine Zahnlücke oder den Raum hinter dem letzten Backzahn eingesogen wird. Auch nach der 3. Woche ist noch große Vorsicht beim Öffnen des Mundes nötig und zumeist neben flüssiger nur breiige Nahrung zu geben. Mit dem Kauen von festen Speisen darf nicht vor der 6. Woche begonnen werden. Tägliche Reinigung der Mundhöhle durch Ausspülen mit Wasser oder Mundwasserlösungen (§ 45 Nr. 19), soweit es durch die Zahnlücken hindurch möglich ist, darf nicht versäumt werden.

§ 128.
Rippen. Schlüsselbein. Wirbelsäule.

a) Bruch der Rippen entsteht durch Stoß oder Fall. Sehr oft fehlt sowohl die ungewöhnliche Beweglichkeit wie das Reiben der Bruchenden gegeneinander; doch ist stets ein heftiger Schmerz an der Bruchstelle beim Betasten und Bewegen des Brustkorbes, beim tiefen Atemholen, beim Niesen und Husten vorhanden. Eine gleichzeitige Verletzung der Lunge läßt sich an dem Aushusten schaumigen Blutes erkennen.

Zunächst ist Bettruhe und festes Einwickeln des Brustkorbes erforderlich. Hierzu benutzt man ein stramm umgelegtes Handtuch, das mit Sicherheitsnadeln festzustecken ist, oder mehrere dachziegelartig übereinander zu legende breite Heftpflasterstreifen. Bestehen heftige Schmerzen oder starker Hustenreiz, so kann ein Morphiumpulver gegeben werden. Der Verletzte liegt am besten auf dem Rücken, halb nach der kranken Seite gebeugt. Sind keine Schmerzen mehr vorhanden, so kann der Verletzte nach Anlegung eines Heftpflasterverbandes aufstehen. Die regelmäßige Arbeit darf jedoch erst nach längerer Zeit (frühestens 4 bis 5 Wochen nach dem Unfall) wieder aufgenommen werden. Bei gleichzeitiger Lungenverletzung ist baldige ärztliche Hilfe nachzusuchen.

b) Bruch des Schlüsselbeins kommt oft vor und ist ziemlich leicht aus der veränderten Gestalt des Knochens zu erkennen. Die betreffende Schulter steht außerdem tiefer, der Verletzte kann den Arm nicht heben.

Die Einrichtung ist leicht, doch weichen die Knochenenden sehr bald wieder von einander. Man schiebe einen faustgroßen Wattebausch in die Achselhöhle der kranken Seite und lege den Arm in ein großes Verbandtuch (Abb. 20 auf S. 225), welches so kurz im Nacken zu knüpfen ist, daß die kranke Schulter gehoben wird; mit einigen um die Brust zu führenden Bindengängen oder einem breiten Tuche wird darauf der Arm noch mehr an die Brustseite herangezogen. Durch eine vorherige in Form einer liegenden 8 ausgeführte Bindeneinwicklung beider Schulter- und Schlüsselbeingegenden (Achterverband) kann man die Verschiebung der Knochen-

enden zu verhindern suchen. Die Bruchstelle wird dabei durch
einen Wattebausch gepolstert und die Bindengänge darüber ge-
leitet. Die Dauer der Heilung beträgt etwa 4 Wochen. Eine
entstandene Verunstaltung behindert die Gebrauchsfähigkeit in der
Regel nicht.

c) Bruch der Wirbelsäule entsteht meist durch Fall aus der
Höhe und Aufschlagen des Rückens auf kantige Gegenstände. Brüche
im oberen Halsteil sind bei Mitverletzung des Rückenmarkes meist
sofort tödlich, auch an den übrigen Teilen der Wirbelsäule sind solche
Brüche sehr gefährlich. Starker Schmerz in der Bauchgegend und
weiterhin Lähmungserscheinungen aller Teile, deren Nerven unterhalb der Verletzung vom Rückenmark abgehen, besonders der Blase
und des Mastdarms, sind die gewöhnlichen Erscheinungen. Ein
derartig Verletzter muß ganz behutsam mit größter Sorgfalt trans-
portiert werden (§ 101). Die Kleider sind vom Leibe zu schneiden.

Die Behandlung bestehe in völliger Bettruhe in flacher Rückenlage. Ein Verband ist nicht erforderlich, wenn nicht eine äußere
Verletzung vorliegt. Zeigt sich in den nächsten Stunden, daß der
Verletzte Harn und Stuhlgang nicht von sich geben kann, so müssen
Katheter und Einlauf nachhelfen. Ist der Kranke gelähmt, so droht
die Gefahr des Durchliegens. Entsprechende Vorsorge (vgl. § 140)
und peinliche Sauberhaltung sind daher zu beobachten. Das Auf-
heben des Kranken bei der Verrichtung der Notdurft usw. ist mit
möglichster Schonung und vorsichtiger Unterstützung der Bruchstelle
von mindestens zwei Personen auszuführen. Die Heilung des
Bruches erfordert in der Regel mehrere Monate und ist daher
an Bord in der Regel nicht zu erwarten. Bei Verletzung kleiner
Teile der Wirbelknochen ohne Beschädigung des Rückenmarkes tritt
indes früher Genesung ein. Schwerere Verletzungen der Wirbelsäule verlaufen dagegen oft tödlich.

§ 129.

Oberarm.

Die Zeichen sind die bei den Brüchen gewöhnlichen (§ 124).
Der Zug ist an der oberen Hälfte des rechtwinklig gebeugten Unter-

arms, der Gegenzug an der Schulter und der oberen Hälfte der Brust durch Einlegen der einen Hand in die Achselhöhle auszuüben.

1. Sitzt der Bruch im oberen Drittel des Oberarms, so wird aus drei dünnen Brettchen, welche etwas breiter sein müssen als der Arm dick ist, ein Dreieck (Abbildung 23) gezimmert, dessen Seite a b etwas kürzer als der Oberarm, dessen Seite b c so lang wie der Unterarm und die halbe Hand und dessen Winkel bei b einem rechten gleich sein muß. Dies

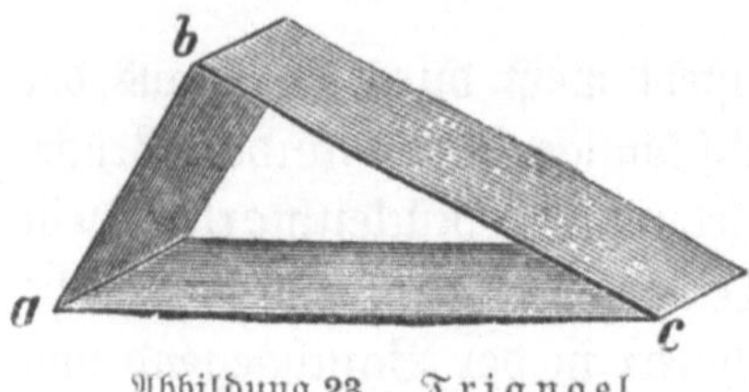

Abbildung 23. Triangel.

Dreieck (Triangel) wird rund herum mit einem dünnen Kissen aus Leinwand und Watte bedeckt und beides fest verbunden. Dann wird das Ganze an dem gesunden Arme anprobiert und genau passend gemacht. Darauf kommt es an die kranke Seite. An der Außenseite des Ober- und Unterarms wird je eine mit Watte gepolsterte Spalt- oder Pappschiene aufgelegt und das Ganze nunmehr durch Binden und Bänder befestigt (Abbildung 24). Die Auspolsterung der Achselhöhle ist bei Anlage des Triangels nicht zu vergessen.

2. Bei Brüchen des mittleren oder des unteren Drittels des Oberarmknochens kommt man gewöhn-

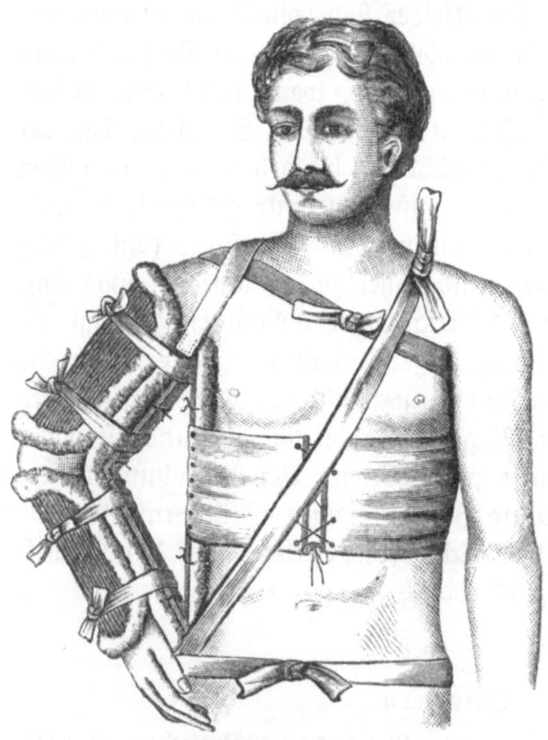

Abbildung 24.
Verband beim Bruch des Oberarms.

lich mit zwei oder drei durch übergelegte Blechstreifen zu ver=
stärkenden Pappschienen (§ 125) aus, von welchen die Hinter=
schiene über das gebeugte Ellbogengelenk hinüberfassen muß. Die
Seitenschienen, bzw. die eine Vorderschiene brauchen nur dann
über den für diesen Fall stark ausgepolsterten und rechtwinklig
gebeugten Ellbogen hinweg zu gehen, wenn der Bruch sehr tief
sitzt. Das Schultergelenk bleibt frei. Nach dem Verbande kommt
der Arm in ein dreieckiges Tuch. — Handelt es sich um einen
Bruch mit gleichzeitiger Hautverletzung, oder kann die richtige
Lagerung der Bruchenden mit den Schienen nicht erreicht werden,
oder sitzt der Bruch sehr nahe am Ellbogengelenke, so tut man
besser, das unter 1. erwähnte Dreieck (Triangel) anzuwenden.

Die Heilungsdauer beträgt durchschnittlich 6 Wochen.

Um Versteifungen der Hand und der Finger während des
langen Lagerns im Verbande möglichst zu verhüten, lasse man
die Finger und nach Möglichkeit auch die Hand häufig bewegen.
Anschwellungen der Hand behandle man mit leichter Massage.

<h3 style="text-align:center">§ 130.</h3>

<h3 style="text-align:center">Unterarm. Speiche. Finger.</h3>

1. Findet sich der Bruch im mittleren Drittel des Unter=
arms, so sind meistens beide Unterarmknochen gebrochen. Die
Erkennung geschieht wiederum in der gewöhnlichen Weise.

Man läßt den Verletzten sich hinsetzen. Dann wird der Gegenzug
durch einen Gehilfen bei rechtwinklig gebeugtem Ellbogengelenk an
dem von der Brust abgehobenen Oberarm ausgeübt, während der
Kapitän selbst mit einer Hand kräftig an der Hand des Kranken
zieht; dabei muß der Daumen des Kranken nach auswärts gerichtet
sein. Damit die Enden der beiden Unterarmknochen in ihre richtige
Lage kommen, umfaßt der Kapitän alsdann mit seiner freien Hand
den Unterarm an der Bruchstelle so, daß die Fingerspitzen zwischen
die beiden oberen und die beiden unteren Bruchstücke fassen.

Die eine Schiene geht über die Außenseite des Oberarms und
des gebeugten Ellbogens fort bis auf die Hand, die andere von
der Ellbogenbeuge bis zum Ansatz der Finger. Die Schienen dürfen

nicht zu schmal und müssen stark gepolstert sein, sie dürfen nicht zu fest liegen. Der Arm wird zuletzt so in ein dreieckiges Tuch gelegt, daß der Daumen nach auswärts gerichtet ist und der Kranke in die Hohlhand hinein sehen kann. Heilungsdauer etwa 5 Wochen.

2. Durch Fall auf die ausgestreckte Hand entsteht recht häufig ein Bruch des unteren Teiles der Speiche, d. h. des an der Daumenseite liegenden Unterarmknochens. Dadurch wird die abgeflachte Form des Unterarms in eine rundliche umgeändert, die Hand steht nicht mehr in der geraden Verlängerung des Armes und an der Kleinfingerseite ist ein Knochenvorsprung (das Köpfchen der Elle, d. h. des an der Kleinfingerseite liegenden Unterarmknochens) viel deutlicher abzutasten, als an dem gesunden Arme (Abb. 25); gewöhnlich kann man an der Rückseite des Unterarms etwas über dem Handgelenk eine Hervorragung fühlen, während an der Hohlhandseite des Unterarms eine breite Querfurche ist. Druck auf diese Stellen ist schmerzhaft. Man hüte sich vor den häufig vorkommenden Verwechslungen dieses Bruches mit Verstauchungen und handle im Zweifelfalle wie bei einem Bruche.

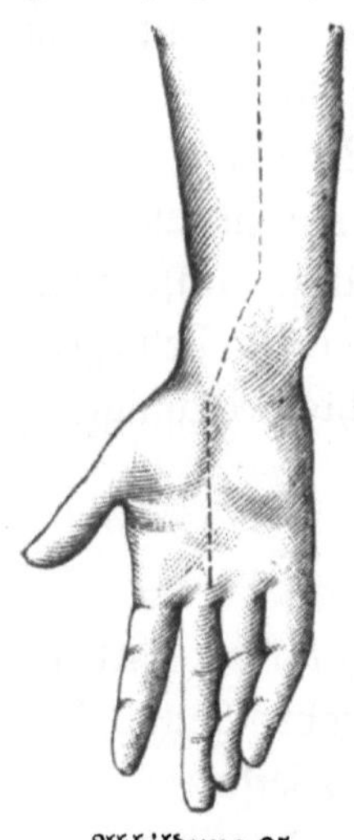

Abbildung 25.
Bruch der Speiche.

Während der Einrichtung des Bruches muß der Kranke sitzen, der Oberarm von der Brust abstehen und der Daumen nach oben zeigen. Die Einrichtung hat durch Zug an der Hand (wobei die Hand zugleich etwas nach der Kleinfingerseite gebogen wird) und durch Gegenzug an dem im Ellbogen gekrümmten Oberarme sowie durch Druck auf die Bruchenden zu erfolgen. Eine mit Blechstreifen verstärkte, über den Ellbogen hinausreichende Pappschiene kommt auf die Rück-, eine andere auf die Hohlhandseite des Unterarms bei tüchtiger Polsterung des vorspringenden Bruchrandes. Nachdem die Schienen, wie oben (§ 126) angegeben, befestigt sind, kann man als weitere Stütze an die Kleinfingerseite eine bis zu den Fingerspitzen reichende schmale Spaltschiene anlegen, welche mit einer leinenen Binde befestigt wird. Der Arm wird in ein dreieckiges Tuch so hineingelegt, daß der Daumen schräg nach oben zeigt und der Kranke auf den Handrücken der an der Brust anliegenden Hand hinuntersehen kann. Bei jedem Wechsel des Verbandes, jedoch frühestens nach 2 Wochen, sind von demjenigen, welcher den Verband abnimmt, aber nicht von dem Kranken selbst, einige Male das Handgelenk und die Finger vorsichtig zu bewegen, damit sie späterhin nicht steif werden. Dauer der Heilung etwa 5 Wochen.

3. Gebrochene Finger werden nach der Einrichtung auf einer kleinen Holzschiene mit Heftpflasterstreifen befestigt.

§ 131.
Oberschenkel.

Der Oberschenkelbruch kann, wenn er hoch sitzt, mit einer Verrenkung nach vorn verwechselt werden (§ 122).

Man erkennt ihn außer an den gewöhnlichen Zeichen eines Knochenbruchs daran, daß bei Rückenlage des Kranken der Fuß, weil der gebrochene Knochen keinen Halt gibt, durch seine eigene Schwere mit der Spitze nach außen auf die Seite sinkt. Dagegen fehlt häufig, wenn der Bruch hoch oben an der Hüfte sitzt, das eigentümliche Knirschen der gegeneinander reibenden Knochenstücke.

Nach der Abbildung 26 ist eine doppelt geneigte Ebene anzufertigen, die Seite b c muß so lang sein wie der gesunde Oberschenkel (ungefähr 30 cm), a c länger als der Unterschenkel (ungefähr 50 cm) und b d etwa 60 cm. Die Breite von a c und b c sei 22 cm, b d indessen der festeren Stellung wegen breiter. Während diese schiefe Ebene angefertigt wird, läßt man einen länglichen Sack als Kissenbezug nähen und mit Roßhaaren oder, wenn diese nicht vorhanden sind, mit Watte, Werg oder dgl. stopfen. Das Kissen muß so lang wie das gesunde Bein und breiter als die Bretter a c und b c sein, damit es auf ihnen eine weiche rinnenförmige Unterlage für das Bein bildet. Die Kante bei c, auf welcher die Kniekehle zu liegen kommt, ist besonders gut zu polstern. Dann wird das Kissen auf die schiefe Ebene gelegt. Die beiden großen Endstäbe der

16*

schiefen Ebene werden durch eine Binde in ihrer ganzen Länge
verbunden (Abb. 27) und die zum Befestigen der Schienen (weiter
unten) notwendigen Tücher oder Bindenstücke auf das Kissen gelegt.
Man schneidet nunmehr nach dem Maße des gesunden Beines
drei Spaltschienen oder Pappschienen, welche die Bruchstelle von
vorn und von den Seiten umfassen sollen, und polstert sie.

Nach diesen Vorbereitungen wird die Einrichtung in folgender
Weise ausgeführt:

Ein Gehilfe übt den Zug an der Hacke und dem Fußrücken
aus und hebt unter andauerndem kräftigen Ziehen das Bein hoch,

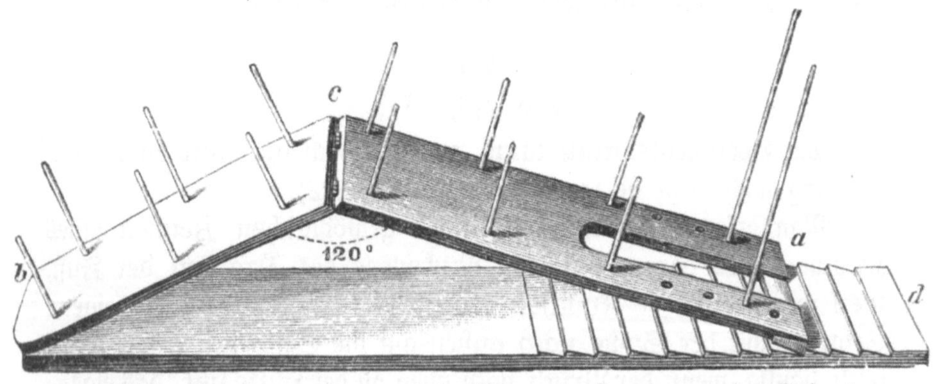

Abbildung 26. Doppelt geneigte Ebene zur Lagerung des Beines.

gleichzeitig wird der Gegenzug von einem am Kopfende des
Verletzten stehenden zweiten Gehilfen an einem zwischen den Beinen
durchgenommenen Bettuch bewirkt. Während der Kapitän die
Bruchstelle sanft mit den Händen umfaßt, wird die schiefe Ebene
untergeschoben, der Oberschenkel unter stetem vorsichtigen Zuge
darauf gelagert, dann das Knie gebeugt und der Unterschenkel
niedergelegt. Hierauf legt man die Spaltschienen an und befestigt
sie mittels der schon vorher (s. oben) auf das Kissen gelegten dreieckigen Tücher. Dann wird das ganze Bein und der Fuß mit
Binden oder Tüchern (Abb. 27) auf der schiefen Ebene festgebunden;
der Fuß muß so befestigt werden, daß er zu seiner Unterlage —
d. h. der Wand des Dreiecks, worauf der Unterschenkel liegt — senk-
recht steht; vor allem ist darauf zu achten, daß der Fuß nicht nach

außen gedreht ist (Visierlinie! § 132), sondern so steht, daß die große Zehe gerade nach oben zeigt (Abb. 27). Daß die Hacke besonders sorgfältig vor Druck zu schützen ist, wurde schon oben (§ 125 unter 2.) erwähnt.

Im allgemeinen soll der Winkel bei c (Abb. 26) ungefähr 120° betragen. Sitzt aber der Bruch dicht über dem Kniegelenk oder geht er bis in das Kniegelenk hinein, so ist es notwendig, durch allmähliches weiteres Öffnen des Winkels, womit man aber erst 14 Tage nach der Verletzung beginnen darf, das Bein zu strecken, um, falls Steifheit im Knie eintreten sollte, die günstigste Stellung des letzteren, nämlich die gestreckte, zu erhalten.

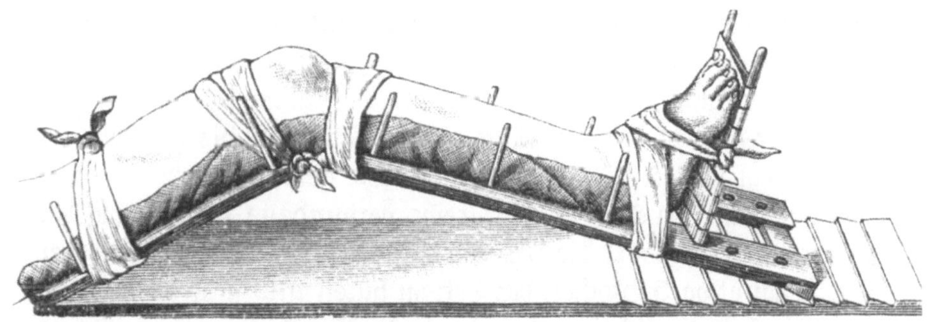

Abbildung 27. Lagerung des Beines auf der doppelt geneigten schiefen Ebene
(Die Schienen sind nicht mitgezeichnet.)

Dem Kranken ist zur Verrichtung seiner Notdurft das Steckbecken unterzuschieben; er ist dann jedesmal vom Gesäße her anzulüften, dabei ist durch gleichzeitiges vorsichtiges Anheben der schiefen Ebene zu verhindern, daß das Bein seine Lage verändert. Die Heilungsdauer eines Oberschenkelbruchs beträgt in der Regel nicht weniger als 8, meistens aber 12 Wochen und darüber. Eine leichte Verkürzung des Beines bleibt als Folge des Bruches häufig zurück.

§ 132.

Kniescheibe. Unterschenkel. Knöchel.

1. Die Kniescheibe bricht gewöhnlich quer. Knirschen ist bei diesem Bruche nicht wahrzunehmen, weil die Bruchstücke zu weit

voneinander abstehen. Dagegen gibt die durch den großen Abstand der Bruchenden auf dem Knie sich bildende Querfurche ein sicheres Zeichen für den Bruch ab. Es ist dem Verletzten nicht möglich, ohne Unterstützung zu gehen oder gar mit dem kranken Fuße eine Treppenstufe hinaufzusteigen.

Die Heilung des Kniescheibenbruchs hängt vor allem davon ab, die beiden Bruchstücke möglichst nahe aneinander zu bringen und dauernd in dieser Lage festzuhalten.

Der Verletzte muß in halb sitzender Stellung gebettet werden, oder es muß bei gewöhnlicher Stellung des Oberkörpers das ausgestreckte Bein so gelagert werden, daß Fuß und Oberschenkel erheblich höher liegen als das Becken. Hierdurch erreicht man eine Entspannung der Oberschenkelmuskeln, die sonst das obere Bruchstück vom unteren zu weit abziehen. Eine breite, besonders in der Gegend der Kniekehle sorgfältig gepolsterte Schiene wird auf die Hinterseite des Beines von der Mitte des Oberschenkels bis zur Mitte der Wade gelegt und mit Tüchern befestigt. Die gewöhnlich in der ersten Zeit mit dem Bruche der Kniescheibe verbundene Entzündung des Kniegelenkes erfordert die Anwendung von kalten Umschlägen. Der Kranke hat etwa 5 Wochen das Bett zu hüten und muß auch nachher das Bein stets vorsichtig gebrauchen und eine Zeitlang beim Gehen eine Binde, womöglich eine Flanellbinde, um das Knie gewickelt tragen. Außentern darf ein derartig Verletzter für lange Zeit nicht mehr. Häufig bleibt die Heilung unvollkommen, weil es oft nicht gelingt, die Bruchstücke dauernd an einander zu bringen.

Bei gleichzeitiger Verletzung der Haut ist die Verwundung wegen der drohenden Gefahr der eiterigen Kniegelenkentzündung als besonders schwer anzusehen und die oben beschriebene Wundbehandlung streng inne zu halten (vgl. das Beispiel in § 133). Kalte Umschläge auf das Gelenk sind in solchen Fällen zu unterlassen.

2. Bruch des Unterschenkels. Die Zeichen sind die gewöhnlichen. Die spitzen Enden der Bruchstücke haben die Neigung, die Haut zu durchbohren. Im Hinblick auf diese große Gefahr muß man bei der Lagerung und Einrichtung ganz besonders vorsichtig

sein. Damit die Knochenstücke möglichst nahe zusammengebracht werden, ist eine sorgsame Einrichtung und ein gut passender, möglichst mit Blechstreifen zu verstärkender Pappschienenverband erforderlich. Bei der Einrichtung ist der Zug am Fuße, der Gegenzug am Oberschenkel auszuüben.

Nach Fertigstellung des Pappschienenverbandes muß der Fuß so befestigt werden, daß er nicht durch seine eigene Schwere zur Seite umsinkt. Dies wird am besten durch eine Holzschiene (Latte) verhindert, welche von der Mitte des Oberschenkels bis über die Fußsohle reicht und an der am unteren (Fuß-) Ende ein Querholz von der Länge des Fußes nach Art eines Winkelmaßes aufgenagelt ist. Latte und Querholz werden, besonders in der Knöchel- und Fersengegend, gut gepolstert und mittels dreieckiger Tücher an die Innenseite des Ober- und Unterschenkels so angebunden, daß das Querholz neben dem inneren Fußrand gerade nach oben sieht. Dann wird der Fuß an letzterem so mit einem Tuche befestigt, daß er rechtwinklig zum Unterschenkel steht und die Zehen gerade nach oben gerichtet sind. Durch nebengelegte Kissen, Sandsäcke usw. ist diese Lage zu erhalten; es ist darauf zu achten, daß der Fuß seine richtige Stellung dauernd behält.

Um bei allen Ober- und Unterschenkelbrüchen die richtige Stellung des Fußes im Verbande zu erkennen, achte man darauf, daß die große Zehe stets in einer Linie mit der Mitte der Kniescheibe und dem oberen vorderen Knochenvorsprunge des Beckens liegt (Visierlinie).

Damit die Bettdecken den Fuß nicht zur Seite drücken, werden Faßreifen in der Mitte zerschnitten und mit dünnen Holzlatten seitlich unter einander verbunden, so daß sie eine Art Bogengang bilden. Diese Wölbung wird über den Unterschenkel gestülpt und darüber erst das Deckbett gebreitet. Auch mit entsprechend gebogenen Drahtstücken oder Blechstreifen kann man derartige Vorrichtungen herstellen (vgl. auch § 69).

3. Bruch der Knöchel. Knöchelbrüche sind nicht selten und werden namentlich durch Umknicken des Fußes beim Ausgleiten und Fallen verursacht. Entweder sind beide Knöchel gebrochen, oder

nur der innere oder der äußere. Manchmal ist es zweifelhaft, ob ein Bruch oder nur eine der an dieser Stelle besonders häufigen Verstauchungen des Fußes vorliegt. Auch in derartigen Fällen behandle man die Verletzung stets wie einen Bruch, wenn man einen solchen nicht mit Bestimmtheit ausschließen kann.

Die Gegend des Fußgelenkes schwillt meist rasch erheblich an. Der innere oder äußere oder beide Knöchel sind auf Druck stark schmerzhaft. Die Fußsohle ist mehr oder weniger nach außen gedreht, vielfach auch der ganze Fuß gegen den Unterschenkel seitwärts nach außen verschoben.

Es ist sehr wichtig, daß die Heilung des Knöchelbruchs bei guter Stellung des Fußes erfolgt, da eine nach Heilung des Bruches zurückbleibende fehlerhafte Fußstellung (Abweichen des Fußes nach außen, Plattfußstellung) dauernde schwere Störungen des Gehens und Stehens verursacht. Es muß eine besondere Verbandschiene angefertigt werden, welche aus zwei von der Mitte des Oberschenkels bis zum Fußende reichenden Seitenschienen (etwa 10 cm breiten Holzlatten) und einem am unteren Ende zwischen diesen aufrecht einzunagelnden fußlangen Brettchen bestehen muß. Gegen dies Brettchen soll der Fuß angestützt werden; es muß so breit sein (etwa 13 cm), daß beim Anlegen der Schiene zwischen Knöchel und Seitenschienen genügend Raum zu reichlicher Polsterung bleibt.

Nachdem die ganze Schiene einschließlich Fußbrett an der Innenseite gut ausgepolstert ist, geschieht die Einrichtung des Bruches in der Weise, daß der Gegenzug von einem Gehilfen unterhalb des Knies am Unterschenkel ausgeübt wird, während der Kapitän unter kräftigem Zuge den Fuß in seine richtige Stellung zurückbringt; hierbei ist besonders darauf zu achten, daß auch die Fußsohle durch vorsichtige Drehung des Fußes wieder in ihre natürliche Lage (so daß das Fußgewölbe zum Ausdruck kommt) zurückgelangt und daß die Zehen gerade nach oben gerichtet sind. Der nun folgende Schienenverband hat die Aufgabe, den Fuß in seiner wiedererlangten richtigen Stellung festzuhalten (vgl. dazu das oben unter 2) Gesagte betr. Visierlinie). Es werden zu diesem Zwecke zunächst die Seitenschienen am Ober- und Unterſchenkel angebunden, hierauf wird der inzwiſchen von einem Gehilfen zu haltende Fuß an dem gerade aufwärts gerichteten Fußbrettchen mit einer Binde befeſtigt; weiterhin aber müſſen die Lücken zwiſchen dem Fußgelenk und den Seitenſchienen ſowie das am inneren Fußrand natürlicherweiſe vorhandene Fußgewölbe mit Watte gut ausgeſtopft werden, damit der Fuß aus der ihm gegebenen richtigen Stellung nicht wieder in eine fehlerhafte Stellung zurück= weichen kann. Durch daneben zu legende Sandſäcke iſt das geſchiente Bein in ſeiner Lage zu erhalten und im beſonderen die Hacke durch Unterlegen eines Wattebauſches oder auch eines kleinen Watte= kranzes vor dem Durchliegen zu ſchützen.

Der Kranke darf erſt nach erfolgter feſter Verheilung des Bruches, welche mindeſtens 4 bis 6 Wochen erfordert, das Bett verlaſſen und muß in der erſten Zeit beim Gehen und Stehen feſtes Schuhzeug (Stiefel oder Schnürſchuhe) tragen, welches der Fußſohle einen genügenden Halt gibt.

Iſt mit dem Knöchelbruche gleichzeitig eine Hautzerreißung ver= bunden (offener Knochenbruch), ſo iſt zunächſt die in § 104 beſchriebene Wundbehandlung nebſt Wundverband (vgl. auch das Beiſpiel der Behandlung eines offenen Knochenbruchs in § 133) auszuführen. Ferner iſt nach Befeſtigung der Verbandſchiene das Ausſtopfen mit Watte in der Umgebung des Fußgelenkes ſo vorzunehmen, daß hierdurch ein Druck auf die Wundfläche nicht ausgeübt werden kann.

§ 133.

Beiſpiel für einen offenen Knochenbruch
(Bruch des Unterſchenkels mit Hautzerreißung).

Durch Fall iſt der Unterſchenkel gebrochen, das obere Knochen= ende hat in großer Ausdehnung die Haut durchbohrt.

1. Der Verletzte wird befragt und unterſucht (vgl. § 101).

2. Stiefel und Hoſe des verletzten Beines werden durch Auf= ſchneiden in der Naht entfernt.

3. Sobald eine offene Wunde in der Gegend des Knochen= bruchs feſtgeſtellt iſt, wird dieſe ſofort mit einem mehrfach zu=

sammengelegten Stücke trockenen, frisch aus einem Päckchen mit reingewaschenen Händen entnommenen Verbandmulls bedeckt. Zugleich werden sofort 2 Liter Kresolwundwasser (§ 45 Nr. 17) bereitet.

4. Der Verletzte wird nunmehr genauer untersucht. Doch darf die mit dem Mulle bedeckte Wunde selbst nicht berührt werden, sondern muß nach etwa notwendig gewordener erneuter Besichtigung sofort wieder mit Mull bedeckt werden.

5. Der Verletzte wird auf eine mit einer Matratze bedeckte Tischplatte, Tür oder dgl. (§ 101) gelegt und dorthin getragen, wo er verbunden werden soll. Bei gutem Wetter geschieht dieses am besten frei an Oberdeck. Überflüssige Personen sind zu entfernen und haben sich in Lee aufzuhalten.

6. Man füllt mit dem vorher bereiteten Kresolwundwasser 3 Schüsseln und legt in eine die Schere, die Pinzette, Klemmpinzette, ein Inzisionsmesser, 3 Unterbindungsfäden, in die zweite mehrere Nähseidenfäden mit Nadeln.

7. Der Kapitän reinigt sich die Hände zuerst mehrere Minuten lang durch gründliches Waschen mit warmem Wasser, Seife und Bürste, dann mit dem Kresolwundwasser, welches in der dritten Schüssel sich befindet. Darauf wird die Umgebung der Wunde bis an die Wundränder ohne jede vorherige Reinigung der Haut zwei bis drei Finger breit zweimal mit Jodtinktur eingepinselt, bis die Haut eine tiefmahagonibraune Färbung erhält. Die Wunde selbst bleibt frei.

8. Alle sichtbaren gröberen Verunreinigungen und losen Knochensplitter sowie Blutgerinnsel sind vorsichtig aus der Wunde selbst mit der Pinzette zu entfernen. Die Pinzette wird dann in den Teller zurückgelegt, die Wunde mit einem reinen Mulläppchen bedeckt.

9. Die Blutung läßt sich in der Regel durch Hochlagerung des Unterschenkels und Fingerdruck stillen; sind hingegen stärker blutende, stoßweise spritzende Blutgefäße in der Wunde zu sehen, so müssen diese mit der Klemmpinzette gefaßt und mit Seidenfäden unterbunden werden (vgl. § 105).

10. Darauf ist für den Schienenverband, bei dem die Wunde

ſelbſt frei bleiben muß, alles Notwendige bereitzuſtellen (bezüg-
lich der erforderlichen Schienen § 125).

11. Der Kapitän zeigt den beiden Helfern, welche Zug und
Gegenzug ausüben müſſen (§ 124 letzter Abſatz), wie ſie anfaſſen ſollen.

12. Der Kapitän wäſcht und desinfiziert ſich abermals die
Hände in der unter 7. angegebenen Weiſe.

13. Das Mulläppchen wird abgenommen, die Wunde und das
vorſtehende Knochenſtück werden ganz dünn mit gelbem Wundpulver beſtreut.

14. Die beiden Helfer faſſen das Glied, heben es hoch und
ziehen langſam und vorſichtig an.

15. Der Kapitän ſucht, während die Helfer kräftiger ziehen,
durch Druck mit den in Kreſolwundwaſſer abgeſpülten Fingern
das vorſtehende Knochenſtück an ſeinen Platz zurückzubringen.

16. Sollte das nicht gelingen, ſo kann die im Wege ſtehende Haut
geſpalten werden, jedoch ſtets nur in der Längsrichtung des Beines.

17. Die Wunde wird mit trockenem Mulle abgetupft und eine
neu entſtandene Blutung durch ſanftes Aufdrücken eines Mullſtücks
geſtillt, was meiſtens ſchnell gelingt.

18. Haben die Knochenſtücke ihre richtige Stellung wieder eingenommen, ſo werden die Hautränder glatt gelegt und mit den
Fingern möglichſt aneinander gebracht. Alsdann iſt ein wenig
gelbes Wundpulver aufzuſtreuen und ein nicht zu dicker Verband
mit Mull, Verbandwatte und Mullbinde anzulegen.

19. Darauf werden die Schienen angelegt und in der üblichen
Weiſe (§ 126) befeſtigt, vgl. 10.

20. Der Verletzte wird vorſichtig ins Bett gebracht, der Fuß
wird hoch und feſt gelagert.

21. Täglich wird morgens und abends die Körpertemperatur
gemeſſen. Zeigt das Thermometer mehr als 38,5° C oder treten
von neuem heftige Schmerzen an der Bruchſtelle auf, ſo nimmt man
den Verband fort, ſpült die Wunde mit Kreſolwundwaſſer ab und
übt mit reinen, d. h. gründlich mit Seife und Bürſte und mit Kreſolwundwaſſer gewaſchenen Fingern einen leiſen Druck in der Umgebung
aus, um ſo zu ergründen, ob Eiter da iſt und woher er kommt. Gegen

die Ursprungstelle des Eiters wird der Strahl des mit Kresolwund=
wasser gefüllten Spülgefäßes gerichtet, sodann etwas gelbes Wund=
pulver dorthin gebracht und ein ganz reines, möglichst vorher
auszukochendes schmales Stückchen Verbandmull mit der Pinzette so
in die Wunde eingeführt, daß das eine Ende die Eiterquelle berührt,
das andere Ende etwas zur Wunde herausragt. Dann ist mit Mull
und Verbandwatte zu verbinden.

22. Hält das Fieber an und dauert die Eiterung fort, so ist die
Wunde täglich mit lauwarmem, vorher abgekochtem Wasser auszu=
spülen und mit von Kresolwundwasser durchtränkten Mullkompressen
zu bedecken; es ist dann genau darauf zu achten, ob die Eiterung
im Körpergewebe weiterkriecht und sich etwa Eiterhöhlen bilden,
die nötigenfalls mit dem Messer oder der Schere zu eröffnen sind.

23. Hat sich der Schienenverband verschoben, ist er zu locker
oder zu fest, so wird er von neuem passend angelegt. —

Im vorliegenden Falle war angenommen, daß eine große Haut=
verletzung besteht. Ist die Haut aber weniger zerrissen, sieht der
Knochen z. B. nicht mehr als 1 bis 2 cm zur Haut heraus und um=
schließt letztere ihn dicht, so vereinfacht sich das Verfahren. Das
Zurückbringen des vorstehenden Knochenstückchens durch die Haut
geschieht dann leicht, meistens schon durch den Zug der Helfer
(Nrn. 14 u. 15). Die Weisungen unter 15, 16, 17 u. 18 würden dann
einfacher lauten: „Ist das Knochenstück zurückgetreten, so erfolgt
Aufstreuen einer dünnen Wundpulverschicht und der Verband mit
Mull, Verbandwatte und Mullbinde."

C. Einige wichtige äußere Erkrankungen und ihre Behandlung.

1. Wundkrankheiten, Entzündungen, Geschwüre.

§ 134.

Wundrose (Erysipel, Rotlauf) und Wundstarrkrampf (Tetanus).

1. Wundrose. Die Krankheitserreger der Rose sind bestimmte
kleinste Lebewesen (Bakterien), die dann zur Wirkung kommen,

wenn sie in eine, wenn auch noch so kleine, Wunde gelangen. Zu jeder Verletzung kann daher Wundrose hinzutreten; besonders häufig werden von der Rose das Gesicht und der Kopf befallen, es bildet dann gewöhnlich eine unbedeutende Kratzwunde an oder in der Nase oder am Ohre den Ausgangspunkt.

Die Erkrankung beginnt plötzlich mit hohem Fieber bis 40° C, der Kranke fühlt sich schlecht, ist oft benommen oder zum Erbrechen geneigt. Um die Wunde, welche den Ausgangspunkt der Wund= rose bildet, zeigt sich die Haut rosenrot gefärbt und etwas ge= schwollen, mit scharfem Rande gegen die gesunde Umgebung, hier und da bilden sich auch kleine oder größere Blasen in dem erkrankten Hautbezirk, oft kommt es zu Hautabszessen und Zellgewebsentzün= dungen. Schon nach 12 Stunden beobachtet man ein Weiterschreiten der Rötung und Schwellung; bisweilen zieht die Rose über große Teile des Körpers hin. Die Krankheit ist gefährlich durch das hohe, lang anhaltende Fieber sowie durch die bisweilen eintretende Fort= leitung der Entzündung nach innen, z. B. von der Kopfhaut auf die Gehirnhaut.

Behandlung. Gegen das Fieber gebe man anfangs kühlendes Getränk, Zitronensaft mit Wasser oder dgl. Spricht der Kranke wirr, oder ist er benommen, so lege man einen Eisbeutel oder kalte Um= schläge auf den Kopf; dauert hohes Fieber mehrere Tage an, so sind abgekühlte Bäder (vgl. § 46) von Nutzen. Die geröteten Stellen be= streiche man mit Borsalbe und bedecke sie mit Mulläppchen. Die Nahrung sei leicht, aber nahrhaft: Milch, Fleischbrühe, Sago, Corned Beef, dünn durchgeschlagene Erbssuppe, Reis usw; auch gebe man öfter Wein. Solange Fieber besteht, darf der Kranke nicht ohne Wache sein, da er sich und anderen in den Fieber= träumen Schaden zufügen kann.

Die Wundrose ist außerordentlich ansteckend. Leute, die mit irgendwelchen, wenn auch nur kleinen, Wunden behaftet sind, dürfen daher weder zur Pflege, noch auch zum Besuche des Kranken zu= gelassen werden. Alle bei Wundrosekranken gebrauchten Instru= mente sind sorgfältig zu desinfizieren, am besten durch Auskochen; gebrauchte Verbandmittel sind zu vernichten. Der Krankenraum und das Krankenbett sowie alle mit dem Kranken und besonders mit den erkrankten Teilen in Berührung gekommenen Gegenstände sind nach der Heilung oder dem Tode des Kranken zu desinfizieren. Auch der Pfleger des Kranken hat sich stets zu desinfizieren.

2. Wundstarrkrampf. Der Starrkrampf ist seines meist töblichen Ausganges und seines qualvollen Verlaufs wegen eine der schrecklichsten Wundkrankheiten. Auch er entsteht durch Eindringen bestimmter, kleinster Krankheitserreger in die Wunde, die besonders mit Erde, Staub u. dgl. hineingelangen, z. B. mit Holzsplittern, die in der Haut stecken bleiben und oft nur eine unbedeutende, wenig eiternde Wunde erzeugen.

Einige Zeit danach macht sich unter allgemeinem Unwohlsein eine sehr schmerzhafte, krampfartige Zusammenziehung der Kiefer-, Nacken- und Schlundmuskeln bemerkbar, durch die das Öffnen des Mundes, das Kauen, Schlucken und Atmen erschwert werden. Später löst sich zwar die Starre, doch genügen Berührungen, Bewegungen, ja sogar Schall- oder Lichtempfindungen, um neue Anfälle hervorzurufen, welche den ganzen Körper durchzucken und die Kräfte erschöpfen.

Behandlung. Bei ausgesprochenen Starrkrampferscheinungen verabreiche man dem Kranken dreimal täglich ein Morphiumpulver. Im übrigen trachte man durch sorgsamste Ernährung (Gefahr des Verschluckens!) danach, ihn bei Kräften zu erhalten.

Um derartigen Erkrankungen nach Möglichkeit vorzubeugen, hüte man jede, auch die kleinste, Wunde vor Verunreinigung und sei stets auf sorgfältige Ausführung der Wundbehandlung (§ 104) bedacht.

§ 135.

Furunkel (Blutschwär, Blutfinne, Schweinsbeule) und Karbunkel (Brandbeule).

1. Furunkel kommen meistens im Nacken oder sonst an der Rückenseite des Körpers, nicht selten auch an Armen und Beinen vor. Oft sind sie ein Zeichen von ungenügender Sauberkeit, doch können sie auch ohne ersichtliche Ursache entstehen.

Es bildet sich dabei auf der Haut eine mehr oder minder zugespitzte rote Beule, welche ein spannendes Gefühl und meistens auch klopfenden, heftigen Schmerz erzeugt. Nach 2 bis 3 Tagen entsteht an ihrer Spitze ein gelber Punkt, welcher größer wird, durchbricht, Eiter und zuletzt einen grünlichen dicken Pfropf (abgestorbenes Hautgewebe) ausstößt. Das alsdann noch bestehende rundliche Geschwür pflegt bald zu heilen.

Behandlung. Hat man frühzeitig, am 1. oder 2. Tage, erkannt, daß es sich um einen Furunkel handelt, so kann man versuchen, ihn zurückzubringen, indem man die schmerzhafte, gerötete Stelle täglich mehrmals tüchtig mit Alkohol (Branntwein) oder grüner Schmierseife einreibt. Gelingt die Zurückbringung nicht, so mache man warme Umschläge bis zur völligen Reifung des Furunkels. Die Eiterentleerung kann durch gelindes, seitliches Zusammendrücken der Beule unterstützt werden, doch ist stärkeres Drücken hierbei zu vermeiden.

Handelt es sich um einen besonders großen Furunkel oder kriecht die Entzündung von dem Furunkel aus weiter, was sich beispielsweise am Arme durch Auftreten roter schmerzhafter Streifen oder durch schmerzhafte Schwellung der Achseldrüsen anzeigt, so muß durch Eröffnung mit dem Messer für Abfluß des Eiters gesorgt werden. Ist ärztliche Hilfe zu erlangen, so führe man den Kranken einem Arzte zu. Andernfalls wasche man die Beule mit Kresolwundwasser ab und spalte sie mit dem Inzisionsmesser in ihrer ganzen Länge — man schneidet immer in der Längsrichtung des Körpers oder des Gliedes —, lasse etwas ausbluten, wasche die Wunde mit Kresolwundwasser aus, streue nach Einführung eines kleinen Mullstreifens in die Wundhöhle ein wenig gelbes Wundpulver auf und bedecke sie mit einem Verbande, der alle 1 bis 2 Tage zu erneuern ist. Stärkeres Ausdrücken des Eiters beim Wechseln des Verbandes ist wiederum zu vermeiden.

Als besonders gefährlich gelten Furunkel der Oberlippe und der Wange, da sie zu Hirnhautentzündung führen können. Diese sind daher stets möglichst frühzeitig mit dem Messer zu eröffnen. Ausdrücken des Eiters ist bei diesen Furunkeln vor allem gefährlich und daher zu unterlassen.

2. Sitzen mehrere Furunkel dicht zusammen, so bilden sie einen Karbunkel. Ihr Lieblingssitz ist gleichfalls Nacken und Rücken. Durch die starke Schwellung der einzelnen Beulen wird dem Gewebe die Blutzufuhr abgeschnitten, es wird brandig (daher der Name Brandbeule), meist besteht hohes Fieber. Im Verlaufe des Karbunkels kann eine allgemeine Blutvergiftung entstehen, welche unter Umständen den Tod zur Folge hat. Es ist deshalb, wenn irgend möglich, ärztliche Hilfe heranzuziehen.

Behandlung. Fehlt es an ärztlicher Hilfe, so öffne man den Karbunkel mit dem Inzisionsmesser durch einen Kreuzschnitt, welcher die ganze Geschwulst in vier Teile spaltet. Der Schnitt soll durch die ganze Länge und die ganze Tiefe der Geschwulst — oft wohl 1½ cm tief — hindurchgeführt werden. Meistens ist die Blutung im Anfang ziemlich heftig; zu ihrer Stillung bespüle man die Wunde mit gekochtem und wieder abgekühltem Frischwasser. Sodann lege man mit Kresolwundwasser getränkte Kompressen auf, welche durch einen täglich 2 mal zu wechselnden Verband befestigt werden. Nach mehreren Tagen pulvere man bei beginnender Rückbildung der Beule eine dünne Schicht Wundpulver auf und lege einen Mull- und Watteverband darüber. Zu warnen ist vor dem Gebrauche von sog. Zugpflastern (Hamburger Pflaster) oder dgl., da sie nichts nützen, aber die Haut verunreinigen und verschmieren.

§ 136.

Fingerentzündung (Fingergeschwür, Fingerwurm, Abel).

Entsteht eine entzündliche Schwellung am Finger, so tritt, weil die Haut dort nicht so verschiebbar ist wie sonst am Körper, sehr schnell eine starke Spannung mit nachfolgender Eiteransammlung ein, welche heftigen, klopfenden Schmerz verursacht und das Absterben der Haut, des Unterhautgewebes, der Sehnen, der Knochenhaut, ja selbst des Knochens an dem befallenen Finger bewirken kann. Vergrößert wird die Gefahr noch dadurch, daß die Entzündung leicht auf der Hand und dem Unterarme weiterkriecht und unter heftigen Schmerzen zu ausgedehnter Eiterung mit hohem Fieber führt. Steifheit,

Verkrüppelung oder Verlust eines oder mehrerer Finger, ja sogar Verlust der Hand oder des Armes nach langwieriger, schmerzhafter und gefahrvoller Krankheit sind die Folgen, wenn nicht rechtzeitig die richtige Behandlung eingeleitet wird. Nicht selten tritt allgemeine Blutvergiftung und der Tod im Gefolge einer vernachlässigten Fingerentzündung ein.

Behandlung. Sobald das Leiden erkannt ist, reinige man den Finger gründlich mit warmem Wasser und Seife, darauf werde er eine halbe Stunde lang in warmem Seifenwasser gebadet und zuletzt mit Kresolwundwasser gut abgespült. Dann wird mit dem sorgfältig gereinigten (§ 104) Inzisionsmesser an der am meisten schmerzhaften Stelle ein mindestens 3 cm langer Einschnitt gemacht, welcher, in der Längsrichtung des Fingers liegend, so tief bringt, daß der angesammelte Eiter nach außen treten kann. Man läßt dann eine Weile ausbluten, spült die Wunde mit Kresolwundwasser ordentlich aus und verbindet sie mit Mull und Verbandwatte, nachdem man in die Wundhöhle einen kleinen Streifen Mull eingelegt hat. Der Arm wird in ein dreieckiges Tuch gelegt. In den ersten Tagen ist täglicher, bei günstigem Verlaufe später 2 bis 3 tägiger Verbandwechsel vorzunehmen.

Es ist zu beherzigen, daß bei einer Fingerentzündung nie zu früh, aber sehr leicht zu spät geschnitten wird.

Hat man ein altes, vernachlässigtes, bereits nach außen durchgebrochenes Fingergeschwür in Behandlung zu nehmen, so ist Baden in lauwarmem Seifenwasser und Ausspülen mit Kresolwundwasser noch das Beste. Geht die Entzündung auf die Hand oder den Arm über, so ist so zu verfahren, wie es in § 137 angegeben ist.

Vorbeugung. Da Fingerentzündungen oft von den schon erwähnten schweren Folgen für den Kranken begleitet sind, so sorge man dafür, daß auch anscheinend unbedeutende Verletzungen an den Fingern rechtzeitig behandelt werden. Fingerentzündungen entwickeln sich besonders bei Personen, die viel in schmutzigem Wasser zu arbeiten haben (Wäscher, Aufwäscher) oder die durch Hantieren mit Draht, stachligen Fischen oder dgl. häufigen Verletzungen der Hände ausgesetzt sind. Diese Personen haben ihre

Hände stets besonders sorgfältig nach jeder Arbeit zu säubern und auf etwaige Verletzungen zu achten, da auch die kleinste Verletzung zur Entzündung führen kann.

§ 137.
Zellgewebsentzündung (Blutvergiftung).

Von jeder Wunde, auch von jeder kleinsten, nicht einmal mit bloßem Auge sichtbaren Verletzung aus kann Entzündung und Eiterung entstehen und unter der Haut weiter fortkriechen. Es tritt dann Fieber ein, der Kranke fühlt sich sehr angegriffen und in der Umgebung der Verletzung zeigt sich Rötung, welche bei Druck schmerzhaft ist und oft, besonders an Armen und Beinen, in Form von Streifen auftritt. An einzelnen Stellen steigert sich der Schmerz, zur Rötung kommt dort Schwellung hinzu, die ursprüngliche Härte verwandelt sich in eine mehr weiche Geschwulst, und es bildet sich unter der Haut Eiter.

Behandlung. Eine solche Erkrankung ist stets als ernst zu betrachten und der Kranke sobald als möglich ärztlicher Behandlung zuzuführen. Ist diese nicht zu haben, so wird das entzündete Glied hochgelegt und mit kalten Umschlägen bedeckt; sobald sich eine weiche Stelle zeigt, wo man den Eiter unter der Haut fühlt, wird dort in der Längsrichtung des Gliedes eingeschnitten und mit Kresolwundwasser ausgewaschen, worauf ein feuchter Verband mit von Kresolwundwasser durchtränktem Mulle folgt. Die Ernährung des Kranken sei leicht, aber kräftig. Für regelmäßigen Stuhlgang ist zu sorgen.

Vereiterte Drüsen am Halse, die hauptsächlich bei der Skrofelkrankheit jugendlicher Personen auftreten, sind schwer zu beseitigen. Im allgemeinen tut man gut, etwas gelbes Wundpulver auf die offenen Geschwüre zu streuen und Mull und Watte darüber zu binden; sind die Drüsen noch nicht offen, sondern nur geschwollen und schmerzhaft, so werden sie einmal täglich mit Jodtinktur gepinselt oder mit feuchtwarmen Umschlägen (§ 46) zum Erweichen gebracht. Die weitere Behandlung überlasse man dem Arzte an Land.

§ 138.

Gelenkentzündung.

Dieses Leiden tritt entweder als Begleit- oder Teilerscheinung einer anderen Krankheit auf, z. B. des Rheumatismus, des Trippers, der Eitervergiftung, der Schwindsucht, des Typhus, oder es entsteht selbständig durch Verletzung eines Gelenkes, wobei dann gleichzeitig auch Verstauchung, Verrenkung oder Bruch der Knochenenden, welche das Gelenk zusammensetzen, vorhanden sein kann. Immer ist die Erkrankung als eine schwere aufzufassen; am häufigsten befällt sie das Knie.

Der Verlauf des Leidens ist gewöhnlich folgender: Unter allgemeinem Fieber und unter Hitzegefühl in dem betreffenden Gelenke schwillt dieses prall an, dazu gesellen sich heftige Schmerzen, welche bei Bewegungen sehr gesteigert werden. Rötung der umgebenden Haut fehlt oft oder kommt erst später hinzu. Die entzündeten Gelenke haben häufig das Bestreben, eine ungewöhnliche Lage anzunehmen. Die Gelenkentzündung geht entweder in Heilung oder in Eiterung über. Im ersteren Falle schwinden allmählich die Krankheitszeichen, im letzteren nehmen sie mehr und mehr zu, bis der Eiter nach außen durchbricht.

Behandlung. Das Haupterfordernis ist die Ruhigstellung des entzündeten Gelenkes in der Lage, welche für den späteren Gebrauch die beste ist (vgl. diesbezüglich § 110 unter d). Diese Stellung muß schon frühzeitig durch einfache Lagerung oder durch Schienung bewirkt werden. Gegen die Entzündung lege man Eis oder häufig zu wechselnde Kaltwasserumschläge auf (§ 46). Sind die Schmerzen äußerst heftig, so reiche man abends ein Morphiumpulver. Nach Eintritt von Vereiterung ist das Gelenk täglich mit Kresolwundwasser abzuspülen und mit einem sauberen Verband (aus Mull, Watte, Binde) zu bedecken. Bei Eiterungen des Hand- oder Ellbogengelenkes oder der Fingergelenke sind außerdem täglich etwa eine halbe Stunde während Arm- oder Handbäder in lauwarmem, vorher abgekochtem Wasser anzuwenden. Derartige Kranke sind so schnell als möglich auszuschiffen.

§ 139.

Unterschenkelgeschwüre.

Unterschenkelgeschwüre entstehen gewöhnlich durch Abstoßen der Haut an den Vorderflächen der Schienbeine beim Aufentern u. dgl., besonders leicht beim Vorhandensein von Krampfadern.

Behandlung. Eine jede derartige Abschürfung ist sogleich mit etwas Mull und Watte zu verbinden, welche mit Heftpflaster= streifen befestigt werden.

Ist das Geschwür nicht frisch entstanden, so reinige man zuerst sorgfältig den Unterschenkel im Bade, dann spüle man das Geschwür mit Kresolwundwasser ab, trockne es durch Abtupfen mit Verband= mull und bestreue es reichlich mit gelbem Wundpulver, auf welches etwas Verbandmull und darüber ein dicker Bausch Verbandwatte gebunden wird. Meistens kann ein solcher Verband 4 bis 7 Tage liegen bleiben; es wird damit so lange fortgefahren, bis die Fleisch= wärzchen frisch rot aussehen und in gleicher Höhe mit der um= liegenden Haut sich befinden. Dann verbindet man mit einem mit Paraffin= oder Borsalbe bestrichenen Läppchen. Am besten ist es, wenn der Kranke während der Behandlung das kranke Bein nicht benutzt und möglichst wagerecht lagert. Verheilte Unterschenkelgeschwüre brechen nicht selten wieder auf, wenn der Kranke zu früh das Bein wieder gebraucht.

§ 140.

Durchliegen (Druckbrand).

Kranke, namentlich Schwerkranke (Fieberkranke, Gelähmte und dgl.), welche lange zu Bett liegen müssen, werden nicht selten, oft schon nach wenigen Tagen, an den Stellen, wo die Knochen dicht unter der Haut liegen, wund und bekommen dort schlecht heilende, an Größe zunehmende, sehr schmerzhafte Geschwüre, welche durch Fortkriechen der Entzündung zum Tode führen können.

Am leichtesten wird die Haut am Rücken in der Gegend des Kreuzbeins und die der Hacken befallen.

Um dem Durchliegen vorzubeugen, ist vor allem für größte

Sauberhaltung des Bettes und des Kranken zu sorgen. Urinflasche und Bettschüssel sind stets bereit zu halten, auch dürfen keine Krümel im Bette liegen, und das Bettuch muß immer glatt gestrichen sein (§ 41). Die obengenannten Stellen des Körpers sind häufig, mindestens täglich einmal, zu besichtigen und mit Salizylstreupulver einzupudern. Sobald sich Rötung zeigt, ist die Stelle mit Essig und Wasser oder Branntwein zu waschen, gut abzutrocknen und mit Borsalbe einzufetten. Außerdem lasse man einen Kranz aus Werg oder Watte anfertigen, auf den der Kranke dauernd so zu legen ist, daß die gefährdete Stelle die Mitte des Kranzes einnimmt und nicht gedrückt wird. Sind bereits Geschwüre entstanden, so ist ein derartiger Ring um so mehr erforderlich. Außerdem streue man gelbes Wundpulver auf und verbinde mit Mull und Verbandwatte; dieser Verband ist jedesmal bei der täglich auszuführenden Säuberung des Kranken zu erneuern.

2. Augen-, Ohren- und Zahnkrankheiten.

§ 141.

Augenentzündung.

Die Innenseite der Augenlider, oft auch das Weiße im Auge, ist lebhaft gerötet, letzteres von dünnen roten Adern überzogen, dazu treten bei stärkerer Entzündung Tränenlaufen und Lichtscheu; nach dem Schlafen sind die Augenlider verklebt, in der Lidspalte, meist am Innenrande, sieht man mehr oder weniger schleimigen Eiter. In manchen Fällen schwellen auch die Lider an, es können in der Tiefe des Auges sich klopfende, bohrende Schmerzen bemerkbar machen, das Sehvermögen kann bedeutend verschlechtert oder ganz aufgehoben sein.

Derartige Augenleiden entstehen häufig durch Fremdkörper, die ins Auge geflogen sind (meistens Staub, kleine Kohlenstückchen, Fischschuppen und dgl.), ferner durch Erkältung, durch Ansteckung von anderen Augenkranken oder — und das ist die schlimmste Form der Entzündung — wenn Trippereiter in das Auge gekommen ist.

Behandlung. Ist ein Fremdkörper ins Auge geraten, so nimmt man ihn am besten mit einem angefeuchteten Haarpinsel (aus der Arzneikiste) fort. Um den Fremdkörper wahrnehmen zu können, zieht man das untere Augenlid etwas herab und läßt den Kranken nach den verschiedenen Richtungen (oben, unten, rechts, links) sehen. Sitzt der Fremdkörper unter dem oberen Augendeckel, so fasse man mit der linken Hand seine Wimpern, setze mit der rechten das Ende eines Streichholzes auf den oberen Augendeckel und klappe, während man den Verletzten anweist, nach unten zu sehen, mit der linken Hand das Lid herauf, indem man mit dem Streichholz den Knorpel des Augendeckels sanft herunterdrückt. Meist vermag man dann auf der inneren Lidfläche den Fremdkörper, oft nur ein kleines Stäubchen, zu erkennen und mit dem feuchten Pinsel fortzunehmen. Gelingt das Umklappen nicht oder ist der Fremdkörper nicht zu sehen, so nützt oft ein vorsichtiges Abspülen mit reinem, lauwarmem Wasser aus dem Spülgefäß und starkes Schnauben der Nase.

Gegen die eigentliche Augenentzündung ist Ruhe das Beste. Der Kranke soll in einem verdunkelten Raume bleiben, das Auge geschlossen halten und täglich mehrmals ¼ Stunde lang kühle, alle 2 bis 3 Minuten zu wechselnde Umschläge mit Zinkwasser machen. Letzteres wird in der Weise bereitet, daß 1 Einspritzungspulver (§ 45 Nr. 9) in ¼ l vorher abgekochten, reinen Wassers aufgelöst wird. Ein kleiner Teil dieser Lösung ist in einem reinen, vorher ausgekochten Fläschchen aufzubewahren und zu Einträufelungen (3 mal täglich 1 Tropfen in das erkrankte Auge) zu verwenden. Etwa, namentlich nach dem Schlafen, vorhandene Verklebungen der Augenlider sind durch Warmwasserumschläge zu lösen. — Tritt eine Besserung des Augenleidens nicht in einigen Tagen ein oder verschlimmert sich sogar die Augenerkrankung, so ist die Hilfe eines Arztes, womöglich eines Augenarztes, in Anspruch zu nehmen.

Über Tripper-Augenentzündung siehe § 59 unter a 5.

Jeder Augenkranke muß sein eigenes Waschgeschirr und sein eigenes Handtuch haben, die übrigen Leute dürfen diese Gegenstände unter keinen Umständen benutzen.

§ 142.

Nachtblindheit.

Von Nachtblindheit Befallene können nur bei hellem Tageslichte deutlich sehen, während sie in der Dämmerung und selbst in klaren Nächten gar nichts oder schlecht sehen. Die Ursache kann Blendung der Augen durch stark beleuchtete Wasser-, Eis- oder Schneeflächen oder Schwächung durch Skorbut (§ 71) sein.

Die Behandlung besteht in mindestens 48 Stunden währendem Aufenthalt in verdunkeltem Raume oder Verbinden der Augen, Tragen einer blauen oder grauen Brille bei Sonnenschein, bei Skorbut außerdem in entsprechender kräftiger Ernährung usw.

§ 143.

Ohrenschmerzen, Zahnschmerzen, Zahngeschwür.

Ohrenschmerzen können gelindert werden durch langsame und vorsichtige Ausspülungen des Gehörganges mit lauwarmem Kamillentee oder Einträufeln lauwarmen Öles. Auch warme Umschläge auf das Ohr helfen oft. In den Gehörgang eingedrungene Fremdkörper sind nur durch Ausspülen, nicht durch Fassen mit Zangen oder dgl. zu entfernen, da sonst bei ungeübter Hand sehr leicht Verletzungen herbeigeführt werden oder der Fremdkörper nur noch tiefer nach innen getrieben wird.

Zahnschmerzen. Bildet ein hohler Zahn die Ursache, so reinige man ihn möglichst gründlich durch wiederholte Ausspülungen des Mundes mit lauwarmem Wasser. Dann mache man einen Ballen aus Watte, welcher gerade in den Zahn paßt, feuchte ihn mit einem Tröpfchen — nicht größer als ein Stecknadelknopf — der Kreosot enthaltenden Zahntropfen (§ 45 Nr. 31) an und schiebe ihn, ohne die Mundschleimhaut zu berühren, in die Zahnöffnung. Nach einer halben Stunde kann dies Verfahren wiederholt werden; nützt es nicht, so bringe man statt der Zahntropfen einen Tropfen Opiumtinktur auf ein frisches Wattekügelchen und tue dieses in den schmerzenden Zahn.

Hat sich ein Zahngeschwür gebildet, ist das Zahnfleisch also
an einer Stelle schmerzhaft angeschwollen und auf Druck sehr empfindlich oder läßt es sogar Eiter durchschimmern, so steche man mit dem
gut desinfizierten Inzisionsmesser vorsichtig ein und lasse öfter mit
lauwarmem Wasser ausspülen.

3. Einige andere äußere Leiden.

§ 144.

Unterleibsbrüche.

Ein Unterleibsbruch äußert sich in der Regel in einer Anschwellung in der Leistengegend (an der Grenze zwischen Bauch und
Oberschenkel), meist neben den Geschlechtsteilen. Der Unterleibsbruch kommt dadurch zustande, daß durch eine nachgiebige Stelle
des fleischigen oder sehnigen Teiles der Bauchwand hindurch ein
Darmstück unter die Haut tritt, so daß es nur noch von dieser bedeckt
ist. Am häufigsten tritt der Bruch in der Leistengegend heraus und
kann von dort allmählich unter der Haut des Oberschenkels weiter-
kriechen, oder in den Hodensack hinabsteigen. Man muß unterscheiden zwischen einfachen (nicht eingeklemmten) und eingeklemmten Brüchen.

Bei den einfachen (nicht eingeklemmten) Brüchen
findet sich in der Leistenbeuge eine haselnuß- bis kindskopfgroße
Geschwulst, welche sich weich anfühlt, schmerzlos ist, beim Husten
größer und praller wird und, wenn man von außen mit der Hand
darauf drückt, oft unter einem eigentümlichen, gurrenden Geräusche
verschwindet, dahingegen beim Husten wieder hervortritt.

Die Behandlung besteht zunächst darin, daß man den Bruch
in die Bauchhöhle zurückbringt. Dieses geschieht durch Umfassen
der Geschwulst an ihrer Austrittstelle mit den Fingern der einen
Hand und langsames Zusammendrücken und Nachschieben mit der
anderen Hand. Die Zurückbringung wird erleichtert durch Rückenlage des Kranken, in der die Beine an den Leib gezogen werden
und der Oberkörper höher liegt als das Gesäß. Sodann wird zur
Zurückhaltung des Bruches ein Bruchband angelegt, und zwar

legt man das gepolsterte Ende des Bruchbandes auf die Stelle, wo der Bruch ausgetreten war, führt das Mittelstück um die Hüften herum und befestigt die Enden derart aneinander, daß das Bruchband fest, dabei aber möglichst bequem sitzt. Anfänglich hindert das Band bei den Bewegungen, doch gewöhnen sich die Leute bald daran. Während der Nachtruhe kann es abgenommen, muß aber sonst immer getragen werden.

Der eingeklemmte Bruch unterscheidet sich von dem einfachen, nicht eingeklemmten Bruche dadurch, daß er sich infolge Einzwängung an seiner Austrittstelle nur schwer oder gar nicht in die Bauchhöhle zurückbringen läßt. Jeder frisch entstandene Bruch kann von vornherein ein eingeklemmter Bruch sein. Aber auch ein bereits vorhandener, bis dahin nicht eingeklemmter Bruch kann bei Nichttragen oder unregelmäßigem Tragen oder bei schlechtem Sitze des Bruchbandes jederzeit zu einem eingeklemmten Bruche werden.

Der eingeklemmte Bruch fühlt sich mehr prall an und setzt dem stets vorsichtig auszuführenden Versuch, ihn in die Bauchhöhle zurückzuschieben, einen starken Widerstand entgegen. Ein eingeklemmter Bruch ist eine sehr gefährliche Erkrankung, die, wenn nicht sehr bald Abhilfe geschaffen wird, tödliche Bauchfellentzündung zur Folge hat. Jeder eingeklemmte Bruch erfordert daher möglichst frühzeitige ärztliche Behandlung. Der Kapitän halte es für seine Pflicht, schleunigst einen Arzt zu beschaffen, sei es, daß er zu diesem Zwecke einen Hafen anläuft oder andere Schiffe, auf denen sich etwa ein Arzt befindet, um Hilfe ersucht.

Ist seit der Einklemmung des Bruches bereits einige Zeit vergangen, so tritt Erbrechen und im weiteren Verlaufe sogar Kotbrechen auf, der Stuhlgang hat dabei ausgesetzt, der Unterleib ist auf Druck empfindlich, die oft gerötete Geschwulst schmerzhaft. Es ist deshalb in jedem Falle, wenn jemand über Verstopfung und Erbrechen oder über Schmerzen in der Leistengegend*)

---

*) Anmerkung. Bei Schmerzen in der Leiste ist auch an einen Bubo zu denken (vgl. § 59 b).

klagt, nachzusehen, ob es sich etwa um einen eingeklemmten Bruch handeln könne.

Ist ärztliche Hilfe nicht vorhanden, so ist die Bruchgegend mit etwas Öl einzureiben, dem Kranken ein reichliches Klistier mit lauwarmem Süßwasser zu geben und die Zurückbringung des Bruches in der vorhin beschriebenen Weise zu versuchen. Gelingt sie bei langsamen, gleichmäßigen und ruhig angestellten Versuchen in der Zeit von 15 Minuten nicht, so gebe man dem Kranken ein Vollbad oder, wenn das nicht angängig ist, ein Sitzbad von 38° C — nicht heißer und nicht kühler — in einer möglichst großen Balje. 20 Minuten, bevor er in das Bad kommt, verabfolge man ihm 25 (aber nicht mehr) Opiumtropfen und versuche dann im Bade durch gleichmäßigen, sanften, aber längere Zeit anhaltenden Druck den Bruch zurückzubringen. Länger als eine halbe Stunde dürfen die Versuche nicht fortgesetzt werden. Manchmal gelingt es, den Bruch dadurch zurückzubringen, daß man den Kranken von einem anderen Manne derartig über eine Schulter legen läßt, daß Oberschenkel und Leib (mit dem Kopfe nach unten) über den Rücken des Mannes, Unterschenkel und Füße über die Brust herabhängen.

Gelingt die Zurückbringung nicht, so wende man, wenn Eis vorhanden ist, Eisumschläge an oder, wenn Eis nicht vorhanden ist, Wasserumschläge, die durch Verwendung des Handnebelhorns als Blasebalg tunlichst kühl gehalten werden. Dies Verfahren wiederhole man am zweiten und dritten Tage.

Innerlich gebe man dem Kranken gegen den starken Durst Wasser in kleinen Gaben, reiche alle 4 Stunden 10 Opiumtropfen und mache einmal täglich eine tüchtige Ausspülung des Darmes mit Kaltwasserklistieren. Als Nahrung dienen Milch, kräftige Fleischbrühe mit Sago und starker Wein eßlöffelweise; sind Eier an Bord, so bekommt der Mann auch davon.

Gelingt es mit den angegebenen Maßnahmen nicht, den Bruch zurückzubringen, so lege man auf die Bruchstelle einen warmen Breiumschlag und unterlasse weitere Versuche zur Zurückbringung. Findet ein Durchbruch des Bruches nach außen durch die Haut statt, so bedecke man die Bruchstelle mit einem Verband aus Mull und Watte und wende im übrigen bei der Wartung die größte Sauberkeit an.

§ 145.

Wasserbruch. Krampfaderbruch.

Unter Wasserbruch versteht man eine durch Ansammlung von Flüssigkeit gebildete Anschwellung des Hodensacks; seine Ursache kann eine Quetschung der äußeren Geschlechtsteile sein, doch haben auch andere Krankheiten den Wasserbruch zur Folge. Vom Eingeweidebruche (§ 144) unterscheidet er sich durch die gleichmäßige eiförmige, seltener rundliche Art der Schwellung sowie dadurch, daß er nicht wie jener durch Drücken (S. 264) zurückgebracht werden kann.

Der Krampfaderbruch kommt durch die allgemeine Erweiterung der Blutadern des Hodensacks und Samenstranges zustande, die gewöhnlich ganz allmählich durch Störungen des Blutkreislaufs in den Unterleibs- und Geschlechtsorganen sich ausbildet. Die sichtbaren Erweiterungen der oberflächlich liegenden Blutadern lassen den Krampfaderbruch leicht von anderen Anschwellungen in dieser Gegend unterscheiden.

Die Behandlung kann sich bei beiden Erkrankungen gewöhnlich bis zur Erlangung ärztlicher Hilfe auf das Tragen eines gut passenden Tragebeutels beschränken; nur bei entzündlichen Erscheinungen wird Bettruhe und Hochlagerung nötig.

§ 146.

Hitzausschlag (roter Hund).

Infolge lange anhaltender Hitze und reichlichen Schweißes entstehen auf der Haut rote, heftig brennende Stippchen. Gute Mittel dagegen sind Schützen der betroffenen Körperstellen mit leichter Kleidung, kalte Abwaschungen mit Süßwasser oder Einschlagungen des ganzen Körpers in ein feuchtes Leintuch oder Einreiben der Haut mit etwas ungesalzenem Fette oder Paraffinsalbe oder Einstreuen von Salizylstreupulver (§ 45 Nr. 27).

§ 147.

Krätze; Filz-, Kopf- und Kleiderläuse.

Die Krätze entsteht durch kleine, in der Haut sich einnistende Tierchen, die Krätzmilben; sie ist gekennzeichnet durch Hautjucken, welches besonders in der (Bett-) Wärme auftritt, und durch auf der Haut sich bildende kleine Stippchen, später Pusteln mit Borken. Die Krätzpusteln können auf dem ganzen Körper, mit Ausnahme des Gesichts, vorkommen; mit Vorliebe aber sitzen sie zwischen den Fingern, an den Unterarmen, dem Gliede, dem Bauche und den Hinterbacken.

Die Behandlung findet in der Weise statt, daß ohne vorheriges Baden der ganze Körper unter besonderer Berücksichtigung der meist befallenen Stellen mit etwa 20 bis 30 g Perubalsamlösung eingerieben wird. Drei Tage lang bleibt die Einreibung auf dem Körper, dann wird ein Bad gegeben oder eine Abwaschung gemacht, reine Wäsche angelegt und sodann das ganze Verfahren wiederholt; hierbei sind die Stellen, welche noch gejuckt haben, besonders zu bedenken. Mit dem abermals nach drei Tagen folgenden Abwaschen des Körpers pflegt das Leiden gehoben zu sein. Bettwäsche, Leibwäsche und Kleidung sind vor Wiedergebrauch zu desinfizieren, am einfachsten durch kochendes Wasser.

Filzläuse finden sich mit Vorliebe an den Schamhaaren, jedoch auch an den übrigen behaarten Körperstellen, selten indes im Barte und in den Augenbrauen.

Die Stellen, wo die Tiere sitzen, sind in großem Umkreis mit einem Päckchen grauer Salbe gründlich einzureiben; nach 3 Tagen sind sie abzuwaschen und von neuem mit grauer Salbe einzureiben. Eine Woche nach der zweiten Abwaschung wird das Verfahren nochmals wiederholt.

Gegen Kopf- und Kleiderläuse ist eine ein- oder zweimalige Einreibung mit 10 g Perubalsamlösung oder auch Petroleum (jedoch Vorsicht wegen der Feuergefahr!) in der Regel ausreichend. Kleider mit Läusen reinige man in kochendem Wasser.

Anhang.

**1. Bekanntmachung, betreffend die Untersuchung von Schiffs-
leuten auf Tauglichkeit zum Schiffsdienste*).**

Auf Grund der Bestimmung im § 7 Abs. 4 der Seemannsordnung vom 2. Juni 1902 (R.-G.-Bl. S. 175) hat der Bundesrat
die nachstehenden Vorschriften über die Untersuchung von Schiffsleuten auf Tauglichkeit zum Schiffsdienst erlassen:

§ 1. Auf den Kauffahrteischiffen ist für Reisen, welche die
Grenzen der kleinen Fahrt überschreiten, die Schiffsmannschaft (§ 2
Abs. 3 der Seemannsordnung) vor der Anmusterung einer körperlichen Untersuchung auf ihre Tauglichkeit zum Schiffsdienste zu
unterziehen.

Hochseefischereifahrzeuge sind für Reisen in nordeuropäischen
Gewässern von den Vorschriften der §§ 1—6 ausgenommen.

§ 2. Wenn die Anmusterung in einem deutschen Hafen (§ 6
Abs. 2 der Seemannsordnung) stattfindet, ist die Untersuchung durch
einen Arzt vorzunehmen. Der Kapitän und der Reeder sind — abgesehen vom Falle des Abs. 2 — befugt, der Untersuchung persönlich
oder durch Stellvertreter beizuwohnen. In außerdeutschen Häfen
kann der Kapitän, falls die Zuziehung eines Arztes Schwierigkeiten
bereitet, ausnahmsweise die Untersuchung selbst, tunlichst im Beisein
eines Beamten des Seemannsamts (§ 5 Abs. 1 a. a. O.), ausführen.

Die Untersuchung weiblicher Angestellter darf nur durch einen
Arzt erfolgen. Auf Wunsch des Arztes oder der zu Untersuchenden
ist eine andere weibliche Person zuzuziehen.

§ 3. Das Ergebnis der Untersuchung jeder angemusterten
Person ist schriftlich festzustellen; die Aufzeichnung ist zwei Jahre

---

*) Reichs-Gesetzblatt 1905, S. 561.

lang, vom Tage der Anmusterung an gerechnet, von dem Reeder aufzubewahren.

Der Reeder hat dem Schiffsmanne bei Beendigung des Dienstes auf Verlangen das Untersuchungsergebnis abschriftlich mitzuteilen.

§ 4. Personen, die bei der Untersuchung als untauglich für den zu übernehmenden Dienst (§§ 5, 6) befunden sind, dürfen nicht angemustert werden.

§ 5. Als Gründe der Untauglichkeit kommen insbesondere in Betracht: allgemeine Körperschwäche, Geisteskrankheiten, Epilepsie und andere schwere Nervenkrankheiten, schwere Herzleiden, unter den übertragbaren Krankheiten namentlich Tuberkulose in ansteckender Form, Syphilis beim Vorhandensein von Geschwüren auf der Haut oder im Munde, Tripper (Gonorrhoe) beim Vorhandensein von Ausfluß, Schanker.

Untauglich für einzelne Zweige des Schiffsdienstes können insbesondere machen: ausgebildete Unterleibsbrüche, umfangreiche Hautgeschwüre, ausgedehnte Narben, insbesondere solche, deren Wiederaufbruch wahrscheinlich ist, Fisteln, große Geschwülste, erhebliche Schwerhörigkeit, Taubheit.

Bei der Untersuchung für den Dienst als Heizer oder Kohlenzieher sind die besonderen Anforderungen dieses Dienstes an die Leistungsfähigkeit und Widerstandskraft zu berücksichtigen; namentlich sind Fettsüchtige und Herzleidende von diesem Dienste fernzuhalten. Personen unter 18 Jahren dürfen zum Dienste als Heizer oder Kohlenzieher nur ausnahmsweise und nur mit Zustimmung des untersuchenden Arztes angemustert werden.

§ 6. Von dem Vorhandensein solcher Leiden, welche nach dem Gutachten des untersuchenden Arztes den Untersuchten für den Schiffsdienst im allgemeinen oder für den zu übernehmenden besonderen Dienst als untauglich oder nur als bedingt oder minder tauglich erscheinen lassen, hat der Arzt dem Kapitän oder dem Reeder oder ihren Stellvertretern unverzüglich Mitteilung zu machen.

§ 7. In bezug auf das Seh- und Farbenunterscheidungsvermögen der Schiffsleute gelten für Reisen in allen Fahrten die folgenden Vorschriften.

Die zum Decksdienste bestimmten Schiffsleute sind vor der ersten Anmusterung im Inlande gemäß den vom Reichskanzler erlassenen Bestimmungen auf Seh- und Farbenunterscheidungsvermögen zu untersuchen (Bekanntmachung vom 9. Mai 1904, Zentralblatt für das Deutsche Reich S. 142).

Nur solche Schiffsleute, welche sich über den Besitz genügenden Seh- und Farbenunterscheidungsvermögens durch eine auf Grund der Untersuchung ihnen erteilte Bescheinigung ausweisen können, dürfen zum Ausguckdienste verwendet werden.

Der Kapitän hat hinsichtlich der zum Decksdienste bestimmten Schiffsleute die Bescheinigungen über den Ausfall der Untersuchungen auf Seh- und Farbenunterscheidungsvermögen vor der Abfahrt aus dem Musterungshafen einer sorgfältigen Durchsicht zu unterziehen.

§ 8. Für die Durchführung dieser Vorschriften hat, unbeschadet der dem Kapitän zufallenden Obliegenheiten, der Reeder zu sorgen.

§ 9. Der Reichskanzler ist ermächtigt, im Einverständnisse mit der Landesregierung Ausnahmen von den vorstehenden Vorschriften zuzulassen.

§ 10. Auf die Schiffsoffiziere (§ 2 Abs. 2 der Seemannsordnung) finden diese Vorschriften keine Anwendung.

§ 11. Diese Vorschriften treten am 1. Oktober 1905 in Kraft.

Berlin, den 1. Juli 1905.

Der Reichskanzler.

In Vertretung:

Graf von Posadowsky.

2. Bekanntmachung, betreffend die Logis-, Wasch- und Baderäume, sowie die Aborte für die Schiffsmannschaft auf Kauffahrteischiffen*).

Auf Grund der Bestimmungen im § 56 Abs. 2 der Seemannsordnung vom 2. Juni 1902 (Reichsges.-Bl. S. 175) hat der Bundes-

---

*) Reichs-Gesetzblatt 1905, S. 563.

rat die nachstehenden Vorschriften über Größe und Einrichtung der Logisräume sowie über Einrichtung der Wasch- und Baderäume und der Aborte für die Schiffsmannschaft erlassen:

Größe und Einrichtung der Logisräume für die Schiffsmannschaft.

§ 1. Für Kauffahrteischiffe von mehr als 400 Kubikmeter Brutto-Raumgehalt, mit Ausnahme der Hochseefischereifahrzeuge, gelten folgende Vorschriften:

1. Die Größe der Logisräume muß so bemessen sein, daß auf jeden darin untergebrachten Schiffsmann mindestens 3,5 Kubikmeter Luftraum entfallen; bei Räumen, die auf dem obersten Decke liegen, oder für die sonst eine ausgiebige Lüftung unter allen Umständen sichergestellt ist, genügt ein Luftraum von mindestens 3 Kubikmeter auf jeden Schiffsmann. Unter Luftraum ist der Rauminhalt nach Abzug der im Logisraum enthaltenen konstruktiven Schiffsteile zu verstehen.

An Fußbodenfläche müssen in jedem Logisraum auf jeden darin untergebrachten Schiffsmann mindestens 1,5 Quadratmeter entfallen; diese Fläche darf bis auf 1,25 Quadratmeter herabgehen, sofern für die Intwohner des Logisraums ein besonderer Speiseraum eingerichtet ist. Zur Berechnung der Fläche ist nur bis an die Innenkante der Spanten zu messen. Bei Logisräumen mit schrägen, nach oben ausfallenden Wänden darf an Stelle der Fußbodenfläche der wagerechte Querschnitt des Logis in halber Höhe der Berechnung zugrunde gelegt werden.

2. Die mittlere lichte Höhe der Logisräume muß mindestens 2 Meter, bei Schiffen von nicht mehr als 2000 Kubikmeter Brutto-Raumgehalt mindestens 1,80 Meter betragen.

3. Die Logisräume müssen gegen Nässe, üble Gerüche, Wärme benachbarter Räume und sonstige belästigende Einflüsse tunlichst geschützt sein.

4. Zugänge zu Laderäumen dürfen nicht durch Logisräume führen. Vorratsräume mit Ausnahme von Kabelgatts dürfen während der Nachtzeit nur in Notfällen durch Logisräume hindurch betreten werden.

5. Jeder Logisraum muß dem Tageslicht in ausreichendem Maße zugänglich sein. Bei dunklem Wetter und zur Nachtzeit muß er ausreichend künstlich beleuchtet werden.

6. Der mittlere Teil des Logisraums soll tunlichst frei von Schachten, Tunneln, durchgehenden Luftziehern und anderen Leitungen sein.

7. Die Fußböden der Logisräume müssen ein hölzernes Deck haben oder mit einem dichten, leicht rein zu haltenden, schlecht wärmeleitenden Belage versehen sein. Die Wände und Decken der Logisräume müssen mit einem hellen Ölfarbenanstriche versehen sein; freiliegende eiserne Decken müssen mit einem das Tropfen verhindernden Schutzbelage bekleidet sein.

8. Jedem Schiffsmann ist eine eigene Koje zum alleinigen Gebrauche zu gewähren. Doppelkojen ohne Scheidewand sind unzulässig. Die Länge einer Koje darf nicht unter 1,83 Meter, die Breite nicht unter 0,6 Meter im Lichten betragen.

Der Abstand zwischen dem Fußboden und der unteren Koje muß mindestens 25 Zentimeter betragen; er darf bis auf 15 Zentimeter herabgehen, wenn drei Kojen übereinander liegen, die aus Eisen gefertigt und leicht entfernbar sind. Der Abstand zwischen je zwei übereinander befindlichen Kojen sowie derjenige zwischen dem Boden der oberen Koje und der Decke des Logisraums muß mindestens 75 Zentimeter betragen. Mehr als drei Kojen übereinander sind unzulässig.

Das Kojenzeug ist tunlichst häufig gründlich zu lüften und zu reinigen und, sofern erforderlich, zu desinfizieren.

9. Abgesehen von der natürlichen Lüftung durch Fenster und Türen sind in jedem Logisraum Einrichtungen vorzusehen, durch die auch bei geschlossenen Fenstern eine genügende Erneuerung und Bewegung der Luft ermöglicht wird. Sind Luftzieher vorhanden, so muß ihr unteres Ende so angebracht sein, daß der kalte Luftstrom nicht unmittelbar auf Schlafkojen trifft.

10. Bei kaltem Wetter ist für genügende Erwärmung der Logisräume zu sorgen. Eiserne Öfen sind mit einem mindestens 5 Zentimeter weit abstehenden, abnehmbaren eisernen Mantel, der am Boden

einige große Öffnungen hat, zu umgeben. Die Öfen dürfen nicht mit Verstellklappen am Schornstein und die Ofenröhren nicht mit Verschlüssen (Schossen) versehen sein.

11. Die Ausstattung der Logisräume mit Tischen, Bänken, Schränken und dergleichen soll billigen Anforderungen entsprechen. In jedem Logisraume müssen, sofern nicht ein besonderer Eßraum oder eine sonstige Gelegenheit zur Einnahme von Mahlzeiten an einem vom Schlafraume getrennten Platze vorhanden ist, Tische und Sitzgelegenheiten für mindestens die Hälfte der Belegschaft zur Verfügung stehen. Auch ist in jedem Logisraume mindestens ein Spucktopf aufzustellen, der täglich zu reinigen ist.

12. Über der Tür zu jedem Logisraume muß die zulässige Belegschaftszahl deutlich angegeben sein.

13. Die Logisräume sind in reinlichem Zustande zu erhalten.

§ 2. Auf Kauffahrteischiffen von nicht mehr als 400 Kubikmeter Brutto-Raumgehalt sowie auf allen Hochseefischereifahrzeugen soll für die Unterkunft der Schiffsmannschaft entsprechend der Bestimmung im § 55 Abs. 1 der Seemannsordnung möglichst gut gesorgt werden.

Einrichtung von Wasch- und Baderäumen für die Schiffsmannschaft.

§ 3. Auf jedem Kauffahrteischiff ist der Schiffsmannschaft Gelegenheit zur körperlichen Reinigung und zum Zeugwaschen zu gewähren.

§ 4. Auf allen Dampfern, auf denen die Zahl der Schiffsmannschaft mehr als zwanzig beträgt, muß mindestens ein heller, sauberer Waschraum vorhanden und mit Wascheinrichtungen mindestens derart versehen sein, daß eine solche auf jeden zweiten Mann einer Wachmannschaft entfällt, soweit nicht für einzelne Schiffsleute besondere Wascheinrichtungen vorhanden sind. Der Waschraum muß heizbar sein; jedoch kann auf den nicht mit Dampfheizung versehenen Frachtdampfern von der Durchführung dieser Vorschrift Abstand genommen werden. Die Waschgelegenheit kann mit den Aborten in demselben Raume liegen, sofern dem Schicklichkeitsgefühle durch die Art der Anordnung und durch die Verwahrung der Aborte Rechnung getragen ist.

§ 5. Für die Maschinenmannschaft muß, sofern sie mehr als zehn Personen zählt, ein besonderer Waschraum vorhanden sein, welcher tunlichst so gelegen sein soll, daß ihn die Leute auf dem Wege von den Heiz= und Kohlenräumen erreichen können, ehe sie ihr Logis betreten. Dieser Waschraum muß so groß sein, daß sich mindestens der sechste Teil der Maschinenmannschaft zu gleicher Zeit darin reinigen kann; er muß mit Wasserleitung und mit Brausen (je einer auf etwa vier der sich gleichzeitig reinigenden Leute) und mit einer ausreichenden Anzahl von Waschgefäßen versehen sein. Ferner muß sich in diesem Waschraum eine Einrichtung zur Entnahme von warmem Wasser befinden.

§ 6. Auf allen Dampfern, auf welchen für die Reisenden Warm= wasserbrausen vorhanden sind, sind solche Anlagen auch für die Schiffsmannschaft vorzusehen; dabei sind Vorkehrungen zu treffen, um eine Verbrühung der Badenden tunlichst zu verhüten.

§ 7. Auf Dampfern in mittlerer oder großer Fahrt ist der Schiffsmannschaft mindestens zweimal in der Woche Süßwasser für die körperliche Reinigung zur Verfügung zu stellen. Hochseefischerei= fahrzeuge sind für Reisen in nordeuropäischen Gewässern von dieser Vorschrift ausgenommen.

§ 8. Die Wasch= und Baderäume sind täglich zu reinigen.

Einrichtung der Aborte für die Schiffsmannschaft.

§ 9. Auf den Kauffahrteischiffen, mit Ausnahme der Segel= schiffe von nicht mehr als 400 Kubikmeter Brutto=Raumgehalt, müssen Aborte in abgeschlossenen Räumen und Pissoire für die Schiffsmannschaft vorhanden sein; die Pissoire dürfen in den Abort= räumen liegen. Bei Seeleichtern genügt ein fester sicherer Abort für die Schiffsmannschaft.

Für die Aufwärter ist, sofern ihre Zahl zehn übersteigt, ein be= sonderer Abortraum vorzusehen.

§ 10. Die Aborträume müssen in solcher Höhe gelegen sein, daß die Abortsitze sich über Wasser befinden. Von etwa benach=

barten Logisräumen müssen die Aborträume durch einen oder mehrere Räume, mindestens aber durch geruchdichte Schotten ohne Türen getrennt sein.

Die Aborträume müssen mit einer sicher wirkenden Abluftvorrichtung versehen und dem Tageslicht ausreichend zugänglich sein. Decken und Wände müssen mit einem hellen Ölfarbenanstriche versehen sein. Der Fußboden muß so eingerichtet sein, daß er für Luft und Wasser undurchlässig ist.

§ 11. Die Aborte müssen mit mindestens 50 Zentimeter breiten Sitzen in solcher Zahl versehen sein, daß bei einer Schiffsmannschaft von nicht mehr als einhundert Köpfen auf je fünfundzwanzig Schiffsleute mindestens ein Sitz, bei einer Schiffsmannschaft von mehr als einhundert bis zu zweihundert Köpfen auf je weitere dreiunddreißig Schiffsleute mindestens ein Sitz mehr und bei einer Schiffsmannschaft von mehr als zweihundert Köpfen für je weitere fünfzig Schiffsleute mindestens ein Sitz mehr entfällt.

Von der Einrichtung von Sitzen kann bei den der nichteuropäischen Schiffsmannschaft zum Gebrauche dienenden Aborten abgesehen werden, sofern diese Schiffsleute an die Benutzung solcher Sitze nicht gewöhnt sind.

§ 12. Auf Segelschiffen von nicht mehr als 400 Kubikmeter Brutto-Raumgehalt muß eine sichere Abortsitzgelegenheit, die beweglich sein darf, vorhanden sein.

§ 13. Die Aborte und Pissoire sind täglich zu reinigen.

Allgemeine Vorschriften.

§ 14. Die im § 1 Nrn. 1, 2, 4, 5 Satz 1 enthaltenen Vorschriften sowie die auf die Größe der Kojen und auf die Maße ihrer Abstände bezüglichen Bestimmungen im § 1 Nr. 8, ferner die in §§ 4—6, § 9 Abs. 2, § 10 Abs. 1, § 11 Abs. 1 enthaltenen Vorschriften gelten nur für Schiffe, deren Bau nach dem 1. Oktober 1905 in Auftrag gegeben wird.

§ 15. Für die vorschriftsmäßige Herstellung der in diesen Bestimmungen vorgesehenen Räume und Einrichtungen hat der Reeder, für ihre vorschriftsmäßige Behandlung und Benutzung der Kapitän zu sorgen.

§ 16. Die Anlage, Einrichtung und Instandhaltung der Logis=räume sowie der Wasch= und Baderäume und der Aborte für die Schiffsmannschaft unterliegen in deutschen Häfen einer regelmäßigen Beaufsichtigung durch die nach Bestimmung der Landesregierung dafür zuständige Behörde.

§ 17. Der Reichskanzler ist ermächtigt, im Einverständnisse mit der Landesregierung Ausnahmen von den vorstehenden Vorschriften zuzulassen.

§ 18. Diese Vorschriften treten am 1. Januar 1906 in Kraft.

Berlin, den 2. Juli 1905.

Der Reichskanzler.

In Vertretung:

Graf von Posadowsky.

3. Bekanntmachung,
betreffend Krankenfürsorge auf Kauffahrteischiffen*).

Auf Grund der Bestimmungen im § 56 Abs. 2 in Verbindung mit § 4 der Seemannsordnung vom 2. Juni 1902 (Reichs=Gesetzbl. S. 175) hat der Bundesrat die nachstehenden Vorschriften über Krankenfürsorge auf Kauffahrteischiffen erlassen:

§ 1. Kauffahrteischiffe sind mit Arznei= und anderen Hilfs=mitteln sowie mit Lebensmitteln zur Krankenpflege nach den an=liegenden Verzeichnissen I a, I b, II, III gemäß nachfolgender Be=stimmungen auszurüsten.

§ 2. Für Reisen in Küstenfahrt und kleiner Fahrt sind alle Kauffahrteischiffe (also einschließlich der Hochseefischereifahrzeuge, Eisbrecher, Bergungsfahrzeuge, Seeschlepper und Fahrzeuge ge=werbetreibender Lotsen) nach dem Verzeichnis I a auszurüsten, wenn eine Besatzung von mehr als zwei Mann an Bord ist.

§ 3. Für Reisen in mittlerer Fahrt sind Hochseefischereifahr-

---

zeuge nach dem Verzeichnis Ib, andere Kauffahrteischiffe ohne Schiffsarzt nach dem Verzeichnisse II Spalte a auszurüsten.

§ 4. Für Reisen in großer Fahrt sind Kauffahrteischiffe ohne Schiffsarzt mit einer Besatzung von nicht mehr als fünfzehn — bei Dampfern nicht mehr als zwanzig — Mann nach dem Verzeichnisse II Spalte a, bei größerer Besatzung nach dem Verzeichnisse II Spalte b auszurüsten.

§ 5. Für Reisen, auf welchen nach § 13 ein Schiffsarzt an Bord sein muß, hat die Ausrüstung nach dem Verzeichnisse III zu erfolgen.

Die im Verzeichnisse III mit einem Sterne bezeichneten Mittel dürfen auf solchen Schiffen fehlen, auf welchen Kinder oder Frauen nicht eingeschifft sind und voraussichtlich nicht eingeschifft werden.

Die nach Bestimmung der Landesregierung zuständige Behörde, im Auslande der Konsul, ist befugt, nach Anhörung des Reeders erforderlichenfalls eine Vermehrung der Arznei- und anderen Hilfsmittel nach Art und Menge anzuordnen.

Die Bestimmungen in Abs. 1, 2 gelten auch für Reisen, auf welchen Schiffe einen Schiffsarzt mitnehmen, ohne daß eine Verpflichtung hierzu gemäß § 13 besteht; jedoch kann in diesem Falle die nach Abs. 3 zuständige Behörde, im Auslande der Konsul, auf Antrag bestimmte Ermäßigungen in der Ausrüstung gestatten.

§ 6. Die Ausrüstung hat der Reeder und, wenn sie während der Reise zu vervollständigen ist, der Kapitän zu besorgen.

§ 7. Die Arzneimittel sind unter Beachtung der auf Grund des § 6 der Gewerbeordnung erlassenen Kaiserlichen Verordnungen, den Verkehr mit Arzneimitteln betreffend, im Inlande zu beziehen; sie müssen den Anforderungen des Arzneibuchs für das Deutsche Reich entsprechen, soweit nicht eine andere Zusammensetzung in den Arzneimittelverzeichnissen vorgesehen ist. In Notfällen ist die Beschaffung von Arzneimitteln im Auslande zulässig.

Die anderen Hilfsmittel müssen von der in deutschen Krankenhäusern üblichen, brauchbaren und dauerhaften Beschaffenheit sein.

§ 8. Die Arznei- und anderen Hilfsmittel zur Krankenpflege sind in einem besonders eingerichteten Arzneischranke, der tunlichst in einem wohlverwahrten Raume sich befinden soll, oder wenigstens in einer Arzneikiste übersichtlich geordnet und gegen Beschmutzung, Feuchtigkeit und sonstige schädliche Einflüsse geschützt, aufzubewahren und unter Verschluß zu halten. Der Schlüssel ist jederzeit an Bord aufzubewahren.

Die im Verzeichnisse III mit einem Kreuze versehenen Mittel sind in einem besonderen verschließbaren Giftschrank oder sonst geeigneten Behältnis aufzubewahren. Der Arzt hat sie unter Verschluß zu halten und den Schlüssel sicher zu verwahren.

Sieht sich der Kapitän genötigt, im Auslande Arzneimittel an Bord zu nehmen, welche abweichend von der im Deutschen Arzneibuche vorgeschriebenen Zubereitung hergestellt oder nach fremdländischem Gewicht abgeteilt sind, so sind sie, entsprechend bezeichnet, in einer besonderen Abteilung des Arzneischrankes (der Arzneikiste) beziehungsweise des Giftschrankes aufzubewahren.

§ 9. In dem Arzneischranke (der Arzneikiste) muß sich ein gut leserlicher, übersichtlicher, auf einer Papptafel oder auf steifem Papier hergestellter Abdruck des für das Schiff gültigen Verzeichnisses von Arznei- und anderen Hilfsmitteln zur Krankenpflege einschließlich der in dem entsprechenden Verzeichnisse gegebenen Weisungen befinden.

§ 10. Alle Arzneimittelbehältnisse müssen mit deutlichen Aufschriften versehen sein. Sie sind,

> wenn sie nicht stark wirkende Mittel enthalten, mit schwarzer Schrift auf weißem Grunde,

> wenn sie Mittel enthalten, welche in Tabelle B des Arzneibuchs für das Deutsche Reich aufgeführt sind, mit weißer Schrift auf schwarzem Grunde,

> wenn sie Mittel enthalten, welche in Tabelle C daselbst aufgeführt sind, mit roter Schrift auf weißem Grunde

zu bezeichnen.

Standgefäße für Mineralsäuren dürfen mittels Radier- oder Ätzverfahrens hergestellte Aufschriften haben.

Auf Schiffen ohne Schiffsarzt sind den Arzneimittelbehältnissen kurze gedruckte Anweisungen über den Gebrauch und über etwa zu beobachtende Vorsichtsmaßregeln entsprechend den in den Verzeichnissen I a, I b, II enthaltenen Weisungen beizufügen.

Lichtempfindliche Mittel sind in Standgefäßen aus gelbem Glase, Vegetabilien in Gläsern oder Blechdosen aufzubewahren. Die Aufbewahrung von Arzneimitteln in Papierbeuteln ist verboten, falls diese Beutel nicht wieder in besonderen Standgefäßen oder Blechdosen liegen. Bei abgeteilten Pulvern ist jede Einzelgabe mit einer deutlich aufgedruckten, den Inhalt angebenden Aufschrift zu versehen.

In Vorratskisten befindliche Arzneimittel sind wie die in dem Arzneischranke (der Arzneikiste) befindlichen zu bezeichnen und aufzubewahren. Jede solche Kiste muß ein Inhaltsverzeichnis enthalten.

§ 11. Flaschen, Kruken und andere Behältnisse, in denen Arzneien an Kranke abgegeben werden, müssen mit deutlichen Aufschriften versehen sein; es sind ihnen tunlichst Anweisungen über den Gebrauch und über etwa zu beobachtende Vorsichtsmaßregeln entsprechend den in den Verzeichnissen I a, I b, II enthaltenen Weisungen beizugeben.

Bei der Abgabe eines äußerlich anzuwendenden Mittels ist ein roter Zettel mit der Aufschrift „Äußerlich" aufzukleben.

§ 12. Bei einer Besatzung von mehr als zehn Mann sind für Reisen in großer Fahrt die Schiffe jeder Größe, für Reisen in mittlerer Fahrt die Schiffe von mehr als 3000 Kubikmeter Brutto-Raumgehalt mit einem ruhig belegenen, luftigen und hellen Krankenraum auszustatten. Der Krankenraum muß bei einer Besatzung bis zu dreißig Mann mindestens eine Koje von mindestens gleicher Größe, Lage und Ausstattung wie die Kojen des Mannschaftslogis, bei größerer Besatzung mindestens zwei solcher Kojen enthalten.

Die nach Bestimmung der Landesregierung zuständige Behörde ist befugt, für Schiffe, deren Bau vor dem 1. Oktober 1905 in Auftrag gegeben worden ist, Ausnahmen oder Erleichterungen von dieser Vorschrift zuzulassen.

Die Belegung des Krankenraumes mit Kranken hat nach der vom Kaiserlichen Gesundheitsamte herausgegebenen „Anleitung zur Gesundheitspflege auf Kauffahrteischiffen" zu erfolgen.

Auf Schiffen, die nicht gemäß § 13 mit einem Schiffsarzte zu besetzen sind, darf der Krankenraum, wenn er nicht belegt ist, anderweit benutzt werden; er muß aber vor jeder Belegung mit Kranken gründlich gelüftet und gereinigt werden.

§ 13. Für Reisen in mittlerer oder großer Fahrt sind Kauffahrteischiffe, welche mehr als fünfzig Reisende oder insgesamt mehr als einhundert Personen während einer Seereise von mindestens sechs aufeinander folgenden Tagen beherbergen sollen oder voraussichtlich beherbergen werden, mit einem zur unentgeltlichen Behandlung der Schiffsbesatzung sowie der Reisenden 3. Klasse und der Zwischendecker verpflichteten, im Deutschen Reiche approbierten Ärzte zu besetzen.

§ 14. Der Schiffsarzt hat sich vor dem Antritte der Reise bei der nach Bestimmung der Landesregierung zuständigen Behörde, im Auslande bei dem Konsul, vorzustellen und seine Verwendbarkeit darzulegen. Die Behörde, im Auslande der Konsul, ist befugt, die Verwendung eines ungeeigneten Schiffsarztes zu untersagen. Nach Beendigung jeder Reise, und zwar vor der Abmusterung, hat sich der Schiffsarzt bei der bezeichneten Behörde, im Auslande bei dem Konsul, wiederum persönlich zu melden.

Während der Reise hat der Schiffsarzt ein Verzeichnis der von ihm behandelten Kranken mit Angabe der Krankheit sowie ein Tagebuch über hygienisch oder sonst ärztlich wichtige Wahrnehmungen und Maßnahmen an Bord zu führen und dem Kapitän vorzulegen. Nach Beendigung jeder Reise sind diese Schriftstücke seitens des Reeders oder des Kapitäns der im Abs. 1 bezeichneten amtlichen Stelle tunlichst so zeitig zuzustellen, daß sie ihr vor der gemäß Abs. 1 erfolgenden persönlichen Meldung des Schiffsarztes vorliegen.

§ 15. Mindestens einmal im Jahre hat der Reeder die Ausrüstung durch einen von der zuständigen Landesbehörde für diesen Zweck bezeichneten, im Deutschen Reiche approbierten Arzt prüfen und dabei feststellen zu lassen, ob die Ausrüstung den bestehenden Vorschriften genügt; der Prüfung ist dasjenige Verzeichnis zugrunde zu legen, welches gemäß §§ 1—5 der nächstbevorstehenden Reise entspricht. Hierbei soll, soweit erforderlich, ein von der zuständigen Landesbehörde für diesen Zweck bezeichneter Apotheker zugezogen werden. Dies hat jedenfalls zu geschehen, wenn es sich um eine Ausrüstung nach Verzeichnis III handelt.

Über den Befund ist eine Bescheinigung auszustellen, in welcher die etwa vorhandenen Mängel anzugeben sind und zu vermerken ist, welches Verzeichnis der Prüfung zugrunde gelegen hat.

Für Schiffe von nicht mehr als 400 Kubikmeter Brutto-Raumgehalt, welche nach Verzeichnis I a ausgerüstet sind, genügt eine von dem approbierten Leiter einer deutschen Apotheke vor längstens einem Jahre ausgestellte Bescheinigung, daß die Arznei- und anderen Hilfsmittel zur Krankenpflege gut und brauchbar sind.

Die nach Abf. 2, 3 erforderlichen Bescheinigungen sind vom Kapitän aufzubewahren und auf Verlangen der Behörde, im Auslande dem Konsul, vorzulegen.

Findet die Prüfung der Ausrüstung an Bord statt, so ist mit ihr eine Besichtigung der Krankenräume sowie eine Einsichtnahme in das Schiffstagebuch und in die im § 14 Abf. 2 erwähnten Schriftstücke zu verbinden.

Reeder und Kapitän haben den Prüfenden jede Erleichterung zu gewähren. Über die erfolgte Prüfung ist ein Vermerk in das Schiffstagebuch aufzunehmen.

Bleibt das Schiff länger als ein Jahr im Auslande, so hat der Kapitän die Prüfung zu geeigneter Zeit im Einvernehmen mit dem Konsul in sinngemäßer Anwendung der Vorschriften dieses Paragraphen vornehmen zu lassen. Die auszustellende Bescheinigung ist vom Konsul zu visieren.

Die für die Prüfung von den Schiffen zu erhebenden Gebühren werden von der Landesregierung festgestellt, im Auslande von dem Konsul für den Einzelfall bestimmt.

§ 16. Unbeschadet dieser amtlichen Prüfung und Besichtigung hat der Kapitän — falls ein Schiffsarzt angemustert ist, dieser — vor dem Antritt einer jeden Reise von voraussichtlich mehr als vierwöchiger Dauer, mindestens aber alle drei Monate zu prüfen, ob die Arznei- und anderen Hilfsmittel sowie die Lebensmittel zur Krankenpflege für die weitere Reise noch in genügender Menge und Beschaffenheit vorhanden sind und ihre Vervollständigung rechtzeitig zu veranlassen. Die Prüfung hat sich insbesondere auch auf den Verschluß der Standgefäße und den Zustand der Instrumente zu erstrecken.

Das Ergebnis der Prüfung ist in das Schiffstagebuch einzutragen.

§ 17. Der Reichskanzler ist ermächtigt, im Einverständnisse mit der Landesregierung Ausnahmen von diesen Vorschriften zuzulassen.

§ 18. Diese Vorschriften treten am 1. Januar 1906 — für diejenigen Schiffe, welche bis zum 1. Dezember 1905 einen deutschen Hafen (§ 6 Abs. 2 der Seemannsordnung) nicht besuchen, einen Monat nach Ankunft in einem solchen, spätestens am 1. Juli 1906 — in Kraft.

Mit demselben Zeitpunkte treten die entsprechenden landesrechtlichen Vorschriften außer Kraft. Unberührt bleiben die landesrechtlichen Vorschriften, soweit sie sich auf die Mitnahme und Verabreichung von Zitronensaft und die Verpflegung der Schiffsmannschaft nach der vorgeschriebenen Speiserolle beziehen.

Berlin, den 3. Juli 1905.

Der Reichskanzler.

In Vertretung:

Graf von Posadowsky.

Anlage.

Anlage.

Verzeichnis Ia.

1. Innerlich anzuwendende Arzneimittel.

Allgemeine Wirkung	Deutsche Bezeichnung unter Berücksichtigung des Arzneibuchs für das Deutsche Reich	Lateinische	Menge	Gebrauchsanweisung und Vorsichtsmaßregeln
Abführmittel	Rizinusöl	Oleum Ricini	250 g	Bei Verstopfung, Durchfall mit Leibweh, Ruhr; 1—2 Eßlöffel.
Stopfmittel und zur Schmerzlinderung	Einfache Opiumtinktur (Opiumtropfen)	Tinctura Opii simplex	10 g (in Tropfflasche)	Nicht für Kinder! Vorsicht! Bei Magenkrampf und Kolik (Leibschmerzen), Durchfall, Ruhr; zweimal täglich 10—15 Tropfen, höchstens 30 Tropfen in 3 Stunden, höchstens 60 Tropfen in 24 Stunden.
Anregendes Mittel	Ätherweingeist (Hoffmannstropfen)	Spiritus aethereus	50 g (in Flasche mit Korkpfropfen)	Nach Ohnmacht, Hitzschlag; 20—25 Tropfen auf Zucker oder Brot.

2. Äußerlich anzuwendende Arzneimittel.

Zum Wundverband	Kautschuk-Heftpflaster	Emplastrum adhaesivum cum Cautschuc paratum	5 m lang, 3 cm breit, (in Bandform)	Zum Bedecken von kleinen Wunden. Die Wundränder werden einander genähert und das Heftpflaster so befestigt, daß die Wunde nicht wieder auseinanderklafft.
	Kresolseifenlösung	Liquor Cresoli saponatus	100 g	Vorsicht! Nur äußerlich und gehörig verdünnt zu gebrauchen! 1 Eßlöffel voll in 1 Liter Wasser zu lösen. Zum Auswaschen und Abtupfen von Wunden und Geschwüren.
	Borsalbe	Unguentum Acidi borici	250 g	Bei Verbrennungen und Geschwüren auf reine Mulläppchen aufzustreichen und aufzulegen.
Zu Umschlägen	Bleiessig	Liquor Plumbi subacetici	50 g	2 Teelöffel zu $^1/_2$ Liter Wasser gibt Bleiwasser zu Umschlägen b. Quetschungen, Feigwarzen usw.
Anregendes Mittel	Senfspiritus	Spiritus Sinapis	50 g	Ein handgroßes Stück Leinen oder Löschpapier anzufeuchten und auf die Haut zu legen; bei Ohnmacht, Kopf-, Brustschmerzen, Herzkrämpfen u. dgl.

3. Andere Hilfsmittel zur Krankenpflege.

Gegenstand	Menge	Bemerkungen
Mullbinden	10 Stück	etwa 5 m lang, 8 cm breit
Verbandmull	5 m	in Päckchen zu je 1 m
Verbandwatte	200 g	in Päckchen zu je 50 g
Verbandtücher	2 Stück	mit Aufdruck nach Esmarch
Sicherheitsnadeln	12 Stück	in einer Schachtel
Anleitung zur Gesundheitspflege auf Kauffahrtei=schiffen usw. Neueste Ausgabe	1 Stück	

Verzeichnis Ib.
1. Innerlich anzuwendende Arzneimittel.

Allgemeine Wirkung	Deutsche Bezeichnung unter Berücksichtigung des Arzneibuchs für das Deutsche Reich	Lateinische	Menge	Gebrauchsanweisung und Vorsichtsmaßregeln
Abführmittel	Magnesiumsulfat (Bittersalz)	Magnesium sulfuricum	250 g	Gegen Verstopfung; morgens nüchtern 1 Eß=löffel voll in warmem Wasser gelöst zu trinken.
	Rizinusöl	Oleum Ricini	250 g	Bei Verstopfung, Durchfall mit Leibweh, Ruhr; 1—2 Eßlöffel.
Stopfmittel und zur Schmerzlinderung	Einfache Opiumtinktur (Opiumtropfen)	Tinctura Opii simplex	10 g (in Tropfflasche)	Nicht für Kinder! Vorsicht! Bei Magenkrampf und Kolik (Leibschmerzen), Durchfall, Ruhr; zweimal täglich 10—15 Tropfen, höchstens 30 Tropfen in 3 Stunden, höchstens 60 Tropfen in 24 Stunden.
Hustenmittel	Brustelixir	Elixir e Succo Liquiritiae	100 g	Bei Husten und Erkältungen; 2 stündlich 1/2 Tee=löffel in etwas Wasser.
Anregendes Mittel	Ätherweingeist (Hoffmannstropfen)	Spiritus aethereus	50 g (in Flasche mit Korkpfropfen)	Nach Ohnmacht, Hitzschlag; 20—25 Tropfen auf Zucker oder Brot.

Allgemeine Wirkung	Deutsche Bezeichnung unter Berücksichtigung des Arzneibuchs für das Deutsche Reich	Lateinische	Menge	Gebrauchsanweisung und Vorsichtsmaßregeln
Fiebermittel	Chininhydrochlorid (Chinin)	Chininum hydrochloricum 1 g	20 Pulver	Bei fieberhaften Erkrankungen 1 Pulver in 100 ccm Wasser zu lösen, davon alle 2 Stunden 1 Eßlöffel. Bei Wechselfieber genau nach der „Anleitung".
	Natriumsalicylat	Natrium salicylicum 1 g	30 Pulver	Bei Gelenkrheumatismus, Blasenkatarrh alle 3 Stunden 1 Pulver in Oblaten; tritt Ohrensausen und Schwindel auf, so ist mit dem Gebrauch aufzuhören.
	Kopaivabalsam	Balsamum Copaivae	50 g	Bei Tripper und Blasenkatarrh 3mal täglich 10—20 Tropfen; bei Verdauungsbeschwerden, Leibschmerzen, Blasen= und Nierenschmerzen auszusetzen! Vorsicht!
	Kamillen	Flores Chamomillae	125 g	Bei Erkältung und Unwohlsein als Teeaufguß (1 Eßlöffel voll auf ½ Liter kochendes Wasser) tassenweise mit etwas Zucker zu trinken.
	Oblaten	(Chartae amylaceae)	50 Stück	Zum Einwickeln von Chinin= und Natriumsalicylatpulvern. Vor dem Gebrauche sind die Oblaten anzufeuchten.

2. Äußerlich anzuwendende Arzneimittel.

Allgemeine Wirkung	Deutsche Bezeichnung	Lateinische	Menge	Gebrauchsanweisung und Vorsichtsmaßregeln
Zum Wundverband	Kautschuk= Heftpflaster	Emplastrum adhaesivum cum Cautschuc paratum	10 m lang, 3 cm breit (in Bandform)	Zum Bedecken von kleinen Wunden. Die Wundränder werden einander genähert und das Heftpflaster so befestigt, daß die Wunde nicht wieder auseinanderklafft.
	Basisches Wismutgallat (als Jodoformersatz)	Bismutum subgallicum	25 g	Auf Wunden, Schrunden und Geschwüre in dünner Schicht zu streuen; bei stärkerer Absonderung streue man dickere Schichten auf.
	Kresolseifenlösung	Liquor Cresoli saponatus	250 g	Vorsicht! Nur äußerlich und verdünnt zu gebrauchen! 1 Eßlöffel voll in 1 Liter Wasser zu lösen. Zum Auswaschen und Abtupfen von Wunden und Geschwüren.
	Borsalbe	Unguentum Acidi borici	250 g	Bei Verbrennungen und Geschwüren auf reine Mulläppchen aufzustreichen und aufzulegen.

Zu Umschlägen und dergleichen	Bleiessig	Liquor Plumbi subacetici	50 g	2 Teelöffel zu ¹/₂ Liter Wasser gibt Bleiwasser zu Umschlägen b. Quetschungen, Feigwarzen usw.
	Zinksulfat (Einspritzungspulver)	Zincum sulfuricum 1 g	10 Pulver	1 Pulver in 200 g Wasser zu lösen; bei Tripper von der Lösung 2—4 mal täglich eine Spritze voll langsam in die Harnröhre zu spritzen. Bei Augenentzündungen dient die Lösung von 1 Pulver in ¹/₂ Liter Wasser als Augenwasser.
Mittel gegen Zahnweh	Kreosotlösung (Zahntropfen)	Kreosotum cum Spiritu āā	10 g (in Tropfflasche)	1 Tropfen auf 1 Stückchen Watte in den hohlen Zahn einzuführen.
Anregendes Mittel	Senfspiritus	Spiritus Sinapis	100 g	Ein handgroßes Stück Leinen oder Löschpapier anzufeuchten und auf die Haut zu legen; bei Ohnmacht, Kopf-, Brustschmerzen, Herzkrämpfen u. dgl.

3. Andere Hilfsmittel zur Krankenpflege.

Gegenstand	Menge	Bemerkungen
Medizingläser	6 Stück	von verschiedener Größe bis zu 200 ccm Inhalt
Korke	20 Stück	—
Salbenkruken	3 Stück	—
Zettel, rote, mit der Aufschrift „Äußerlich"	12 Stück	zum Aufkleben auf die Arzneigefäße
Zettel, weiße	12 Stück	desgleichen
Wasserdichter Stoff	1 m	zur Bedeckung von Umschlägen
Verbandwatte	1 kg	in Päckchen zu je 100 g
Flanellbinden	3 Stück	etwa 5 m lang, 8 cm breit
Mullbinden	20 Stück	desgleichen
Verbandmull	10 m	in Päckchen zu je 1 m
Verbandtücher	2 Stück	mit Aufdruck nach Esmarch
Sicherheitsnadeln	20 Stück	in einer Schachtel
Spaltschienen	2 Stück	aus dünnen Brettchen, welche in etwa 1 cm breite Streifen geschnitten und auf Zeug geklebt sind
Handbürste	1 Stück	—
Tripperspritzen	3 Stück	aus starkem Glase mit kurzer stumpfer Spitze und Lederstempel
Tragbeutel (Suspensorien)	3 Stück	—
Bruchbänder	2 Stück	1 linksseitiges und 1 rechtsseitiges

Gegenstand	Menge	Bemerkungen

Verbandtasche,
  enthaltend:
  1 Thermometer in Hülse*),
  2 Inzisionsmesser,
  1 Schere,
  1 Spatel,
  1 Pinzette,
  1 Klemmpinzette,
  3 Wundnadeln (krumme, darunter 1 starke),
  4 g Nähseide
	1 Stück	—

Anleitung zur Gesundheitspflege auf Kauf= fahrteischiffen usw. Neueste Ausgabe Portwein	1 Stück 3 Flaschen	—

*) Empfohlen wird ein Minuten=Maximalthermometer.

Verzeichnis II.

1. Innerlich anzuwendende Arzneimittel.

Allgemeine Wirkung	Deutsche	Lateinische	Menge		Gebrauchsanweisung	Englische Bezeichnung
	Bezeichnung unter Berücksichtigung des Arznei=buchs für das Deutsche Reich		a	b	und Vorsichtsmaßregeln	unter Berücksichtigung der British Pharmacopoeia von 1898
Abführ=mittel	Magnesiumsulfat (Bittersalz)	Magnesium sulfuricum	1 kg	2 kg	Gegen Verstopfung; morgens nüchtern 1 Eßlöffel voll in warmem Wasser gelöst zu trinken.	Magnesium Sulphate (Epsom Salt).
	Rizinusöl	Oleum Ricini	1 kg	2 kg	Bei Verstopfung, Durchfall mit Leibweh, Ruhr; 1—2 Eßlöffel.	Castor Oil.

Stopfmittel und zur Schmerz=linderung	Basisches Wismutnitrat	Bismutum subnitricum	50 g	100 g	Bei Magenkatarrh, Durchfall, Ruhr; messerspitzenweise.	Bismuth Oxynitrate.
	Einfache Opium=tinktur (Opiumtropfen)	Tinctura Opii simplex	50 g	50 g	Nicht für Kinder! Vorsicht! Bei Magen=krampf und Kolik (Leibschmerzen), Durch=fall, Ruhr; 2mal täglich 10—15 Tropfen, höchstens 30 Tropfen in 3 Stunden, höch=stens 60 Tropfen in 24 Stunden.	Tincture of Opium (Laudanum). (13 drops of the British Tinct. contain the same quantity of Opium as 10drops of theGerman).
	Morphiumpulver	Morphinum hydrochlori-cum (0,01 g) cum Saccharo Lactis (0,5 g)	20 Pulver	20 Pulver	Nicht für Kinder! Vorsicht! Genau nach der „Anleitung" zu geben. Höchstens 2 Pulver auf einmal, höchstens 4 Pulver in 24 Stunden.	Morphine Hydrochloride 0,01 g (one centigramme), Milk Sugar 0,5gramme.
Hustenmittel	Morphiumpulver	f. oben			1 Teelöffel doppeltkohlensaures Natron, 2 Morphiumpulver, 1 Eßlöffel gestoßener Zucker werden in eine Medizinflasche gefüllt und 200 g Wasser nachgegossen. Nach erfolgter Lösung alle 2 Stunden eßlöffelweise zu gebrauchen.	
	Brustelixir	Elixir e Succo Liquiritiae	100 g	200 g	Bei Husten und Erkältungen; 2stündlich $^1/_2$ Teelöffel in etwas Wasser.	Extract of Liquorice 1 part, Fennel Water 3 parts, Anisated Solu-tion of ammonia 1 part.
Bei Magen= und Ver=dauungs=beschwerden	Natrium=bikarbonat (Doppeltkohlen=saures Natron)	Natrium bicarbonicum	150 g	300 g	Bei verdorbenem Magen (Druck), Übelkeit, Aufstoßen, Sodbrennen 3—4 mal täglich $^1/_2$ Teelöffel in Wasser. Bei Vergiftungen mit Säuren (f. „An=leitung").	Sodium Bicarbonate.
	Verdünnte Salzsäure	Acidum hydro-chloricum dilutum	50 g	100 g	Bei Magenkatarrh, bei Typhus und im Fieber gegen trockene Zunge und Durst 10—15 Tropfen in 1 Glas Wasser mehr=mals täglich.	Diluted Hydrochloric Acid.
	Weinige Rhabarbertinktur (Rhabarber=tropfen)	Tinctura Rhei vinosa	75 g	150 g	Bei Magenbeschwerden, Gelbsucht $^1/_2$ Tee=löffel 1—2 mal täglich.	Wine of Rhubarb (British Pharmacop. 1885).

Allgemeine Wirkung	Deutsche Bezeichnung unter Berücksichtigung des Arznei= buchs für das Deutsche Reich	Lateinische Bezeichnung	Menge		Gebrauchsanweisung und Vorsichtsmaßregeln	Englische Bezeichnung unter Berücksichtigung der British Pharmacopoeia von 1898
			a	b		
Brechmittel	Brechwurzel	Radix Ipecacuanhae pulverata 1 g	20 Pulver	20 Pulver	Bei Fleisch= u. Fischvergiftungen 1 Pulver. Nachtrinken einer geringen Menge lau= warmen Wassers. Tritt nach einer Viertelstunde kein Erbrechen ein, noch 1 Pulver. Bei Ruhr (f. „Anleitung").	Powdered Ipecacuanha Root 1,0 gramme.
Anregendes Mittel	Ätherweingeist (Hoffmanns= tropfen) *)	Spiritus aethereus	50 g	100 g	Nach Ohnmacht, Hitzschlag; 20—25 Tropfen auf Zucker oder Brot.	Ether 1 part, Alcohol (90 per cent) 3 parts.
Fiebermittel	Chinin= hydrochlorid (Chinin)	Chininum hydro- chloricum 1 g	100 Pulver	200 Pulver	Bei fieberhaften Erkrankungen, 1 Pulver in 100 ccm Wasser zu lösen, davon alle 2 Stunden 1 Eßlöffel. Bei Wechselfieber genau nach der „An= leitung".	Quinine Hydrochloride 1 gramme.
	Natrium= salicylat	Natrium salicylicum 1 g	50 Pulver	100 Pulver	Bei Gelenkrheumatismus, Denguefieber, Blasenkatarrh 4—6 mal täglich je ein Pulver (in Oblaten); tritt Ohrensausen und Schwindel auf, so ist mit dem Ge= brauch aufzuhören.	Sodium Salicylate 1 gramme.
	Kaliumjodid (Jodkali)	Kalium jodatum 10 g	10 Päck= chen in Wachs= papier	20 Päck= chen in Wachs= papier	Bei sekundärer Syphilis 1 Päckchen in 200 g Wasser zu lösen, davon 3 mal täglich 1 Eßlöffel voll ein paar Wochen lang.	Potassium Jodide.
	Kopaivabalsam	Balsamum Copaivae	50 g	100 g	Bei Tripper und Blasenkatarrh 3 mal täglich 10—20 Tropfen; bei Verdauungs= beschwerden, Leibschmerzen, Blasen= und Nierenschmerzen auszusetzen. Vorsicht!	Copaiba.

*) Die Hoffmannstropfen sind in einer mit dicht schließendem guten Rindenkorke verschlossenen Flasche aufzubewahren.

	Kamillen	Flores Chamomillae	125 g	250 g	Bei Erkältung und Unwohlsein als Tee=aufguß (1 Eßlöffel voll auf ½ Liter kochendes Waſſer) taſſenweiſe mit etwas Zucker zu trinken.	Chamomile Flowers.
	Oblaten	(Chartae amylaceae)	150 Stück	300 Stück	Zum Einwickeln von Chinin= und Natrium=ſalicylatpulvern vor dem Einnehmen. Vor dem Gebrauche ſind die Oblaten anzufeuchten.	Wafers.

2. Äußerlich anzuwendende Arzneimittel.

Zum Wund=verband	Kautſchuk=Heftpflaſter	Emplastrum adhaesivum cum Cautschuc paratum	10 m lang, 3 cm breit in Band=form	20 m lang, 3 cm breit in Band=form	Zum Bedecken von kleinen Wunden. Die Wundränder werden einander genähert und das Heftpflaſter ſo befeſtigt, daß die Wunde nicht wieder auseinander=klafft.	Spread Resin Plaster prepared with India-rubber.
	Baſiſches Wismutgallat (als Jodoformerſatz)	Bismutum subgallicum	50 g	100 g	Auf Wunden, Schrunden und Geſchwüre in dünner Schicht zu ſtreuen; bei ſtärkerer Abſonderung ſtreue man dickere Schich=ten auf. Auf Brandwunden in dünner Schicht zu ſtreuen, darüber Verbandwatte und Mullbinde.	Bismuth Subgallate.
	Kreſol=ſeifenlöſung	Liquor Cresoli saponatus	500 g	1 kg	Vorſicht! Nur äußerlich und gehörig ver=dünnt zu gebrauchen! 1 Eßlöffel voll in 1 Liter Waſſer zu löſen. Zum Auswaſchen und Abtupfen von Wunden und Geſchwüren.	Crude Cresol and Soft Soap 1 part of each.
	Borſalbe	Unguentum Acidi borici	200 g	400 g	Bei Verbrennungen und Geſchwüren auf reine Mulläppchen aufzuſtreichen und aufzulegen.	Boric Acid Ointment.
	Paraffinſalbe	Unguentum Paraffini	200 g	400 g	Verbandſalbe bei kleinen Wunden und Hautabſchüzfungen, leichten Verbren=nungen u. dgl.	White Paraffin Ointment.
Zu Um=ſchlägen, Ein=reibg. u. dgl.	Bleieſſig	Liquor Plumbi subacetici	100 g	200 g	2 Teelöffel zu ½ Liter Waſſer gibt Blei=waſſer zu Umſchlägen bei Quetſchungen, Feigwarzen uſw.	Strong Solution of Lead Subacetate.

Allgemeine Wirkung	Deutsche Bezeichnung unter Berücksichtigung des Arzneibuchs für das Deutsche Reich	Lateinische	Menge		Gebrauchsanweisung und Vorsichtsmaßregeln	Englische Bezeichnung unter Berücksichtigung der British Pharmacopoeia von 1898
			a	b		
(Noch: Zu Umschlägen, Einreibungen u. dgl.)	Flüssiger Opodeldok	Spiritus saponato-camphoratus	200 g	400 g	Zum Einreiben bei Muskelschmerzen, Steifigkeit, alten Verstauchungen u. dgl.	Liniment of Soap 190 parts, Solution of Ammonia 10 parts.
	Jodtinktur	Tinctura Jodi	50 g	50 g	Zum Aufpinseln bei alten Verstauchungen, altem Gelenkrheumatismus. Die Haut darf nicht wund oder offen sein; nach dem Pinseln ist die Hautstelle zu verbinden.	Jodine 1 part, Alcohol (90 per cent) 10 parts.
	Perubalsamlösung	Balsamum peruvianum cum Spiritu āā	100 g	200 g	Bei Krätze in die gereinigte Haut abends einzureiben.	Balsam of Peru, Alcohol (90 per cent) 1 part of each.
	Graue Quecksilbersalbe	Unguentum Hydrargyri cinereum 2 g	40 Päckchen	80 Päckchen	Gegen Läuse vorsichtig ein bohnengroßes Stück einzureiben. Am nächsten Tage mit Seife abzuwaschen. Bei Syphilis genau nach der „Anleitung".	Mercury Ointment 2 parts, Lard 1 part, Mix and divide into small packets containing 2 grammes.
	Zinksulfat (Einspritzungspulver)	Zincum sulfuricum 1 g	30 Pulver	60 Pulver	1 Pulver in 200 g Wasser zu lösen. Bei Tripper von der Lösung 2—4mal täglich eine Spritze voll in die Harnröhre zu spritzen. Bei Augenentzündungen dient eine Lösung von 1 Pulver in ¼ Liter Wasser als Augenwasser zu Umschlägen und Einträufelungen.	Zinc Sulphate 1 gramme.
	Salicylstreupulver	Pulvis salicylicus cum Talco	200 g	400 g	Zum Einstreuen gegen übelriechende Schweiße und dadurch hervorgerufenes Wundsein (Füße, Achselhöhle usw.).	Powdered Salicylic Acid 3 parts, fine powdered Talc 87 parts, fine powdered Wheat Starch 10 parts.

			Menge a	Menge b		
Zum Gurgeln und als Mundwasser	Kali=Alaun (Alaun)	Alumen pulveratum	50 g	100 g	1 Teelöffel in 1 Liter Wasser, gut umgeschüttelt, zum Gurgeln bei Hals= und Mundschmerzen.	Powdered Alum.
	Kaliumchlorat (Chlorsaures Kali)	Kalium chloricum	100 g	200 g	1 Teelöffel auf ½ Liter warmes Wasser zum Gurgeln und Mundausspülen bei Halsentzündung, Mund= und Rachenleiden; nicht hinunterschlucken, weil es innerlich giftig wirkt!	Potassium Chlorate.
Mittel gegen Zahnweh	Kreosotlösung (Zahntropfen)	Kreosotum cum Spiritu āā	10 g (in Tropf= flasche)	20 g (in Tropf= flasche)	1 Tropfen auf 1 Stückchen Watte in den hohlen Zahn einzuführen.	Creosote and Alcohol (90 per cent) 1 part of each.
Anregendes Mittel	Senfspiritus	Spiritus Sinapis	100 g	200 g	Ein handgroßes Stück Leinen oder Löschpapier anzufeuchten und auf die Haut zu legen; bei Ohnmacht, Kopf=, Brustschmerzen, Herzkrämpfen u. dgl.	Volatile Oil of Mustard 2 parts, Alcohol (90 per cent) 98 parts.

3. Desinfektionsmittel.

	Kresol= seifenlösung	Liquor Cresoli saponatus	5 kg	10 kg	Vgl. die Desinfektionsanweisung in der „Anleitung".	Crude Cresol and Soft Soap 1 part of each.

4. Andere Hilfsmittel zur Krankenpflege.

Gegenstand	Menge a	Menge b	Bemerkungen
Meßgefäß	1 Stück	1 Stück	zu 100 ccm Inhalt und mit ccm=Einteilung von Teelöffelgröße
Hornlöffel	1 "	1 "	
Tropfflaschen	3 "	3 "	—
Medizingläser	12 "	24 "	in verschiedener Größe bis zu 200 ccm Inhalt
Korke	30 "	60 "	—
Salbenkruken	3 "	6 "	—
Zettel, rote, mit der Aufschrift „Äußerlich"	25 "	50 "	zum Aufkleben auf die Arzneigefäße
Zettel, weiße	25 "	50 "	desgleichen

Gegenstand	Menge		Bemerkungen
	a	b	
Wasserdichter Stoff	1 m	1 m	zur Bedeckung von Umschlägen
Trinkrohr (aus Glas)	1 Stück	1 Stück	—
Spülgefäß (Irrigator)	1 "	1 "	mit 2 Gummischläuchen, 2 Zwischenhähnen, 1 Wund= und 1 Klistierspitze
Steckbecken	1 "	1 "	—
Urinflasche	1 "	1 "	—
Tragbeutel (Suspensorien) . . .	6 "	12 "	—
Bruchbänder	2 Stück {1 linksseitig 2}{1 rechtsseitig 2}	4 Stück	—
Verbandwatte	1 kg	2 kg	in Päckchen zu je 100 g
Ungeleimte Watte	0,5 "	1 "	als Verbandpolster
Verbandmull	10 m	20 m	in Päckchen zu je 1 m
Flanellbinden	6 Stück	12 Stück	etwa 5 m lang und 8 cm breit
Mull= oder Kambrikbinden . . .	25 "	50 "	5 " 8 "
Verbandtücher	2 "	4 "	mit Aufdruck nach Esmarch "
Sicherheitsnadeln	20 "	50 "	
Spaltschienen	2 "	2 "	aus dünnen Brettchen, welche in etwa 1 cm breite Streifen geschnitten und auf Zeug geklebt sind
Maximalthermometer in Hülse*) .	2 "	3	das Thermometer ist vor dem Gebrauche derartig zu schütteln, daß der obere Quecksilberfaden nach unten rutscht; beim Messen wird die obere Marke des oberen Fadens ab= gelesen
Handbürste	1 "	1 "	—
Tripperspritzen	6 "	12 "	aus starkem Glase mit kurzer, stumpfer Spitze und Leder= stempel
Gummi = Katheter (Nelatonsche oder Jacques Patent)	2 "	2 "	—
Haarpinsel	6 "	6 "	
Verbandtasche	1 "	1 "	
enthaltend:			
2 Inzisionsmesser,			
1 Schere,			

*) Empfohlen werden Minuten=Maximalthermometer.

1 Spatel,
1 Pinzette,
1 Klemmpinzette,
3 Wundnadeln (krumme, darunter 1 starke),
4 g Nähseide

Anleitung zur Gesundheitspflege auf Kauffahrteischiffen usw. Neueste Ausgabe	1 Stück	1 Stück

5*). Lebensmittel zur Krankenpflege**).

Sago (Tapioca)	3 kg	5 kg	in Büchsen zu $\frac{1}{2}$ kg oder 1 kg einzulöten oder in luftdicht schließende Flaschen zu füllen. Je trockener die Substanz, je dichter die Verpackung, um so größer ist die Haltbarkeit
Hafergrütze	3 "	5 "	besgleichen
Kondensierte Milch	3 "	5 "	—
Ein aus getrocknetem Milcheiweiß hergestelltes Krankennährmittel***)	$\frac{1}{2}$ "	1 "	nur wo ein gutes Nährmittel dieser Art nicht zu haben
Fleischextrakt ***)	$\frac{1}{2}$ "	1 "	ist, werde es durch Fleischextrakt ersetzt —
Bier, pasteurisiertes	75 Flaschen	150 Flaschen	gegen Skorbut
Portwein	9 "	9 "	—
Guter Rotwein	9 "	15 "	—

*) Nach der durch die Bekanntmachung vom 7. April 1911 (Reichsgesetzbl. S. 171) abgeänderten Fassung.

**) Die Bestände an Sago, Hafergrütze, Milch, Krankennährmittel, Fleischextrakt und Bier sind jährlich zu erneuern; auf Reisen in mittlerer Fahrt brauchen Bier, Portwein und Rotwein nicht mitgenommen zu werden.

***) Die Auswahl bleibt dem Reeder (im Ausland dem Kapitän) überlassen, jedoch hat dieser sich vorher durch Befragen des nach § 15 mit der Prüfung der Ausrüstung betrauten Arztes (im Ausland eines vom Konsul zu bezeichnenden Arztes) darüber zu vergewissern, daß der Verwendung des Präparats in der Krankenpflege keine Bedenken entgegenstehen.

Verzeichnis III.

1. Arzneimittel.

Die Arzneimittel dürfen, soweit es möglich ist, in Tablettenform mitgenommen werden.

Lateinische Bezeichnung unter Berücksichtigung des Arzneibuchs für das Deutsche Reich	Deutsche	Menge	Bemerkungen	Englische Bezeichnung unter Berücksichtigung der British Pharmacopoeia v. 1898
Acidum boricum pulveratum	Borsäure	50 g	—	Powdered Boric Acid.
Acidum hydrochloricum dilutum	verdünnte Salzsäure	100 g	—	Diluted Hydrochloric Acid.
† Acidum nitricum	Salpetersäure	30 g	Reagens	Nitric Acid.
Acidum tannicum	Gerbsäure	50 g	—	Tannic Acid.
Aether	Äther	100 g	—	Ether.
Aethylum chloratum	Äthylchlorid	50 g	in Metalltuben oder in Glasröhren mit Metallverschluß	Ethyl Chloride.
Alumen pulveratum	Kali-Alaun	200 g		Powdered Alum.
† Apomorphinum hydrochloricum (0,1 g)	Apomorphinhydrochlorid	3 Röhrchen	in Glasröhrchen zu 0,1 g	Apomorphine Hydrochloride.
Aqua Calcariae	Kalkwasser	500 g	—	Solution of Lime.
Aqua destillata	destilliertes Wasser	1000 g	—	Distilled Water.
† Argentum nitricum fusum	Silbernitrat	5 g	—	Moulded Silver Nitrate.
† Atropinum sulfuricum solutum cum acido borico (1 + 3 : 100)	Atropinsulfatlösung	25 g	—	Atropine Sulphate 1 part, Boric Acid 3 parts, Distilled Water 96 parts.
Balsamum Copaivae	Kopaivabalsam	100 g	in Substanz oder in Kapseln zu 0,5 g	Copaiba.
Balsamum peruvianum cum Spiritu aa	Perubalsamlösung	400 g	—	Balsam of Peru, Alcohol (90 per cent) 1 part of each.
Benzinum Petrolei	Petroleumbenzin	400 g	—	Petroleum Spirit.
Bismutum subgallicum	Basisches Wismutgallat	100 g	als Jodoformersatz	Bismuth Subgallate.
Bismutum subnitricum	Basisches Wismutnitrat	100 g	—	Bismuth Oxynitrate.
(Chartae amylaceae) *)	Oblaten *)	400 Stück	—	Wafers.

*) Die Mitnahme von Oblaten kann unterbleiben, wenn Chininhydrochlorid und Natriumsalicylat in Tablettenform mitgenommen werden.

Chininum hydrochloricum (1 g)	Chininhydrochlorid	200 Pulver, für Reisen von voraussichtlich kürzerer als 35-tägiger Dauer 100 Pulver	—	Quinine Hydrochloride.
† Chloralum hydratum † Chloroformium	Chloralhydrat Chloroform	100 g 200 g	in mehreren, je für eine Narkose berechneten Portionen, mindestens aber in 3 Gläsern	Chloral Hydrate. Chloroform.
† Cocainum hydrochloricum Collodium elasticum † Cuprum sulfuricum	Kokainhydrochlorid Elastisches Kollodium Kupfersulfat	3 g 50 g 30 g	— — in Kristallen (in mehreren Stücken)	Cocaine Hydrochloride. Flexible Collodion. Copper Sulphate.
Elixir e Succo Liquiritiae	Brustelixir	250 g	—	Extract of Liquorice 1 part, Fennel Water 3 parts, Anisated Solution of Ammonia 1 part.
Emplastrum adhaesivum cum Cautschuc paratum	Kautschuk-Heftpflaster	5 m lang, 3 cm breit und 5 m lang, 10 cm breit, je 2 Spulen	—	Spread Resin Plaster prepared with India-rubber.
Emplastrum adhaesivum anglicum Extractum Filicis	Englisches Heftpflaster Farnextrakt	200 qcm 25 g	— in Gläschen zu je 5 g; jährlich zu erneuern	Sticking-Plaster (Court-Plaster). Liquid Extract of Male Fern.
* Extractum Secalis cornuti fluidum Flores Chamomillae † Folia Digitalis (0,1 g) * Fructus Foeniculi Glycerinum Gummi arabicum pulveratum † Hydrargyrum chloratum (0,3 g)	Mutterkorn-Fluidextrakt Kamillen Fingerhutblätter Fenchel Glycerin Arabisches Gummi Quecksilberchlorür	20 g 250 g 25 Pulver 200 g 200 g 100 g 60 Pulver	— — jährlich zu erneuern — — — ohne Zucker zu dispensieren	Liquid Extract of Ergot. Chamomile Flowers. Digitalis Leaves. Fennel Fruit. Glycerin. Gum Acacia. Mercurous Chloride.
† Hydrargyrum chloratum (0,01 g) cum Saccharo Lactis (0,3 g)	Quecksilberchlorür mit Milchzucker	60 Pulver	halbjährlich zu erneuern	Mercurous Chloride 0,01 g (one centigramme) Milk Sugar 0,3 g.

Lateinische Bezeichnung unter Berücksichtigung des Arzneibuchs für das Deutsche Reich	Deutsche	Menge	Bemerkungen	Englische Bezeichnung unter Berücksichtigung der British Pharmacopoeia v. 1898
† Hydrargyrum oxydatum via humida paratum	Gelbes Quecksilberoxyd	10 g	—	Yellow Mercuric Oxide.
† Jodoformium	Jodoform	25 g	—	Jodoform.
Kalium bromatum	Kaliumbromid	100 g	—	Potassium Bromide.
Kalium chloricum	Kaliumchlorat	200 g	—	Potassium Chlorate.
† Kalium jodatum	Kaliumjodid	200 g	—	Potassium Jodide.
Kalium permanganicum	Kaliumpermanganat	25 g	—	Potassium Permanganate.
—	* Kindermehlpräparate	6 Büchsen	jährlich zu erneuern	Infants Foods.
† Kreosotum cum Spiritu $\overline{aa}$	Kreosotlösung	20 g	—	Creosote and Alcohol (90 per cent) 1 part of each.
Liquor Aluminii acetici cum acido tartarico (95 + 5)	Aluminiumacetatlösung	500 g	—	Solution of Aluminium Acetate containing 7,5—8 per cent Aluminium Acetate, $Al_2 (CH_3 CO_2)_4 (OH)_2$ and of Tartaric Acid (95 + 5).
Liquor Ammonii anisatus	Anetholhaltige Ammoniakflüssigkeit	100 g	—	Anisated Solution of Ammonia (Oil of Anise 1 part, Alcohol (90 per cent) 24 parts, Solution of Ammonia, 5 parts).
Liquor Ammonii caustici	Ammoniakflüssigkeit	150 g	—	Solution of Ammonia.
Liquor Cresoli saponatus	Kresolseifenlösung	1000 g	—	Crude Cresol and Soft Soap 1 part of each.
Liquor Ferri sesquichlorati	Eisenchloridlösung	50 g	—	Solution of Ferric Chloride. (Specific Gravity 1,280—1,282).
Liquor Kalii acetici	Kaliumacetatlösung	100 g	—	Solution of Potassium Acetate (38 per cent).
† Liquor Kalii arsenicosi	Fowlersche Lösung	25 g	—	Arsenical Solution.
† Liquor Plumbi subacetici	Bleiessig	200 g	—	Strong Solution of Lead Subacetate.
* Lycopodium	Bärlappsamen	25 g	—	Lycopodium.
Magnesium sulfuricum	Magnesiumsulfat	2000 g	—	Magnesium Sulphate.
† Methylsulfonalum (1 g)	Methylsulfonal	20 Pulver	—	Methylsulphonal.

† Morphinum hydrochloricum (0,01 g) cum Saccharo Lactis (0,5 g)	Morphiumpulver	40 Pulver	—	Morphine Hydrochloride 0,01 g (one centigramme), Milk Sugar 0,5 g.
† Morphinum hydrochloricum cum Aqua destillata (1 + 49)	Morphiumhydrochlorid=lösung	50 g	in einer weithalsigen Flasche	Morphine Hydrochloride 1 part, Distilled Water 49 parts.
Natrium bicarbonicum	Natriumbikarbonat	500 g	—	Sodium Bicarbonate.
Natrium salicylicum (1 g)	Natriumsalicylat	200 Pulver	—	Sodium Salicylate.
Oleum camphoratum	Kampferöl	25 g	—	Camphor 1 part, Olive Oil 9 parts.
Oleum Ricini	Rizinusöl	2000 g	—	Castor Oil.
† Pastilli Hydrargyri bichlorati (1 g)	Sublimatpastillen	50 Pastillen	je 1 g Hydrargyrum bichloratum enthaltend	Pastils of Corrosive Sublimate.
† Phenacetinum (0,5 g)	Phenacetin	100 Pulver	—	Phenacetin.
Pilulae laxantes (Extractum Aloes, Extractum Rhei, Sapo jalapinus, Radix Rhei aa 7,5 g)	Abführpillen	150 Pillen	—	Extract of Barbados Aloes, Extract of Rhubarb, Soap of Jalap (hard Soap in powder and Jalap Resin 1 part of each) and Rhubarb Root 7,5 g of each 150 pills.
† Pulvis Ipecacuanhae opiatus (0,5 g)	Doversches Pulver	40 Pulver	—	Compound Powder of Ipecacuanha.
* Pulvis Liquiritiae compositus	Brustpulver	100 g	—	Compound Powder of Liquorice.
* Pulvis Magnesiae cum Rheo	Kinderpulver	30 g	—	Powdered Light Magnesium Carbonate 50 parts, Refined Sugar 35 parts, Oil of Fennel 0,7 parts, powdered Rhubarb Root 15 parts.
Pulvis salicylicus cum Talco	Salicylstreupulver	400 g	—	Powdered Salicylic Acid 3 parts, fine powdered Talc 87 parts, fine powdered Wheat Starch 10 parts.
Pyrazolonum phenyldimethylicum (1 g)	Phenyldimethylpyrazolon	30 Pulver	—	Phenyldimethyl-isopyrazolone.
† Radix Ipecacuanhae pulverata (1 g)	Brechwurzel	20 Pulver	—	Powdered Ipecacuanha Root.
Sal Carolinum factitium	Künstliches Karlsbader Salz	1000 g	—	Exsiccated Sodium Sulphate 44 parts, Potassium Sulphate 2 parts, Sodium Chloride 18 parts, Sodium Bicarbonate 36 parts.

Lateinische Bezeichnung unter Berücksichtigung des Arzneibuchs für das Deutsche Reich	Deutsche	Menge	Bemerkungen	Englische Bezeichnung unter Berücksichtigung der British Pharmacopoeia v. 1898
—	Schutzpockenlymphe	50 Portionen	in Röhrchen zu je 5 Portionen; vor jeder Reise zu erneuern und an einem kühlen, dunklen Orte aufzubewahren	Animal Lymph.
• Serum antidiphthericum	Diphtherie-Heilserum	5000 Einheiten	in 5 Fläschchen zu je 1000 Einheiten; jährlich zu erneuern	Diphtheria Serum.
Solutio Nylander	Nylandersches Reagens	100 g	Bereitungsvorschrift: 2 g basisches Wismutnitrat und 4 g Kaliumnatriumtartrat werden mit Natronlauge (10,33 Proz. Natriumhydroxyd enthaltend) auf 100 ccm aufgefüllt. Die Mischung wird erwärmt und von etwa ungelöst bleibenden Teilen durch Filtrieren befreit	Nylanders Solution: Bismuth Oxynitrate 2 g, Sodium Potassium Tartrate 4 g and sufficient Solution of Sodium Hydroxide (10,33 per cent) to produce 100 cubiccentimeters.
Spiritus	Weingeist	750 g	—	Alcohol (90 per cent).
Spiritus aethereus	Ätherweingeist	100 g	—	Ether 1 part, Alcohol (90 per cent) 3 parts.
Spiritus camphoratus	Kampferspiritus	500 g	—	Camphor 1 part, Alcohol (90 per cent) 7 parts, Distilled Water 2 parts.
Spiritus saponato-camphoratus	Flüssiger Opodelbok	500 g	—	Liniment of Soap 190 parts, Solution of Ammonia 10 parts.
Spiritus Sinapis	Senfspiritus	100 g	—	Volatile Oil of Mustard 2 parts, Alcohol (90 per cent) 98 parts.

Tinctura Chinae composita	Zusammengesetzte Chinatinktur	100 g	—	Red Cinchona Bark 6 parts, Dried Bitter-Orange Peel 2 parts, Gentian Root 2 parts, Cinnamon Bark 1 part, Alcohol (70 per cent) 50 parts.
† Tinctura Jodi	Jodtinktur	50 g	—	Jodine 1 part, Alcohol (90 per cent) 10 parts.
† Tinctura Opii simplex	Einfache Opiumtinktur	100 g	—	Tincture of Opium.
Tinctura Rhei vinosa	Weinige Rhabarbertinktur	150 g	—	Wine of Rhubarb (British Pharmacopoeia 1885).
† Tinctura Strophanthi	Strophanthustinktur	25 g	—	Strophantus Seeds 1 part, Alcohol (70 per cent) 10 parts.
Tinctura Valerianae aetherea	Ätherische Baldriantinktur	50 g	—	Valerian Rhizome 10 parts, Ether 12,5 parts, Alcohol (90 per cent) 37,5 parts.
Unguentum Acidi borici	Borsalbe	400 g	—	Boric Acid Ointment.
Unguentum Hydrargyri cinereum	Graue Quecksilbersalbe	200 g	—	Mercury Ointment 2 parts, Lard 1 part. Mix.
Unguentum Paraffini	Paraffinsalbe	400 g	—	White Paraffin Ointment.
Unguentum Zinci	Zinksalbe*)	100 g	—	Zinc Ointment.
† Zincum sulfuricum (1,0 g)	Zinksulfat	60 Pulver	—	Zinc Sulphate.

2. Desinfektionsmittel.

Liquor Cresoli saponatus	Kresolseifenlösung	20 kg	—	Crude Cresol and Soft Soap 1 part of each.

---

*) Statt der Zinksalbe darf Zinkpasta mitgenommen werden.

8. Andere Hilfsmittel zur Krankenpflege.

Gegenstand	Menge	Bemerkungen
a) Apothekengeräte.		
Meßgefäße	2 Stück	1 größeres zu 100 ccm, 1 kleineres zu 25 ccm mit ccm = Einteilung
Handwage mit Gewichten	1 „	von 10 g Tragfähigkeit
Trichter	1 „	aus Glas
Mörser	1 „	aus Porzellan
Salbenspatel	1 „	—
Horn= oder Knochenlöffel	2 „	von Teelöffelgröße
Tropfgläser	6 „	
Medizingläser	50 „	in verschiedenen Größen bis zu 200 ccm Inhalt
Korke	100 „	—
Salbenkruken	6 „	—
* Milchflaschen	10 „	—
Holz= oder Blechschachteln	20 „	—
Pappschachteln	20 „	—
Zettel, rote, mit der Aufschrift „Äußerlich"	100 „	zum Aufkleben auf die Arzneigefäße
Zettel, weiße	100 „	desgleichen
Papierbeutel	100 „	—
Spirituslampe	1 „	—
Filtrierpapier	4 Bogen	—
Reagenspapier, rotes u. blaues	je 1 Buch	—
Reagensgläser	6 Stück	—
b) Krankengeräte.		
Waschschalen	2 Stück	—
Flache viereckige Instrumenten=schalen	3 „	—
Eiterbecken	2 „	—
Eisbeutel	3 „	—
Wasserdichter Stoff	3 m	—
Ölleinwand oder dgl.	2 m	—
Einnehmegefäße	2 Stück	—
Trinkrohre	2 „	von Glas
Spülgefäße	2 „	mit je 2 Gummischläuchen, 2 Zwischen=hähnen, 1 Wund= und 1 Klistierspitze
Steckbecken	2 „	—
Urinflaschen	2 „	männlich
Tragbeutel	12 „	—
Bruchbänder	5 „	2 rechtsseitige, 2 linksseitige u. 1 doppel=seitiges
* Sauger	10 „	—
c) Verbandmittel.		
Gipsbinden	20 Stück	etwa 5 m lang, 8 cm breit, in ver=löteten Dosen
Verbandwatte	8 kg	in mehreren Paketen, davon die Hälfte sterilisiert
Ungeleimte Watte	1 kg	in mehreren Paketen
Jodoformgaze	2 qm	—
Verbandmull	20 m	in mehreren Paketen, davon die Hälfte sterilisiert
Flanellbinden	12 Stück	etwa 5 m lang, 8 cm breit
Mullbinden	100 „	etwa 5 m lang, 8 cm breit
Kleisterbinden	10 „	—
Mitellen	4 „	

Gegenstand	Menge	Bemerkungen
Verbandtücher	4 Stück	—
Kleine Drahtschienen	2 „	für Armverbände
Volkmannnsche T-Schienen	2 „	—
Holzschienen (einschließlich Spaltschienen)	6 „	—
Pappe	3 Bogen	—
Sicherheitsnadeln	2 Schachteln	—
Verbandschere	1 Stück	—

d) Ärztliche Geräte und Instrumente.*)

Die Instrumente sind in besonderen Kasten aufzubewahren; Metallteile müssen tunlichst vernickelt sein.

Gegenstand	Menge	Bemerkungen
Maximalthermometer **)	3 Stück	—
Stethoskop	1 „	—
Perkussionshammer	1 „	—
Plessimeter	1 „	—
Handbürsten	8 „	—
Chloroformierapparat	1 „	—
Pravazsche Spritzen	3 „	—
Reservekanülen dazu	6 „	—
Tripperspritzen	12 „	aus starkem Glase, mit kurzer, stumpfer Spitze und Lederstempel
Gummi-Katheter	6 „	Nelatonsche oder Jacques-Patent
Bougies	3 „	—
Gummischlauch mit großem Glastrichter	1 „	zu Magenausspülungen (1 m lang)
Schlundstößer	1 „	—
Grätenfänger	1 „	—
Reflektor mit Stirnbinde	1 „	—
Zungenspatel	2 „	—
Ohrentrichter	1 Satz	—
Belocqsches Röhrchen	1 Stück	—
Haarpinsel	10 „	—
Rachenpinsel	2 „	—
Trachealkanülen	2 „	—
*Spritze für Diphtherie-Heilserum	1 „	—
Esmarchscher Schlauch mit Binde	1 „	—
Induktionsapparat	1 „	nebst Vorräten zum Nachfüllen
Zahnzangen	5 „	nach englischer Art
Gerade Skalpelle	2 „	} oder gleichartige Instrumente in Bistouriform
Knopfmesser	1 „	
Sichelmesser	1 „	
Gerade Schere	1 „	—
Coopersche Schere	1 „	—
Scherenförmige Arterienpinzetten	2 „	—
Anatomische Pinzette	1 „	—
Hakenpinzette	1 „	—
Knopfsonde	1 „	—
Hohlsonde	1 „	—
Myrtenblattsonde	1 „	—
Spatel	1 „	—
Höllensteinhalter	1 „	—
Wundnadeln	6 „	—
Katgut	2 Fläschchen	—

*) Ergänzt gemäß der Bekanntmachung vom 21. Mai 1909 (Reichsgesetzbl. S. 446).
**) Empfohlen werden Minuten-Maximalthermometer.

Gegenstand	Menge	Bemerkungen
Seide (Nr. 2 und Nr. 3)	2 Pakete	—
Nadelhalter	1 Stück	—
Scharfer Löffel	1 "	—
Feine Korneallanzette	1 "	—
Feiner Augenmeißel	1 "	—
Impffedern	100 "	oder 3 Impflanzetten mit ausglühbarer Platiniridiumspitze
Kleines Rasiermesser	1 "	—
Großes Messer	1 "	
Mittleres Messer	1 "	
Scharfe vierzinkige Haken	2 "	
Scherenförmige Arterienpin= zetten	4 "	
Große Säge	1 "	} zu Amputationszwecken
Stichsäge	1 "	
Schneidende Knochenzange	1 "	
Knochenmeißel	1 "	
Troikart	1 "	
Wundnadeln	6 "	
Seide (Nr. 2 und Nr. 3)	2 Pakete	
* Zange	1 Stück	
* Perforatorium	1 "	
* Haken	1 "	} zur Geburtshilfe
* Katheter	1 "	
* Seidene Schlingen	2 "	
* Lange Kugelzange	1 "	—
* Lange Kornzange	1 "	—
* Lange Klemmpinzette	1 "	—
* Kürette	1 "	—
* Uterusröhre zum Ausspülen	1 "	—
* Hohlrinnenspekula	1 Satz (3 Stück)	—
Einfacher Sterilisierapparat	1 Stück	zur Sterilisierung der Instrumente Er soll so groß sein, daß auch die ge= burtshilflichen Instrumente darin steri= lisiert werden können.
Blutentnahmefedern (Impf= federn z. Blutuntersuchung)	50 "	—

e.*) Hilfsmittel zu mikroskopischen und chemischen Unter= suchungen.**)

Gegenstand	Menge	Bemerkungen
Mikroskop mit Gehäuse und Zubehör	1 Stück	mit umlegbarem Stativ, Abbescher Be= leuchtungsvorrichtung, Irisblende, Trieb am Tubus, Mikrometer= schraube, 3 Objektiven (1 schwachen und 1 stärkeren Trockensystem, 1 Öl= immersionssystem), 3 Okularen von 2= bis 8 facher Vergrößerung.
Mikroskopiertisch mit Vorrich= tung zur Feststellung des Mikroskops und mit Rahmen für Gläser und Schalen	1 "	—
Mikroskopierlampe	1 "	—
Feststehender Schemel mit dreh= barem Sitze	1 "	—
Präpariernadeln	12 "	—
Präpariernadelhalter	2 "	—

*) Eingefügt gemäß Bekanntmachung vom 21. Mai 1909 (Reichsgesetzbl. S. 446).
**) Nur bei Reisen südlich des 80. Grades nördlicher Breite.

Gegenstand	Menge	Bemerkungen
Mikroskopierpinzetten	2 Stück	—
Pinzetten nach Cornet	2 „	—
Pinzetten nach Ehrlich	2 „	—
Anatomische Pinzetten	2 „	—
Skalpelle	2 „	—
Scheren	2 „	1 große, 1 kleine
Platinösen	2 „	—
Hohlgeschliffene Objektträger	12 „	aus gutem Glase
Gewöhnliche Objektträger	200 „	aus gutem Glase
Deckgläschen	400 „	in mehreren in Alkohol gefüllten und mit Korkpfropfen verschlossenen Gläsern
Poliertücher für Deckgläschen	2 „	—
Baumwollene Tücher zum Putzen der Objektträger	2 „	—
Uhrglasschälchen	6 „	—
Blockschälchen	3 „	—
Doppelglasschalen nach Petri	6 „	—
Graduierte Pipetten	10 „	zu je 1 ccm
Tropfflaschen	3 „	zu je 30 ccm
Erlenmeyersche Kolben	6 „	3 zu je 100, 3 zu je 200 ccm
Kolbenbürste	1 „	—
Glasbüretten	2 „	zu je 20 ccm
Stativ dazu nebst Klemme	1 „	—
Bürettenbürste	1 „	—
Reagensgläser	12 „	mit Gestell
Reagensglasbürste	1 „	—
Spritzflasche	1 „	—
Wassergläser	3 „	—
Eimer	1 „	emailliert
Spirituslampe	1 „	—
Dreifuß mit Drahtnetz und Dreieck	1 „	—
Fettfarbstifte	2 „	—
Fließpapier	200 Bogen	—
Filtrierpapier	5 „	—
Pappkasten für mikroskopische Präparate	1 Stück	—
Weithalsige Präparatengläser	6 „	mit kräftigen Korkpfropfen, davon 1 zu 100 ccm mit 20 g Chlorkalcium am Boden zwischen dicken Fließ= papierschichten und mit darüber an= gebrachtem durchlochtem Korke
Absoluter Alkohol	1000 g	
Azur = Methylenblau = Eosin= lösung nach Giemsa	100 „	
Borax = Methylenblaulösung nach Manson	100 „	
Karbolfuchsinlösung nach Ziehl=Neelsen	100 „	in Flaschen mit Glas= stöpfel und in gemein= samem Stativ (zum Festftellen)
Salzsäurealkohol im Verhält= nisse von 3 Gewichtsteilen Salzsäure auf 97 Gewichts= teile Alkohol	100 „	
Jod=Jodkalilösung nach Lugol	100 „	zur Färbung nach Gram
Karbolgentianaviolettlösung	100 „	
Xylol	200 „	—
Kanadabalsam	50 „	in Tuben
Zedernöl	50 „	—
Terpentinöl	100 „	—
Guajakharz	10 „	

Gegenstand	Menge	Bemerkungen
Methylenblau	50 g	
Fuchsin	50 „	} in Substanz
Gentianaviolett	50 „	
Spritze nach Seitz zu 15 ccm mit einer kürzeren feinen und einer längeren starken Kanüle; dazu noch 2 Kanülen mit Mandrin in Glasröhren	1 Stück	—
Hämoglobinskala nach Talquist	1 „	—
Typhus-Diagnostikum nach Ficker mit Zubehör	1 „	—
Paratyphus-Diagnostikum B nach Ficker mit Zubehör	1 „	—
Langhalsige Standflasche aus braunem Glase zu 200 ccm mit Marke nach Giemsa	1 „	—
Zugeschmolzene Glasröhrchen, enthaltend je 0,9588 g Silbernitrat in 5 ccm destilliertem Wasser nach Giemsa	10 „	—
Kaliumchromatpulver	30 g	—
Kaliumquecksilberjodidlösung nach Tanred-Giemsa	100 „	—

f) Bücher.

Krankenverzeichnis	Anleitung zur Gesundheitspflege auf Kauffahrteischiffen usw. Neueste Ausgabe
Ärztliches Tagebuch	
Arzneibuch für das Deutsche Reich. Neueste Ausgabe	Ein Lehrbuch der Tropenkrankheiten *)

4.**) Lebensmittel zur Krankenpflege.***)

Gegenstand	Menge	Bemerkungen
Sago (Tapioca)	5 kg	in Büchsen zu $\frac{1}{2}$ kg oder 1 kg einzulöten oder in luftdicht schließende Flaschen zu füllen. Je trockner die Substanz, je dichter die Verpackung, um so größer ist die Haltbarkeit
Hafergrütze	5 „	desgleichen
Kondensierte Milch	5 „	—
Ein aus getrocknetem Milcheiweiß hergestelltes Krankennährmittel ****)	1 „	nur wo ein gutes Nährmittel dieser Art nicht zu haben ist, werde es durch Fleischextrakt ersetzt
Fleischextrakt ****)	1 „	—
Bier, pasteurisiertes	150 Flaschen	gegen Skorbut
Portwein	9 „	—
Guter Rotwein	15 „	—

*) Nur bei Reisen südlich des 30. Grades nördlicher Breite.

**) Nach der durch die Bekanntmachung vom 7. April 1911 (Reichsgesetzbl. S. 171) abgeänderten Fassung.

***) Die Bestände an Sago, Hafergrütze, Milch, Krankennährmittel, Fleischextrakt und Bier sind jährlich zu erneuern; auf Reisen in mittlerer Fahrt brauchen Bier, Portwein und Rotwein nicht mitgenommen zu werden.

****) Die Auswahl bleibt dem Reeder (im Ausland dem Kapitän) überlassen, jedoch hat dieser sich vorher durch Befragen des nach § 15 mit der Prüfung der Ausrüstung betrauten Arztes (im Ausland des Schiffsarztes oder eines vom Konsul zu bezeichnenden Arztes) darüber zu vergewissern, daß der Verwendung des Präparats in der Krankenpflege keine Bedenken entgegenstehen.

4. Auszug aus der
Zusammenstellung der Vorschriften über die Führung und Behandlung des Schiffstagebuches*).

In das Tagebuch sind insbesondere einzutragen:

. . . .

15. jede Einnahme von Trinkwasser, tunlichst mit kurzer Angabe der Herkunft des Wassers;

16. eine Kürzung der Rationen oder eine Änderung hinsichtlich der Wahl der Speisen und Getränke mit der Angabe, wann, aus welchem Grunde und in welcher Weise sie eingetreten ist;

17. die beim Kapitän angebrachte Beschwerde eines Schiffsmanns über ungenügenden oder verdorbenen Proviant, unter genauer Angabe des Sachverhalts . . . . .;

18. das Ergebnis der vorgeschriebenen Prüfung der Arzneimittel, der sonstigen Hilfs- und der Lebensmittel zur Krankenpflege;

19. die vorgekommenen Geburts- und Sterbefälle . . . . .;

. . . .

28. jeder Unfall, durch welchen eine auf dem Fahrzeuge beschäftigte Person auf der Reise getötet wird oder eine Körperverletzung erleidet, die eine völlige oder teilweise Arbeitsunfähigkeit von mehr als 3 Tagen oder den Tod zur Folge hat, nebst kurzer Beschreibung des Unfalls. Nach den Bekanntmachungen des Reichs-Versicherungsamtes vom 23. Dezember 1887 und 1. Oktober 1900 hat die Beschreibung des Unfalls in einem besonderen Anhange zum Tagebuch (Unfalltagebuch) zu geschehen, während in das Tagebuch selbst nur ein kurzer, auf den Unfall bezüglicher Vermerk, bei gleichzeitigem Hinweis auf die betreffende Seite des Anhanges, aufzunehmen ist. Für die Beschreibung und den Anhang sind besondere Formulare vorgeschrieben . . . .;

29. Erkrankungen, wenn sie bei einer auf dem Schiffe beschäftigten Person eine Arbeitsunfähigkeit von mehr als 3 Tagen,

---

*) Anlage III der von den Regierungen der deutschen Bundesseestaaten erlassenen gleichartigen Verordnungen, betr. die Führung und Behandlung des Schiffstagebuches.

ober wenn sie den Tod des Erkrankten oder dessen Ausschiffung zur Folge haben, nebst einer kurzen Beschreibung der Krankheitserscheinungen. Die Eintragung ist nicht erforderlich, wenn die Erkrankung von dem Schiffsarzt in das von ihm zu führende Tagebuch eingetragen ist;

30. alle an Bord ausgeführten, dem Auftreten von Aussatz, Cholera, Fleckfieber, Gelbfieber, Pest und Pocken vorbeugenden Maßnahmen, sowie die gegen die Weiterverbreitung dieser Krankheiten gerichteten Vorkehrungen;

31. alle von den Gesundheitsbehörden der auf einer Reise berührten Hafenplätze vorgenommenen Besichtigungen, Untersuchungen, Desinfektionen, Ausschiffungen usw.

. . . .

Formular für die Beschreibung*).

Unfall

Anlage B

in dem Betriebe des deutschen.................... Schiffes.................

Heimathafen........................... Unterscheidungssignal.................

Name und Wohnort des Schiffsführers.........................

Name und Wohnort des Reeders (Reedereileiters).................

....

Für jede getötete oder verletzte Person ist eine besondere Anzeige auszufüllen.

Reise (im Hafen) von .... nach.................

1. Wochentag, Datum, Jahr, Stunde des Unfalls.	...... (Wochentag), den............19.... $\frac{vor}{nach}$-mittags..... Uhr.... Min.
2. a) Vor= (nur Rufname) und Familienname der getöteten oder verletzten Person b) Wohnort und Wohnung c) Dienststellung d) Höhe der Monatsheuer (nur bei zur Besatzung gehörigen Leuten auszufüllen) e) Tag, Monat, Jahr und Ort der Geburt (wenn unbekannt, ungefähre Angabe des Lebensalters) f) Ledig, verheiratet, verwitwet Zahl der Kinder unter 15 Jahren g) Bei minderjährigen Personen: Vor= und Familienname, Wohnort und Wohnung des Vaters oder des gesetzlichen Vertreters (Mutter, Vormund)	a)........................ b)........................ c)........................ d)........................ e) geboren am........ $\frac{18....}{19....}$ in ...... Kreis .... Amt .... f)........................ g)........................
3. a) Ist der vom Unfall Betroffene getötet? b) I. Welche Körperteile sind verletzt (rechts u. links zu unterscheiden? II. WelcherArt ist die Verletzung (z.B. Knochenbruch, Verrenkung, Gliedverlust)? III. Ist die Verletzung eine schwere (entzündete Wunden, Knochenbrüche, Ausrenkungen, Verstauchungen und Quetschungen großer Gelenke, innere Verletzungen, ausgedehnte Brandwunden, Augenverletzungen, Milzbrand u. dgl.)? c) Wird die Verletzung voraussichtlich den Tod zur Folge haben? d) Hat der Verletzte d. Arbeit sofort eingestellt oder wann (Tag u. Stunde)? e) Hat er das Schiff verlassen? wann (genaues Datum) und wo?	a)........................ b) I........................ II........................ III........................ c)........................ d)........................ e)........................
4. a) Ist der Verletzte in einem Krankenhaus untergebracht? in welchem? oder wo befindet er sich? an Bord? zu Hause? b) *(Name, Wohnort, Wohnung)* I. des zuerst zugezogenen Arztes II. des jetzt behandelnden Arztes III. der in der ersten Hilfeleistung besonders ausgebildeten Laien, welche die erste Hilfe geleistet haben (in der Gesundheitspflege geprüfte Schiffsoffiziere, Sanitätskolonnenmitglieder, Heilgehilfen u. a.)	a)........................ b) I........................ II........................ III........................

Am linken Rand von Abschnitt 3: Wenn möglich nach dem Krankenschein oder den Angaben des Arztes

<table>
<tr><td>

5. a) Welcher Krankenkasse gehört der Ver=
    letzte an?
  b) Hatte der Verletzte vor dem Unfall volle
    Arbeitskraft? wenn nicht, weshalb?
  c) Bezieht der Verletzte Unfall=, In=
    validen= oder Altersrente? von welcher
    Stelle?

</td><td>

a) ....

b) ....

c) ....

</td></tr>
<tr><td>

6. Veranlassung und Hergang des Unfalls
    Hier ist der Unfall möglichst genau zu
schildern. Insbesondere sind die Stelle
des Schiffes, wo der Unfall geschah
(z. B. Back, Zwischendeck, Heizraum),
sowie die Arbeit (Maschine usw.), bei der
er sich ereignet hat, genau zu bezeichnen,
geeignetenfalls unter Beifügung einer
erläuternden Zeichnung.

</td><td></td></tr>
<tr><td>

7. Vor= und   a) sämtlicher Augenzeugen
   Familien=   des Unfalls
    name,
   Stand,   b) anderer Personen, die
  Wohnort,   zuerst von dem Unfall
  Wohnung   Kenntnis erhalten haben

</td><td>

a) ....

b) ....

</td></tr>
<tr><td>

8. Hat eine Unfalluntersuchung durch ein
Seemannsamt (Konsulat) oder eine Orts=
polizeibehörde stattgefunden? zutreffen=
falls wo?
    (Eine Unfalluntersuchung muß u. a.
stattfinden, wenn der Unfall den Tod
oder eine solche Verletzung zur Folge hat,
die eine Erwerbsunfähigkeit von mehr
als 13 Wochen bedingen wird)

</td><td></td></tr>
<tr><td>

9. a) Etwaige Bemerkungen

  b) Wenn die Anzeige zu spät erstattet
    wird, weshalb geschieht dies?

</td><td>

a) ....

b) ....

</td></tr>
</table>

Eine beglaubigte Abschrift des Eintrags über diesen Unfall im Tagebuche (Schiffs=
journale, Loggbuche) — Anhang zum Tagebuch (Unfalltagebuch) — in der besonderen
Nachweisung (Unfalltagebuch) — [Nichtzutreffendes durchstreichen] oder
ein Stück dieser Anzeige des Unfalls

  geht 1. an das Seemannsamt (Konsulat) in ....
       oder wenn das Schiff in einem deutschen Hafen liegt, in dem sich kein
       Seemannsamt befindet, an die Ortspolizeibehörde in ___________
    2. an den für den Heimathafen des Schiffes zuständigen Sektionsvorstand der
       See=Berufsgenossenschaft, d. i. an den Vorstand der Sektion ..... in ......

(Ort) .... den .... 19.....

              Name des Schiffsführers oder seines Stellvertreters

    ....

Zur Beachtung.

    Nach gesetzlicher Vorschrift (§§ 1746 bis 1749 und 1767 der Reichsversicherungs=
ordnung) ist jeder Unfall, durch den ein auf einem Seefahrzeuge Beschäftigter während
der Reise getötet oder so verletzt ist, daß er stirbt oder für mehr als drei Tage völlig
oder teilweise arbeitsunfähig wird, in das Tagebuch (Schiffsjournal, Loggbuch) ein=
zutragen und dort oder in einem Anhang kurz darzustellen.

    Ist kein Tagebuch zu führen, so hat der Schiffsführer solche Unfälle in einer be=
sonderen Niederschrift nachzuweisen.

    Von jedem Eintrag dieser Art hat der Schiffsführer eine von ihm beglaubigte
Abschrift dem Seemannsamte zu übergeben, bei dem es zuerst geschehen kann. Statt
dessen kann er auch das Tagebuch oder die Niederschrift dem Seemannsamte zur Ab=
schrift des Eintrags vorlegen. Das Seemannsamt gibt das Tagebuch oder die Nieder=
schrift binnen vierundzwanzig Stunden zurück.

    Ereignet sich der Unfall im Inland vor oder nach der Reise, so hat ihn der Schiffs=
führer spätestens am dritten Tage, nachdem er ihn erfahren hat, dem Seemannsamt
oder, wo keins am Orte ist, der Ortspolizeibehörde anzuzeigen.

    Das Seemannsamt oder die Ortspolizeibehörde übersendet die Abschriften und
Anzeigen dem Seemannsamte des Heimathafens.

    Nach der Satzung der See=Berufsgenossenschaft ist jeder Unfall, der die oben be=
zeichneten Folgen hat, auch dem für den Heimathafen des Schiffes zuständigen Sektions=
vorstande besonders anzuzeigen.

    Für alle nach diesen Vorschriften erforderlichen Eintragungen usw. und Anzeigen
ist dieses vom Reichsversicherungsamte festgestellte Muster maßgebend.

    Verletzt der Schiffsführer die vorstehenden Vorschriften, so kann der Vorstand der
See=Berufsgenossenschaft gegen ihn Geldstrafen bis zu dreihundert Mark verhängen.

5. Speiserolle
(siehe umstehend).

5. Speise=

Wöchentliche Ration	Tägliche Ration				Wöchentliche Ration		
Brot	Rind= oder fleisch	Schweine= fleisch	oder Speck oder	Fisch	Butter	Schmalz oder Margarine erster Qualität	Baumöl
1.	2.	3.	4.	5.	6.	7.	8.
(Siehe Spalte 12)	500 g	375 g	250 g	375 g jedoch nur an 2 Tagen der Woche;	500 g	500 g	0,5 l

oder 375 g in Dosen präserviertes Fleisch, dasselbe ist nach sechswöchentlichem alleinigen Genuß von Salzfleisch an Stelle des gesalzenen Rindfleisches wöchentlich zweimal zu geben.

Ist die Mannschaft über 10 Köpfe stark, so erhält sie zusammen noch eine Extraration an Fleisch oder Fisch.

(Siehe auch die Anmerkung)

Anmerkung: Butter oder Margarine ist mindestens auf 6 Monate mitzunehmen; als oder 125 g Speck für den Tag mehr gegeben werden.

Es ist Pflicht des Kapitäns, für guten Proviant und möglichst reines zu sorgen.

rolle.

Wöchentliche Ration	Wöchentliche Ration	Tägliche Ration	Allgemeines
Kaffee	Tee	Waſſer	
9.	10.	11.	12.
150 bezw. 225 g roher, oder 120 bezw. 180 g gebrannter Kaffee (ſiehe Spalte 12)	30 g	6 l (eine über 10 Köpfe ſtarke Mannſchaft erhält noch eine Extraration)	Außerdem erhält jeder Mann wöchentlich 250 g Gemüſe (Kartoffeln, Sauerkraut oder ſonſtige Gemüſe), 150 g getrocknete Früchte, an hartem Weizen- oder Roggenbrot und Mehl zuſammen 4250 g, 250 g Zucker oder Shrup und 0,25 l Eſſig. Ferner iſt (von dem Heimatshafen ausgehend) für die Mannſchaft Bier mitzunehmen, bis zu 50 l für den Mann; wird kein Bier mehr gegeben, ſo erhält jeder 225 bzw. 180 g Kaffee für die Woche ſtatt 150 bzw. 120 g. — Getrocknete Erbſen, Bohnen, Grütze oder Graupen zur Sättigung. — Im Hafen wöchentlich mindeſtens zweimal friſchen Proviant, der nicht allein aus friſchem Fleiſch und friſchen Fiſchen, ſondern, wenn tunlich, auch aus friſcher pflanzlicher Koſt und friſchem Brot zu beſtehen hat. Drei Wochen nach der Ausreiſe ſind für den Mann täglich 20 g Zitronenſaft zu verabreichen, zweckmäßig in Miſchung mit 20 g Zucker, etwas Rum und ungefähr $^4/_{10}$ l Waſſer.

Erſatz für Butter können auch, wenn Schmalz und Baumöl fehlen, für den Mann 250 g Fleiſch

Trinkwaſſer, ſowie für einen hinlänglichen Vorrat an beiden nach Verhältnis der Reiſe

6. Vorschriften für die Beförderung von Leichen auf dem Seewege.

§ 1.

1. Für die Beförderung einer Leiche zwischen den Seehäfen des Deutschen Reichs und seiner Schutzgebiete und zwischen einem dieser Häfen und einem ausländischen Hafen ist ein nach anliegendem Muster ausgefertigter Leichenpaß beizubringen, welchen der Schiffskapitän für die Dauer der Fahrt in Verwahrung nimmt.

2. Die Ausstellung der Leichenpässe liegt im Deutschen Reiche den von den Landesbehörden, in den Schutzgebieten den vom Reichskanzler zu bezeichnenden Stellen, im Auslande den dazu ermächtigten Gesandten und Konsuln des Reichs ob. Für Leichen von Personen, welche an Cholera, Fleckfieber, Pest oder Pocken verstorben sind, dürfen solche Pässe erst dann ausgestellt werden, wenn mindestens ein Jahr nach dem Tode verflossen ist.

3. Dem Gesuch um Erteilung eines Leichenpasses sind in Urschrift oder beglaubigter Abschrift beizufügen:

a) eine vorschriftsmäßig ausgefertigte Sterbeurkunde, welche Namen, Stand, Alter und Todestag des Verstorbenen enthält;

b) eine tunlichst auf Grund einer Äußerung des Arztes, welcher den Verstorbenen behandelt hat, ausgestellte Bescheinigung über die Todesursache. Kommt die Leiche aus einem Orte, an dem Cholera, Fleckfieber, Pest oder Pocken herrschen, so ist gleichzeitig zu bescheinigen, daß der Beförderung der Leiche gesundheitliche Bedenken nicht entgegenstehen;

c) eine Bescheinigung des bei der Einsargung zugegen gewesenen Sachverständigen (Artikel 2, Abs. 1) darüber, daß die Einsargung vorschriftsmäßig erfolgt ist.

4. Bei Leichen von Angehörigen der Armee oder der Marine genügen die von der zuständigen Militärbehörde oder Dienststelle ausgefertigten Nachweise zu Abs. 3, a bis c. Im Auslande kann auf die zu b vorgesehene Bescheinigung verzichtet werden, wenn dem zur Ausstellung des Leichenpasses zuständigen Gesandten oder Konsul des Reichs die zu bescheinigenden Tatsachen bekannt sind.

5. Bei Leichen aus solchen ausländischen Staaten, mit welchen

eine Vereinbarung wegen wechselseitiger Anerkennung der Leichenpässe abgeschlossen ist, genügt die Beibringung eines der Vereinbarung entsprechenden Leichenpasses.

6. Bei der Beförderung von Leichen in das Ausland hat der Kapitän darauf zu sehen, daß die nach den Bestimmungen des Auslandes erforderlichen Nachweise beigebracht sind. Werden ausländische Häfen angelaufen, so hat der Kapitän auch die dort geltenden Bestimmungen zu beachten.

§ 2.

1. Die Einsargung der Leiche hat in Gegenwart einer von der zuständigen Behörde des Sterbeortes oder des seitherigen Bestattungsortes hierzu zu bestimmenden sachverständigen Person zu erfolgen. Diese Person wird bei Leichen von Angehörigen der Armee oder der Marine von der zuständigen Militärbehörde oder Dienststelle, im Ausland in Ermangelung einer für den Ort zuständigen Landesbehörde von dem Gesandten oder Konsul des Reichs bestimmt.

2. Die Leiche muß in einem hinlänglich widerstandsfähigen, luftdicht zu verlötenden Metallsarg eingeschlossen und dieser von einem festgefugten Holzsarge dergestalt umgeben sein, daß jede Verschiebung des Metallsarges in der Umhüllung verhindert wird. Der Holzsarg ist in einer Kiste derart zu verpacken, daß auch hier jede Verschiebung des Inhalts ausgeschlossen ist.

3. Falls die Leiche nicht vollständig einbalsamiert wird und es sich nicht um eine Beförderung von kürzerer Dauer handelt, ist die Leiche durch Einspritzung einer konservierenden Flüssigkeit, z. B. von etwa 5 Litern einer weingeistigen Lösung von Formaldehyd ($10^0/_0$) oder Rohkresol ($5^0/_0$) oder Sublimat ($2^0/_0$) oder Chlorzink ($10^0/_0$) in eine oder mehrere leicht zugängliche Arterien usw. gegen Verwesung möglichst zu schützen; auch ist der Boden des inneren (Metall-) Sarges mit einer reichlichen Schicht Sägemehl, Torfmull oder mit anderen aufsaugenden Stoffen zu bedecken.

4. Diese Bestimmungen finden sinngemäße Anwendung bei

Leichen (Leichenresten), welche für die überseeische Beförderung wieder ausgegraben worden sind.

§ 3.

1. Sollen Leichen von Personen, welche während der Reise an Bord gestorben sind, ausnahmsweise bis zum Bestimmungshafen mitgeführt werden, so ist tunlichst nach Artikel 2, Abs. 2 und 3 zu verfahren. Dauert die Reise von der Todesstunde bis zur Ankunft am Begräbnisorte weniger als drei Tage, so darf von der Einsargung abgesehen werden.

2. Leichen von Personen, welche während der Reise an Cholera, Fleckfieber, Pest oder Pocken verstorben sind, dürfen an Bord nicht weiter befördert werden.

§ 4.

Leichen sind an Bord von Schiffen tunlichst getrennt von Nahrungs- und Genußmitteln und derart aufzubewahren, daß eine Belästigung der Reisenden und der Besatzung vermieden wird.

§ 5.

Die vorstehenden Bestimmungen treten am 1. Juli 1906 in Kraft.

Leichenpaß   <u>**Muster.**</u>

(für Leichenbeförderung auf dem Seewege).

Die Überführung der nach Vorschrift eingesargten Leiche de . .

am . . . . 19 . . . zu . . . .

an (Todesursache) . . . . verstorbenen . . jährigen (Vor- und Zuname, Stand des Verstorbenen, bei Kindern Stand der Eltern) . . . .

. . . .

von . . . . nach . . . . auf dem Seewege wird hierdurch genehmigt.

. . . . , den . . . . 19 . . .

  (Dienststempel.)   (Unterschrift.)

Nr. 7 des Anhanges (Bestimmungen über die gesundheitspolizeiliche Schiffskontrolle) war zur Zeit des Erscheinens dieser Ausgabe der „Anleitung" noch nicht veröffentlicht und konnte daher nicht mit aufgenommen werden. Sie wird jedoch nach Erscheinen den Beziehern der „Anleitung" kostenfrei nachgeliefert, wenn sie den nachstehenden Bestellschein ausgefüllt der Verlagsbuchhandlung einsenden.

Verlagsbuchhandlung von Julius Springer
Berlin W. 9, Linkstraße 23/24.

Der Unterzeichnete bittet um kostenfreie Übersendung der Nr. 7 des Anhanges der „Anleitung zur Gesundheitspflege auf Kauffahrteischiffen".

Name: ....

Adresse: ....

(Gefl. deutlich schreiben!)

Alphabetisches Sachverzeichnis.

(Die Ziffern geben die Seitenzahlen an.)

Spamersche Buchdruckerei in Leipzig-R.